Dr. Suhas Kshirsagar mit Michelle Seaton

Leben nach der inneren Uhr mit modernem Ayurveda

Dr. Suhas Kshirsagar mit Michelle Seaton
Vorwort von Deepak Chopra

Leben nach der inneren Uhr mit modernem Ayurveda

Mit der Kraft der Chronobiologie
die Gesundheit fördern, Gewicht verlieren,
besser schlafen und Stress reduzieren

riva

Bibliografische Information der Deutschen Nationalbibliothek
Die Deutsche Nationalbibliothek verzeichnet diese Publikation in der Deutschen Nationalbibliografie. Detaillierte bibliografische Daten sind im Internet über http://dnb.d-nb.de abrufbar.

Für Fragen und Anregungen
info@rivaverlag.de

Wichtiger Hinweis
Dieses Buch ist für Lernzwecke gedacht. Es stellt keinen Ersatz für eine individuelle medizinische Beratung dar und sollte auch nicht als solche benutzt werden. Wenn Sie medizinischen Rat einholen wollen, konsultieren Sie bitte einen qualifizierten Arzt. Der Verlag und der Autor haften für keine nachteiligen Auswirkungen, die in einem direkten oder indirekten Zusammenhang mit den Informationen stehen, die in diesem Buch enthalten sind.

1. Auflage 2019

Nymphenburger Straße 86
D-80636 München
Tel.: 089 651285-0
Fax: 089 652096

Übersetzung: Marion Zerbst
Redaktion: Kirsten Reimers
Umschlaggestaltung: Manuela Amode
Umschlagabbildungen: iStock/Voin Sveta, shutterstock/Angie Makes, shutterstock/GL Sonts, shutterstock/woodpencil
Satz: Carsten Klein, Torgau
Druck: Florjancic Tisk d.o.o., Slowenien
Printed in the EU

ISBN Print 978-3-7423-0723-1
ISBN E-Book (PDF) 978-3-7453-0329-2
ISBN E-Book (EPUB, Mobi) 978-3-7453-0330-8

Inhalt

Vorwort

Mein Vater war stolz auf seine Ausbildung als Schulmediziner. Deshalb ist es eigentlich kein Wunder, dass ich zunächst in seine Fußstapfen getreten bin. Es war ein langer Entwicklungsprozess, bis ich den Wert der ayurvedischen Medizin erkannte und mir klar wurde, wie gut sie zu anderen Richtungen unserer heutigen Wellnessbewegung passt. Inzwischen kann man Ayurveda mit Fug und Recht als eine Säule der integrativen oder ganzheitlichen Medizin bezeichnen.

Als ich im Jahr 1991 mein Buch *Die Körperseele* schrieb, in dem ich die Prinzipien des Ayurveda für unser tägliches Leben erklärte, fragte ich mich, ob meine Leser wohl zu einer Lebensweise bereit wären, die sich sehr stark von den westlichen Gewohnheiten unterscheidet. Doch ich fand es ermutigend, wie interessiert die Leute waren, etwas über ihren Körpertyp zu erfahren – denn das ist der erste Einstieg in die ayurvedische Medizin, der zu einer individualisierten Ernährung und Lebensweise im Einklang mit dem Rhythmus der Jahreszeiten führt. Und was noch wichtiger war: In *Die Körperseele* wies ich darauf hin, dass Bewusstheit eine wichtige Triebkraft für Veränderungen unseres Körpers und unserer Denkweise ist. Ein auf dem Prinzip der Bewusstwerdung beruhendes Ayurveda geht weit über die Sichtweise dieser uralten indischen Gesundheitslehre als Alternativmedizin hinaus. Dabei geht es um persönliche Weiterentwicklung in jeder Hinsicht: körperlich, seelisch und spirituell. Die ayurvedischen Legenden kreisen um Menschen, die durch intensive spirituelle Praktiken unsterblich geworden sind. Im wahren Ayurveda steht die Erkenntnis unserer Unsterblichkeit ganz am Anfang: Man erkennt, dass Geburt und Tod nur eine Illusion sind.

Doch in der westlichen Medizin – und in zunehmendem Maß auch in Indien, China und anderen östlichen Ländern – geht es nicht um eine Erweiterung des Bewusstseins. Ganz im Gegenteil! Man strebt eher danach, eine Art Sicherheitsnetz zu knüpfen, indem man die richtigen Lebensmittel zu sich nimmt, genügend Sport treibt, seinen Stress in den Griff bekommt und auf negative Einflüsse wie Rauchen und Alkohol, die der Gesundheit schaden und die Lebenserwartung verkürzen, verzichtet oder ihnen zumindest nur in Maßen frönt. Meiner Meinung nach hat die Gesellschaft in dieser Hinsicht ein Plateau erreicht, denn der Gedanke, Risiken aus dem Weg zu gehen, beruht auf Ängsten. Angesichts der vielen in unserem näheren Umfeld drohenden Verlockungen und Gefahren wird Wohlbefinden zwangsläufig zu einem unsicheren Zustand, mit dem es jederzeit wieder vorbei sein kann.

Die Philosophie des Ayurveda widerspricht diesen Gesundheitsempfehlungen nicht, konzentriert sich aber in erster Linie auf ein ganzheitliches Gleichgewicht, und das führt zu einem tiefen Vertrauen in die Natur. Dabei geht man von der Verbindung seines eigenen Körpers zur Umwelt aus. Letztendlich geht es bei der indischen Weisheitstradition darum, sich von allen Trennungen loszusagen und in einem Bewusstsein der Einheit zu leben. Und diese Einheit ist kein Preis, den man erst nach einem Leben voller mühsamer körperlicher und spiritueller Praktiken erringt. Einheit ist der Grundzustand unserer Existenz, von dem wir uns entfernt haben. Um zu diesem Grundzustand zurückzukehren oder authentisch zu sein, muss man ein natürliches Leben führen, Körper und Geist in ausgewogenem Gleichgewicht halten und dabei gleichzeitig einen Entwicklungsprozess durchmachen – mit anderen Worten: Es ist von entscheidender Wichtigkeit, sein Bewusstsein, seine »Innenwelt« weiterzuentwickeln.

Man kann von keinem alternativmedizinischen System erwarten, dadurch ein Einheitsbewusstsein zu erreichen. Mit dem Sanskritbegriff *Upaveda* – wobei *veda* »Lehre von der Realität« und *upa* »in der Nähe von« bedeutet – kommt man der Wahrheit schon näher. Upaveda ist keine rein spirituelle Lehre, sondern vielmehr eine Ergänzung oder Hilfestellung im näheren Umfeld der reinen Lehre. In der westlichen Welt würde man es als ziemlich fragwürdig empfinden, der Medizin eine so untergeordnete Rolle zuzuweisen, denn die Schulmedizin ist ja im Grunde so etwas Ähnliches, wie wenn man ein Auto in die Werkstatt bringt, um es reparieren zu lassen. Diese mechanistische Denkweise, die uns im Medizinstudium beigebracht wird, tragen westliche Ärzte stolz wie ein Ehrenabzeichen vor sich her: Ein guter Arzt ignoriert die unzuverlässige, veränderliche Welt der Gefühle, Gedanken, Neigungen und Gewohnheiten seines Patienten und auch alles andere, was er als subjektiv empfindet. Selbst in der Psychiatrie (der einzigen medizinischen Fachdisziplin, die die Grenze zur Innenwelt des Patienten überschreitet) geht es inzwischen fast nur noch darum, für jedes Symptom das richtige Medikament zu finden – obwohl man weiß, dass die dem Symptom zugrunde liegende psychische Erkrankung sich so gut wie nie durch eine medikamentöse Behandlung heilen lässt.

Wenn sie nicht gerade in der Arztpraxis sitzen, denken die meisten Menschen in ihrem Alltagsleben so gut wie nie über ihre von Kindheit an eingeschliffene Lebensweise nach und streben erst recht nicht nach dem ayurvedischen Ideal, tagtäglich auf den veränderlichen Zustand ihres Körpers und Geistes zu achten. Diese Bewusstheit – im Sinne von Achtsamkeit – bedeutet nicht, sich ständig Sorgen darüber zu machen, was man isst und wie man sich fühlt. Wenn Sie den upa-Teil des Wortes Upaveda ernst nehmen, können Sie Ihr Wohlbefinden durch Ihre täglichen Lebensgewohnheiten und Ihr Verhalten im Rhythmus der Jahreszeiten in jeder Hinsicht verbessern.

Um zum Hauptthema dieses Buches zu kommen: Mit dem Aufstieg der Chronobiologie (der Wissenschaft von den subtilen und weniger subtilen Auswirkungen der Zeit auf unsere Physiologie) hat die westliche Medizin eine stille Revolution erlebt. Immer mehr wissenschaftliche Erkenntnisse deuten darauf hin, dass in unserem Körper alles vom richtigen Zeitpunkt abhängt. Jeder Vorgang in unseren Billionen Zellen wird von einer inneren Uhr gesteuert – und diese Uhr hat große Ähnlichkeit mit derjenigen, die schon in den vedischen Texten beschrieben wurde. Die große Bedeutung unseres zirkadianen (24-Stunden-)Rhythmus könnte sich sogar als Bindeglied zwischen den uralten ayurvedischen Praktiken und dem Streben nach Linderung unserer modernen Epidemie chronischer Volkskrankheiten erweisen.

Im Jahr 2017 wurden drei Wissenschaftler mit dem Nobelpreis für ihre vier Jahrzehnte umspannende Arbeit ausgezeichnet, in der sie die Geheimnisse des zirkadianen Rhythmus in der Biologie entschlüsselten. Diese Forscher stellten fest, dass die Funktion von Zellen in Pflanzen, Tieren, Menschen, ja sogar manchen einzelligen Bakterien durch den 24-Stunden-Rhythmus der Natur beeinflusst wird. Bestimmte Gene verändern die Funktion der Zellen in Abhängigkeit von der Tageszeit. Diese Erkenntnisse mögen uns ziemlich abgehoben erscheinen; doch das noch relativ junge Gebiet der Chronobiologie bietet praktische Anwendungsmöglichkeiten, die die Zukunft unserer Medizin revolutionieren könnten.

Inzwischen ist gut belegt, dass wir mit unserer Lebensweise unsere DNA-Expression verändern können; doch neuen Erkenntnissen zufolge reicht es nicht aus, sich gesund zu ernähren, ein paarmal pro Woche Sport zu treiben und gut zu schlafen: Wir müssen wissen, welcher Tagesablauf unserem individuellen Körpertyp entspricht und welcher nicht. Das lehrt die ayurvedische Medizin schon seit Jahrhunderten.

Diese Erkenntnis macht dieses Buch zu einem so wertvollen Beitrag dazu, die ayurvedische Medizin ins Bewusstsein der westlichen Welt zu heben. Denn trotz noch so guter Ratschläge zur Krankheitsvorbeugung (deren Gültigkeit die ayurvedische Lehre nicht bestreitet) arbeiten immer noch Millionen von Menschen zu viel, halten sich nicht an einen regelmäßigen Schlaf-Wach-Rhythmus und haben nachts das Handy neben ihrem Bett liegen. Sie ernähren sich am liebsten von Fastfood (was inzwischen fast schon eine Art Volkssport geworden zu sein scheint), und wenn sie doch einmal etwas Vernünftiges essen, nehmen sie sich nicht genügend Zeit dafür. Sie leben mit ständigem Blick auf die Uhr, haben immer Termine und eine viel zu lange Liste von Aufgaben und Anforderungen im Kopf.

Diese unrealistischen Erwartungen, die wir und unser soziales Umfeld an unseren Lebensstil stellen, sind uns inzwischen fast schon zur Selbstverständlichkeit geworden; doch neue medizinische Untersuchungen sprechen gegen die Annahme, dass unser Körper sich an etwas Unnormales gewöhnen kann. Die chronische Unausgewogenheit, in der wir fast ständig leben, wirkt sich auf alle unsere Zellen aus, wobei die größten Wurzeln des Übels in chronischem Stress und unterschwelligen Entzündungsprozessen liegen. Wenn die düsteren Vorahnungen führender Wissenschaftler sich bewahrheiten, könnte es tatsächlich stimmen, dass sich alle lebensstilbedingten Erkrankungen – auch Herz-Kreislauf-Leiden, Fettleibigkeit, Bluthochdruck und Typ-2-Diabetes – schon Jahre oder Jahrzehnte vor Beginn der ersten Symptome anbahnen. Diese ersten Anfänge liegen in jenem Ungleichgewicht, das auf subtiler Ebene durch unseren täglichen Stress (den wir für selbstverständlich halten) und einen chronischen Entzündungszustand entsteht, der im Verborgenen schwelt und daher von kaum jemandem bemerkt wird.

Das ayurvedische Heilmittel für einen Zustand der Unausgewogenheit (das gilt sowohl für Stress als auch für Entzündungen) besteht darin, einen ausgewogenen Zustand wiederherzustellen und alles andere einfach der natürlichen Neigung unseres Körpers und Geistes, im Gleichgewicht zu bleiben, zu überlassen. In praktischer Hinsicht bedeutet dies, dass wir unseren Körper im Einklang mit dem Rhythmus der Natur bewegen, ernähren und ausruhen müssen. Wenn wir das beherzigen, wird es uns leichter fallen, nachts zu schlafen und morgens aufzustehen, ein gesundes Körpergewicht zu halten und verlockenden, aber ungesunden Lebensmitteln zu widerstehen. Dann wird es sogar einfacher, uns gegen Ablenkungen zu wappnen und mehr Zeit für die Erreichung unserer persönlichen Ziele zu finden.

Die ayurvedische Lehre betont schon seit Jahrtausenden, dass es eine Verbindung zwischen Geist und Körper gibt, die auf der Einheit beruht, welche jedem natürlichen Prozess zugrunde liegt. Heute steht Dr. Suhas Kshirsagar an vorderster Front der nächsten Ayurvedawelle im Westen. Sein Buch und sein tiefes Wissen über die Chronobiologie und die Bedeutung dieser Wissenschaft für unseren Tagesablauf zeigen uns den Weg in eine Zukunft, in der Selbstfürsorge sehr viel wichtiger sein wird, als sich auf einen Arzt zu verlassen, der immer erst dann mit seiner Reparaturtätigkeit beginnt, wenn die Symptome des gesundheitlichen Schadens bereits aufgetreten sind.

Wenn Selbstfürsorge auf einer gesteigerten Selbstwahrnehmung beruht, kommen wir damit dem uralten ayurvedischen Ideal nahe, das viele alte Rishis predigen. Experten wie Dr. Kshirsagar erhalten dieses Ideal am Leben und – was noch wichtiger ist – setzen sich gerade jetzt für eine vermehrte Selbstfürsorge ein, wo wir diese besonders dringend brauchen. Ich heiße diesen Mann und dieses Buch als *Upaguru* – einen Lehrer, der sich zu seinen Schülern setzt, ein enges Vertrauensverhältnis zu ihnen aufbaut und sie voller Liebe, Fürsorge und Mitgefühl unterweist – herzlich willkommen.

Dr. med. Deepak Chopra

1

Es liegt nicht an Ihnen, sondern an Ihrem Tagesablauf

Erzählen Sie mir von Ihrem Tagesablauf und ich sage Ihnen, wie wohl Sie sich fühlen! Wenn ich weiß, wann Sie essen, kann ich Ihnen genau sagen, wie leicht oder schwer es Ihnen fällt, Ihr Gewicht zu halten. Wenn ich weiß, wann Sie Sport treiben, kann ich Ihnen sagen, ob Sie Ihre Körpersysteme damit aufbauen oder erschöpfen. Wenn ich weiß, wann Sie abends Ihren Fernseher oder Computer ausschalten, kann ich Ihnen sagen, wie empfindlich Sie auf Stress reagieren; und wenn ich weiß, wann Sie einschlafen, kann ich Ihnen verraten, ob Sie Kaffee brauchen, um den Nachmittag zu überstehen, oder ob Sie am Ende eines langen Arbeitstags Ihren Partner und Ihre Kinder anschnauzen, obwohl Sie doch eigentlich immer geduldig und tolerant sein möchten.

Klingt das für Sie wie Hexerei? Ist es nicht. Immer mehr wissenschaftliche Untersuchungen beweisen, wie eng unser Körper an die zirkadiane Hell-Dunkel-Rhythmik gebunden ist, und zwar bis hin zur zellulären Ebene. Diese Untersuchungen zeigen, dass der Zeitpunkt Ihrer Mahlzeiten genauso wichtig ist wie das, was Sie essen, der Zeitpunkt des Zubettgehens genauso wichtig wie Ihre Schlafdauer und der Zeitpunkt Ihres körperlichen Trainings genauso wichtig wie das Ausmaß. Ihr Gewicht, Ihre Ausdauer, Ihr allgemeiner Gesundheitszustand und Ihre Stimmung – all das hängt von Ihrem Tagesablauf ab. Sie glauben mir nicht? Diabetesforscher wissen schon seit Jahrzehnten, dass es eine ganz einfache Methode gibt, Fettleibigkeit bei Labormäusen zu verursachen: Man braucht die Tiere einfach nur während ihrer Schlafphase aufzuwecken und zu füttern. Schon wenn man Mäuse während ihrer Schlafenszeit schwachem Licht aussetzt, nehmen sie bereits innerhalb einer Woche zu.[1]

Sie glauben mir immer noch nicht? Dann denken Sie einmal an Ihren letzten Jetlag zurück. Wie haben Sie sich da gefühlt? Jeder, der schon einmal unter Jetlagsymptomen gelitten hat, weiß, dass diese weit über eine bloße Störung des Schlaf-Wach-Rhythmus hinausgehen können. Oft leidet man dabei auch unter Verstopfung, Magenbeschwerden, Abgeschlagenheit, vermehrter Stressempfindlichkeit und fühlt sich wie benebelt. Eine neuere Studie hat sogar Zusammenhänge zwischen Jetlag und Gewichtszunahme entdeckt, da ein durch Langstreckenflüge gestörter Biorhythmus die Darmflora durcheinanderbringt.[2]

Und doch kommen gerade wegen dieser Probleme – Gewichtszunahme, Schlafstörungen, Erschöpfung, Stress, Depressionen – die meisten Menschen in meine Praxis. Da Sie dieses Buch lesen, gehe ich davon aus, dass auch Ihnen solche Beschwerden nicht fremd sind. Dank der hohen Anforderungen unseres modernen Berufslebens, in dem wir rund um die Uhr erreichbar sein müssen, leben viele Menschen in einem Zustand ständigen selbst verursachten Jetlags: Wir schlafen, essen und bewegen uns zu Zeiten, die nicht dem natürlichen Rhythmus unseres Körpers entsprechen. Aber es gibt auch eine gute Nachricht (genau die gleiche, mit der ich meinen Patienten immer wieder Mut zuspreche): Es liegt nicht an Ihnen, sondern an Ihrem Tagesablauf! Es ist ganz einfach, abzunehmen, wieder mehr Energie zu haben und nachts gut zu schlafen. Wenn Sie sich nach den natürlichen Rhythmen Ihres Körpers richten, statt dagegen anzukämpfen, können Sie Ihren Tag besser gestalten, werden sich gesünder fühlen und eine bessere Lebensqualität haben.

Der zirkadiane Rhythmus

Physiologen wissen, dass der Körper einem natürlichen Rhythmus – dem sogenannten zirkadianen Rhythmus – folgt, der sich ungefähr am 24-Stunden-Rhythmus des Tages orientiert. Unsere innere Uhr wird jeden Morgen, wenn das Tageslicht in unsere Augen fällt, neu gestellt. Dieser Rhythmus gibt unserem Körper vor, wann wir Essen verdauen und wann wir uns aufs Schlafengehen einstellen sollen. Er steuert die Regulation sämtlicher Vorgänge in unserem Körper, beispielsweise Blutdruck, Stoffwechsel, Hormonproduktion, Körpertemperatur und Zellreparatur. Auch die Zellen Ihrer Haut reparieren und regenerieren sich nach einem genau festgelegten Tagesplan. Selbst die Zusammensetzung der Bakterien in Ihrem Darmtrakt verändert sich im Tagesverlauf von Grund auf. Bestimmte Darmbakterienstämme vermehren sich tagsüber, während andere nachts in der Überzahl sind. Ihre Körperfunktionen ändern sich von Stunde zu Stunde. Je nach Tages- oder Nachtzeit sind Ihre Zellen und Körpersysteme auf unterschiedliche Aktivitäten programmiert. Zum Beispiel wissen wir, dass Sie gegen zwei Uhr nachts am tiefsten schlafen und Ihre Körpertemperatur gegen vier Uhr morgens am niedrigsten ist. Am schnellsten schießt Ihr Blutdruck gegen Viertel vor sieben in die Höhe und Stuhlgang haben Sie mit höchster Wahrscheinlichkeit um halb neun herum. Gegen zehn Uhr morgens sind Sie geistig am wachsten und Ihr Verdauungssystem arbeitet um die Mittagszeit am effizientesten. Koordinationsvermögen, Reaktionszeit und Herz-Kreislauf-Fitness erreichen am Nachmittag ihren Höhepunkt, während Ihre Verdauung jetzt heruntergefahren wird. Nach Sonnenuntergang steigen Blutdruck und Körpertemperatur auf Rekordhöhe. Gegen neun Uhr abends fängt Ihr Gehirn dann an, Melatonin auszuschütten, und Ihre Verdauung arbeitet nur noch halb so schnell. Ab zehn Uhr dreißig hat man normalerweise keinen Stuhlgang mehr und die Verdauung wird auf Schneckentempo zurückgefahren. All das geschieht jeden Tag – oder sollte es zumindest. Deshalb gerät Ihr Körper so durcheinander, wenn Sie Zeitzonen überfliegen. Denn dadurch verändert sich der Hell-Dunkel-Rhythmus Ihrer Umgebung und der Körper verliert seinen Kompass für die Steuerung seiner Funktionen.

Das ist vor allem deshalb faszinierend, weil wir uns einbilden, völlig isoliert von der Natur zu leben. Wir wohnen in klimatisierten Häusern und arbeiten in kleinen Büroräumen oder Großraumbüros. Und doch verändern sich alle unsere Körpersysteme tagtäglich auf vorhersehbare Weise. Ihr Körper versucht stets, alle seine Systeme nach einer zentralen Uhr auszurichten, und orientiert sich dabei am natürlichen Tageslicht. Jeder Organismus in der Natur ist diesen

Zyklen unterworfen. Eine noch relativ neue biologische Disziplin – die Chronobiologie – untersucht, wie verschiedene Organismen im Einklang mit dieser zirkadianen Rhythmik leben.

Zurzeit beschäftigen sich die Chronobiologen mit den Wechselwirkungen zwischen unseren täglichen Lebensgewohnheiten und diesem zirkadianen Rhythmus. Sie haben festgestellt, dass unsere moderne Lebensweise dieser Rhythmik völlig zuwiderläuft. Wenn Sie abends lange aufbleiben, um fernzusehen oder zu arbeiten, gaukeln Sie Ihrem Körper vor, dass immer noch Tag ist. Abends noch eine üppige Mahlzeit zu sich zu nehmen, hat übrigens den gleichen Effekt: Damit verschieben wir unseren Schlaf-Wach-Rhythmus nach hinten, unser Schlaf wird gestört – und am nächsten Morgen, wenn der Wecker schellt, wird unser Körper brutal aus seiner Erholungsphase gerissen und wir können nur mit Mühe die Augen offen halten. Auch Mangel an Bewegung und natürlichem Licht stören den zirkadianen Rhythmus. Dadurch gerät alles durcheinander – von der Verdauung über die Hormonausschüttung bis hin zu unserem Nervensystem.

Viele meiner Patienten bleiben jeden Tag bis nach Mitternacht auf, arbeiten, holen sich zwischendurch etwas aus dem Kühlschrank – und wundern sich dann, wenn sie vor ein Uhr nachts nicht schlafen können. Am nächsten Morgen schleppen sie sich um sechs Uhr mühsam aus dem Bett und verstehen nicht, warum sie keinen Appetit aufs Frühstück haben und sich nicht richtig konzentrieren können. Vielleicht kommt es uns wie eine Kleinigkeit vor, ein paar Stunden vom natürlichen Rhythmus unseres Körpers abzuweichen, doch man muss das in der richtigen Relation betrachten: Wenn Sie nur von ein Uhr nachts bis sechs Uhr morgens schlafen, ist das so, als wenn Sie am Abend von Kalifornien nach New York fliegen und am nächsten Morgen vor Arbeitsbeginn wieder den Rückflug antreten würden. Kein Wunder, dass Sie sich danach nicht wohl fühlen!

Viele unserer häufigsten körperlichen Beschwerden und Erkrankungen werden dadurch verursacht oder zumindest verschlimmert, dass unser heutiger Tagesablauf nicht den Bedürfnissen unseres Körpers entspricht. Zum Glück haben Physiologen mittlerweile viele neue Erkenntnisse über unsere innere Uhr gewonnen und wissen, wie wir die Signale dieser Uhr durch unser Verhalten entweder verstärken oder ihnen zuwiderhandeln können. Dieses neue

Forschungsgebiet bezeichnet man als Chronobiologie: Es liefert Erkenntnisse darüber, wie Sie Ihren Tag planen und einteilen sollten, um gesund, fit und leistungsfähig zu bleiben.

Woran erkennt unser Körper, wie spät es ist?

Ihr Körper weiß immer, wie viel Uhr es ist – auch wenn Sie selbst keine Ahnung davon haben. Auf den ersten Blick mag der Gedanke, dass Sie nicht wissen, wie spät es ist, Ihnen absurd erscheinen. Denn höchstwahrscheinlich sind Sie sich der Uhrzeit nur allzu bewusst, und zwar in jeder Sekunde Ihres Alltagslebens. Schließlich müssen Sie unbedingt noch den Zug erreichen oder die Kinder rechtzeitig zur Schule bringen. Sie müssen in 15 Minuten zu einer Konferenz und erwarten in einer Stunde einen Anruf. Und dann müssen Sie auch noch Ihre Kleider zur Reinigung bringen, bevor sie schließt, müssen Projekttermine und Essensreservierungen im Auge behalten und natürlich haben Sie auch einen Wecker (oder zwei), der Sie jeden Morgen aus dem Schlaf reißt. Meine Patienten berichten mir, dass ihnen die Zeit ständig bewusst ist und dass die Uhr fast alle ihre täglichen Aktivitäten bestimmt.

Aber es gibt auch noch eine andere Uhr – nämlich diejenige, die sich in Ihrem Körper befindet und all seine Zellen und Systeme steuert. Um zu verstehen, wie diese Uhr funktioniert, müssen Sie sich in Ihr Gehirn hineinversetzen, und zwar in den Hypothalamus. Dieses Hirnareal befindet sich im Zentrum des Gehirns und ist für die Regulation sämtlicher Körpersysteme zuständig. Der Hypothalamus setzt die Kampf-oder-Flucht-Reaktion in Gang, wenn Sie unter Stress stehen oder das Gefühl haben, in Gefahr zu sein. Er sagt Ihnen, wann Sie hungrig oder durstig sind. Wenn Sie mit einer strikten Diät beginnen, redet der Hypothalamus Ihnen ein, dass Sie am Verhungern sind, weil Sie sich jetzt anders ernähren als vorher. Auch wenn Sie wissen, dass Ihnen in Wirklichkeit kein Hungertod droht, signalisiert Ihr Körper Ihrem Gehirn doch, dass er nicht mehr so viel Essen bekommt wie zuvor. Wenn Sie mit einem neuen Trainingsprogramm beginnen, teilt der Körper Ihrem Gehirn mit, dass Ihre Muskeln ermüdet und Ihr Herz und Ihre Gefäße überlastet sind. Dann drängt der Hypothalamus Sie, damit aufzuhören. Und wenn Sie abends lange aufbleiben, weil Sie noch an einem Projekt arbeiten müssen, ist es der Hypothalamus, der Ihnen sagt, dass Sie müde sind und sich langweilen. Dieser Teil Ihres Gehirns interpretiert also die Signale Ihres Körpers und versucht Ihr Verhalten so zu beeinflussen, dass alles so bleibt, wie es ist.

Außerdem reguliert der Hypothalamus alle Vorgänge in Ihrem Körper, die Sie nicht bewusst steuern können, zum Beispiel Körpertemperatur, Hormonhaushalt und Stoffwechsel. All diese Dinge verändern sich zu genau festgelegten Zeiten. Die Körpertemperatur erreicht ihren Höchstwert beispielsweise am Abend, sinkt während der Nacht dann wieder ab und ist kurz vor der Morgendämmerung an ihrem Tiefpunkt angelangt. Wenn Sie morgens aufwachen, schießt Ihr Blutdruck rapide in die Höhe und steigt anschließend während des ganzen Tages langsam an, um nachts wieder abzusinken. Leider fällt dieser schnelle Blutdruckanstieg am Morgen genau mit der Zeit zusammen, in der Ihre Blutplättchen am klebrigsten sind – deshalb ereignen sich frühmorgens die meisten Herzinfarkte. Auch Ihr Cortisolspiegel ändert sich zu ganz bestimmten, genau vorgegebenen Zeiten. Cortisol ist ein körpereigenes Steroid, das manchmal auch als Stresshormon bezeichnet wird. Wenn Sie zu Bett gehen, ist der Cortisolspiegel in Ihrem Körper am niedrigsten und steigt während der Nacht allmählich wieder an. Cortisol trägt zur Entstehung von Entzündungsreaktionen im Körper bei; daher ist es kein Wunder, dass Gliederschmerzen und andere Wehwehchen morgens beim Aufstehen am schlimmsten sind oder dass Sie sich am Morgen besonders aufgeschwemmt fühlen. Im Lauf des Tages sinkt der Cortisolspiegel allmählich wieder und steigt nur nach jeder Mahlzeit kurz an.

Auch Ihre Darmmotilität (was im Grunde nichts anderes ist als ein hochtrabender Begriff für Ihren Stuhlgang) verändert sich im Lauf des Tages. Morgens wacht Ihr Darm auf und bewegt sich dreimal so schnell wie sonst – die naheliegenden Konsequenzen erlebt fast jeder Mensch kurz nach dem Aufstehen. Deshalb leiden so viele Menschen unter Verstopfung, wenn Jetlag ihre innere Uhr aus dem Takt bringt. Auch unregelmäßige Essenszeiten können den Darm durcheinanderbringen. Nachts ruht sich der Darm aus. Deshalb haben wir um diese Zeit normalerweise keinen Stuhlgang. Auch unsere Stimmung und unsere Gehirnwellen sind im Lauf des Tages und der Nacht ständigen Veränderungen unterworfen.

Bei der Regulation unserer Körpersysteme orientiert sich der Hypothalamus an Signalen von unseren Geweben und Organen und aus unserem Umfeld. Wenn Sie Essen riechen, bekommen Sie Hunger; wenn Sie sich einer Gefahr gegenübersehen, empfinden Sie Angst und Ihr Körper stellt die nötige Energie zum Handeln bereit. Das ist alles richtig. Aber wir dürfen darüber das allgegenwärtigste Signal nicht vergessen, das unser Gehirn den ganzen Tag über empfängt: Licht.

Ein kleiner Teil des Hypothalamus – der suprachiasmatische Kern oder Nucleus (SCN) – ist für die Lichtwahrnehmung zuständig. Dieser Kern hat nur ungefähr die Größe eines Reiskorns und enthält rund 20 000 Nervenzellen. Physiologen wissen schon lange, dass diese Neuronen auf Licht reagieren und sich bei der Regulation unserer Körpersysteme an Hell- und Dunkelreizen orientieren. Wenn morgens Licht auf die Netzhaut unserer Augen fällt, signalisiert der SCN dem Körper, dass jetzt Tag ist. Abends trägt der SCN dazu bei, die natürliche Melatoninausschüttung des Körpers anzukurbeln. Dieses Melatonin sagt Ihnen, dass es jetzt Zeit zum Schlafengehen ist. Doch erst in den letzten 20 Jahren haben Wissenschaftler genauer untersucht, wie viel Macht dieses winzig kleine Neuronenbündel über alle Zellen und Systeme unseres Körpers ausübt.

Eine kurze Geschichte der Chronobiologie

Um das Forschungsgebiet der Chronobiologie richtig würdigen zu können, müssen wir uns zunächst einmal fast 300 Jahre in die Vergangenheit zurückversetzen – zu einem Experiment, das der französische Wissenschaftler Jean-Jacques d'Ortous de Mairan durchführte. Im Jahr 1729 begann de Mairan sich dafür zu interessieren, wie es kommt, dass manche Pflanzen ihre Blätter tagsüber dem Sonnenlicht öffnen und sie nachts wieder schließen. Also setzte er diese Pflanzen völliger Dunkelheit aus und beobachtete sie. Obwohl es ständig dunkel war, entfalteten die Pflanzen weiterhin jeden Morgen ihre Blätter und falteten sie abends wieder zusammen, als warteten sie auf ein Sonnenlicht, das niemals kam. Das verblüffte de Mairan und auch viele andere Forscher, die sein Experiment wiederholten. Ein anderer Wissenschaftler bezeichnete das Schließen der Blätter als eine Art Pflanzenschlaf. Tatsächlich öffneten und schlossen die Pflanzen ihre Blätter unter Ausschluss des Sonnenlichts noch viele Tage lang regelmäßig. Daraufhin fragte sich de Mairan, ob die Pflanzen das Sonnenlicht vielleicht auf irgendeine andere Art wahrnehmen konnten, selbst wenn sie davon abgeschirmt waren. Allerdings ging er nicht so weit, zu spekulieren, ob die Pflanzen womöglich auf zellulärer Ebene darauf programmiert waren, ihre Blätter um eine bestimmte Zeit zu öffnen – denn so etwas wäre damals fast schon Ketzerei gewesen und dieses Tabu blieb auch noch die nächsten 200 Jahre bestehen. Stattdessen überlegte de Mairan, ob vielleicht Veränderungen der Raumtemperatur oder die Erdumdrehung hinter dem merkwürdigen Verhalten seiner Pflanzen steckten.

Noch rätselhafter war die Tatsache, dass dieser natürliche Rhythmus des Öffnens und Schließens keinem 24-Stunden-Rhythmus folgte. Als Wissenschaftler diese Pflanzen schließlich intensiver erforschten, stellten sie fest, dass ihre Bewegungen in völliger Dunkelheit weniger ausgeprägt waren – und dass die Pflanzen ihre Blätter in einem Rhythmus von 22 Stunden öffneten und schlossen. Wenn sie jedoch dem Licht ausgesetzt waren, kehrten sie zu ihrem vorherigen 24-Stunden-Rhythmus zurück – ein Zeichen dafür, dass sie offenbar biologisch darauf programmiert waren, den natürlichen Hell-Dunkel-Wechsel vorauszusehen, und dass das Licht ihnen dabei half, ihre innere Uhr zu synchronisieren. Aber was brachte es schon, Theorien darüber aufzustellen, wie Licht und Dunkelheit sich auf Pflanzen auswirkten? Schließlich brauchten sie Licht und konnten im Dunkeln nicht lange Zeit überleben. Erst ein späterer Wissenschaftler kam dahinter, dass auch andere Organismen – beispielsweise Säugetiere – ihre Körperfunktionen in Abhängigkeit vom Tageslicht verändern.

Es war ein junger rumänischer Arzt namens Franz Halberg, der Ende der 1940er-Jahre im Rahmen eines Stipendiums an der Harvard Medical School den Spiegel weißer Blutkörperchen bei Mäusen zu messen begann. Diese Untersuchungen setzte er an der University of Minnesota fort und stellte dabei fest, dass die Anzahl weißer Blutkörperchen tagsüber ihren Höhepunkt erreichte und nachts absank. Verschiedene Mausstämme wiesen unterschiedliche Zahlen weißer Blutkörperchen auf. Doch das Muster – rapider Anstieg während des Tages und ähnlich starker Abfall während der Nacht – war bei allen gleich. Bald untersuchte Halberg auch die stündlichen Fluktuationen von Blutdruck und Herzfrequenz bei diesen Mäusen, überwachte ihre Körpertemperatur und stellte fest, dass sich diese physiologischen Reaktionen in einem ähnlichen 24-Stunden-Rhythmus veränderten. Im Jahr 1959 prägte er für diese Veränderungen bereits den Begriff »zirkadianer Rhythmus« . In den darauffolgenden Jahrzehnten stellte er Theorien über ähnliche Schwankungen bei Menschen auf und konnte diese schließlich auch nachweisen.[3]

Halberg stellte fest, dass viele physiologische Prozesse – beispielsweise Körpertemperatur, Hormonausschüttung, Anzahl der Blutkörperchen, Blutdruck, Herzfrequenz, der Glykogenspiegel in der Leber, ja sogar die Zellteilung – vorhersehbaren Schwankungen unterworfen sind, die ihm alle vom Licht abhängig zu sein schienen. Doch damals steckte die Genforschung noch in den Kinderschuhen und nur wenige Wissenschaftler konnten sich vorstellen, dass es in unserem Körper tatsächlich so etwas wie eine innere Uhr gibt, die sich in Abhängigkeit von der Tages- oder Jahreszeit verändert.

Halberg war sicher, dass Abweichungen von diesen Mustern Marker für bestimmte Erkrankungen darstellen könnten. Er war davon überzeugt, dass eine permanente Blutdrucküberwachung Herzinfarkte und Schlaganfälle besser voraussagen kann als eine einzelne Messung in einer Arztpraxis. Deshalb maß er seinen Blutdruck in den letzten 15 Jahren seines Lebens alle 30 Minuten. Vielleicht war Halberg da ja tatsächlich einem interessanten Phänomen auf die Spur gekommen: Immerhin wurde er 94 Jahre alt.

Außerdem stellte er die Theorie auf, dass Krebstherapien am besten wirken, wenn die Kerntemperatur des Tumors am höchsten ist. Er war davon überzeugt, dass sich der ganze Körper an einem zirkadianen Rhythmus orientiert und dass Ärzte und Ernährungsberater diese Rhythmik in ihre Behandlungspläne einbeziehen sollten. Doch obwohl damals in großen Forschungszentren auf der ganzen Welt Abteilungen für Chronobiologie wie Pilze aus der Erde schossen, konnte die Richtigkeit dieser Theorien erst gegen Ende des 20. Jahrhunderts nachgewiesen werden. Halberg selbst fiel es schwer, finanzielle Unterstützung für seine Untersuchungen zu finden oder zu erreichen, dass die Fachdisziplin der Chronobiologie im Rahmen des Medizinstudiums gelehrt wurde.

Zu behaupten, dass die medizinische Welt diese Theorien ablehnte, würde zu weit gehen. Damals war es einfach nur sehr schwierig, den Blutdruck, die

Anzahl der Blutkörperchen, die Glukoseaufnahme in der Leber und andere physiologische Reaktionen permanent zu überwachen. Halberg war den damaligen technischen Möglichkeiten mit seinen Theorien weit voraus; erst die Genforscher untersuchten diese Ideen weiter und fanden heraus, wie unsere Zellen ihre Aktivität bei Tag und Nacht mit dem SCN koordinieren.

Uhrengene

Heute wissen wir, dass unsere Zellen sogenannte Uhrengene enthalten. Jedes dieser Gene hat einen Namen: beispielsweise per1, per2 und per3, die nachts aktiv sind, und die tagsüber aktiven Uhrengene CLOCK und BMAL1. Diese beiden Uhrengengruppen sind quasi Gegenspieler: Die Aktivität von Genen aus der einen Gruppe hemmt die Aktivität derjenigen aus der anderen. Ihre Zellen sind darauf programmiert, in Abhängigkeit vom Hell-Dunkel-Rhythmus unterschiedlich zu agieren, und die Proteinpfade der Zellen sind je nach Tageszeit aktiv oder inaktiv.

Jeden Morgen, wenn Sie die Augen aufschlagen und das Tageslicht sehen, gibt Ihr SCN das Signal zum Neustellen Ihrer inneren Uhr und sendet all Ihren Körpersystemen, Organen und Geweben die Information, dass jetzt wieder Tag ist. Und diese Uhr steuert auch die automatisch ablaufenden physiologischen Veränderungen, die in den nächsten 24 Stunden pünktlich eintreten müssen, damit Ihr Körper richtig funktioniert. Somit ist der SCN also die Uhr – oder vielleicht sollte man lieber sagen: der Chefdirigent – Ihres Gehirns und all Ihre Zellen versuchen nach seinem Takt zu tanzen.

Während dieser Taktgeber in Ihrem Gehirn versucht, einen Rhythmus für den ganzen Körper vorzugeben, stellen Ihre Zellen ihre Uhren wiederum in Reaktion auf Ihr Verhalten – Ihre Schlafenszeiten, Ihre Mahlzeiten und Aktivitäten. Wenn die Uhr in Ihrem Gehirn und diese Zelluhren (oder »peripheren Uhren«) nicht im Gleichklang miteinander ticken, kommt es zu krankhaften Veränderungen im Zellverhalten – so wie bei den Mäusen, die zunahmen, wenn sie während ihrer Schlafphase gefüttert wurden. Dadurch, dass sie Nährstoffe aufnahmen, die die Zellen ihres Verdauungstrakts nicht verarbeiten konnten, geriet ihr Körper aus seinem zirkadianen Rhythmus. Und aufgrund ihrer reduzierten Schlafdauer funktionierten auf zellulärer Ebene ganze Systeme in ihrem Körper nicht mehr so, wie sie eigentlich sollten. So etwas stört nicht nur den Verdauungsprozess, sondern auch die Hormonausschüttung und die Immunantwort und bewirkt Entzündungsreaktionen.

Wie Sie sich sicherlich vorstellen können, erscheinen das Forschungsgebiet der Epigenetik und die Frage, wie unser Verhalten sich im Lauf der Zeit auf unsere Genexpression auswirkt, dadurch in einem ganz neuen Licht. Als Fachgebiet ist die Chronobiologie noch ziemlich jung; doch Uhrengene scheinen sich nicht nur auf unseren Stoffwechsel, sondern auch auf den Alterungsprozess und die Tumorsuppression auszuwirken. Wenn wir zu falschen Zeiten essen und schlafen, stören wir unseren zirkadianen Rhythmus, was sich nachteilig auf den Stoffwechsel und die körpereigenen Abwehrkräfte auswirkt. Obwohl die Wissenschaftler viele Feinheiten und therapeutische Anwendungsmöglichkeiten dieser neuen Erkenntnisse immer noch nicht ganz entschlüsselt haben, wissen wir trotzdem schon mit Sicherheit, dass Sie Ihren zirkadianen Rhythmus durch eine sinnvolle Tageseinteilung unterstützen und damit etwas für Ihre Gesundheit tun können.

Selbst wenn Ihnen nicht jeden Morgen das Tageslicht in die Augen schiene, würde Ihr Körper trotzdem immer noch versuchen, sich an diesem 24-Stunden-Rhythmus zu orientieren. Seit den Siebzigerjahren des 20. Jahrhunderts führten Wissenschaftler immer wieder Experimente mit Menschen durch, die sich bereit erklärten, eine Zeitlang im Zustand der Isolation und ohne Einwirkung von natürlichem Tageslicht zu leben. (Im Gegensatz zu de Mairans Pflanzen verkrochen sich diese Versuchspersonen also freiwillig in einer Höhle.) Diese Experimente erbrachten im Lauf vieler Jahrzehnte etliche neue Erkenntnisse: Erstens weicht unsere innere Uhr vom 24-Stunden-Rhythmus ab, wenn sie durch den natürlichen Hell-Dunkel-Wechsel nicht täglich neu gestellt wird. Unser Körper orientiert sich bei seiner zirkadianen Rhythmik in erster Linie am Licht. Beim Fehlen solcher Lichtsignale kann er sich aber auch an sozialen Zeitgebern wie Essenszeiten und den in unserer Gesellschaft üblichen Zeiten für Schlaf und körperliche Aktivität orientieren. Diese Versuche unseres Körpers, alle seine Systeme auf einen zirkadianen Rhythmus abzustimmen, bezeichnet man als Entrainment: Der Körper braucht Signale, um seine innere Uhr immer wieder neu stellen und optimal funktionieren zu können. Zwar orientiert er sich am liebsten an den primären Signalen Licht und Dunkelheit; er kann dazu aber auch andere Zeitgeber – einschließlich Ihres Verhaltens – nutzen. Mit allem, was Sie im Tagesverlauf tun, helfen Sie Ihrer inneren Uhr entweder bei der Synchronisation Ihrer Körperfunktionen oder stehen dieser im Weg. Sich einen Tagesablauf anzugewöhnen, der dem natürlichen Rhythmus Ihres Körpers entspricht, ist das Beste, was Sie für Ihre Gesundheit tun können.

Aber nicht nur der menschliche Körper versucht sich auf diesen Tag-Nacht-Rhythmus einzustellen; die ganze Natur folgt diesem Muster. De Mairans Pflanzen entfalteten ihre Blätter in Vorwegnahme des Tageslichts, auch wenn die Sonne für sie gar nicht aufging: Ihre Zellen versuchten trotzdem in diesem Rhythmus zu bleiben. Viele Zellen erfüllen tagsüber andere Aufgaben als nachts. Das gilt nicht nur für Säugetiere, sondern auch für Pflanzen, ja sogar für die kleinsten einzelligen Bakterien. In den letzten 30 Jahren gaben Genforschung und Mikrobiologie der Untersuchung dieser natürlichen Rhythmen neue Impulse. Wissenschaftler arbeiteten an der Entdeckung von Uhrengenen in Zellen und beschäftigten sich mit der Frage, wie diese Gene in allen möglichen Organismen auf neurologischer und molekularer Ebene arbeiten.

Die Erkenntnis, dass Zellen zu verschiedenen Zeiten des 24-Stunden-Zyklus auf unterschiedliche Weise funktionieren, ist für viele wissenschaftliche Fachgebiete von Bedeutung. Die Chronobiologie und die Untersuchung zirkadianer Rhythmen könnten viele medizinische Behandlungsmethoden verändern. Wenn Sie zum Beispiel ein kurzwirksames Statin zur Senkung Ihres Cholesterinspiegels einnehmen, wird Ihr Arzt Ihnen wahrscheinlich sagen, dass Sie diese Tablette abends schlucken sollen. Warum? Weil die Chronopharmakologie weiß, dass die Leber um diese Zeit Cholesterin produziert. Bisher scheint die Kontrolle, die zirkadiane Rhythmen über die biologischen Systeme sämtlicher Lebewesen ausüben, unbegrenzt zu sein; zumindest hat die Wissenschaft ihre Grenzen noch nicht entdeckt. Ein Forscher sagte einmal, bis zum Beweis des Gegenteils sollte man davon ausgehen, dass alle Systeme unseres Körpers einem zirkadianen Rhythmus folgen.

Ayurveda und Chronobiologie

Obwohl diese Erkenntnisse der chronobiologischen Forschung noch ziemlich neu sind, bestätigen sie eigentlich nur das, was ich in der ayurvedischen Medizin schon seit Jahrzehnten praktiziere. Beim Ayurveda handelt es sich um eine naturheilkundliche Tradition, die in Indien schon seit etwa 5000 Jahren eine wichtige Rolle spielt. Schon lange bevor de Mairan sich über das merkwürdige Verhalten seiner Pflanzen wunderte, schärften ayurvedische Ärzte ihren Patienten ein, wie wichtig der Tageszyklus ihres Körpers und seiner vielen Systeme war. Die ayurvedische Lehre teilt den Tag in verschiedene Abschnitte ein, in denen die Energien und Systeme des Körpers entweder aktiv sind oder ruhen. Dieser Lehre zufolge kann man sich nur mit einer gesunden Tageseinteilung wohlfühlen und guter Gesundheit erfreuen. Die ayurvedische Lehre legt großen Wert auf die Feststellung, dass Ihr Körper nur dann gut funktioniert, wenn Ihr ganzes Verhalten – Ernährung, Ruhephasen und körperliche Aktivität – genau auf Ihre innere Uhr abgestimmt ist. Außerdem lehrt Ayurveda uns, einen engen Kontakt zwischen Körper und Geist herzustellen, um eine gesteigerte Sensibilität für die Bedürfnisse unseres Körpers im Tagesverlauf zu entwickeln.

Manchmal wird Ayurveda auch als Lebensstilmedizin bezeichnet. Und tatsächlich bedeutet dieses Wort, ins Deutsche übersetzt, »Wissenschaft des Lebens«. Somit ist die ayurvedische Lehre ein Vorläufer aller anderen Heiltraditionen einschließlich der Traditionellen Chinesischen Medizin. Als der Buddhismus sich über ganz Asien ausbreitete, brachten seine Lehrer auch das ayurvedische Gesundheitswissen mit. Die Ärzte der Traditionellen Chinesischen Medizin lehren, dass Gleichgewicht eine wichtige Rolle spielt, dass ein gesunder Fluss des Chi durch den Körper den Heilungsprozess erleichtert und dass der Geschmack unseres Essens zu seiner heilenden und ausgleichenden Wirkung beiträgt. Diese Ideen wurden vom Ayurveda geprägt. Sogar die alten Griechen lasen ayurvedische Texte und ließen sich von dieser Weisheit zu ihren eigenen Vorstellungen von der Funktionsweise des menschlichen Körpers inspirieren. *Prana* – das Sanskritwort für den Atem des Lebens – wurde zum griechischen Wort *pneuma*. *Agni* – das Stoffwechsel- und Verdauungsfeuer – wurde zu *ignis*. Und die drei *Doshas* oder vorherrschenden Energien wurden zu dreien der vier Körpersäfte oder Stoffwechselregulatoren: Phlegma, Cholera und Melancholie. In den frühen ayurvedischen Texten vertrat einer der Gelehrten die Ansicht, dass das Blut ein viertes Dosha darstellte; und die Griechen stimmten dem offenbar zu, obwohl spätere ayurvedische Gelehrte wieder zu der Lehre von den drei Doshas zurückkehrten. Die Griechen glaubten, dass diese Körpersäfte oder Temperamente ausgeglichen werden müssten, und dass eine Störung dieses Gleichgewichts oder ein Vorherrschen eines Körpersafts viele Erkrankungen verursachte. Auch diese Idee übernahmen die Griechen aus der ayurvedischen Lehre.

Doch nur wenige andere naturheilkundliche Traditionen beschäftigen sich mit der Auswirkung des natürlichen Lichts auf den Körper. Mit der Erkenntnis, dass unsere Körpersysteme sich an einem 24-Stunden-Zyklus orientieren, nimmt Ayurveda eine Sonderstellung ein. Die ayurvedische Lehre gibt uns bestimmte Verhaltensregeln für den Tag, die Nacht und den Wechsel der Jahreszeiten, mit deren Hilfe wir unseren Körper auf die zirkadiane Uhr abstimmen können. In der westlichen Medizin mag der Begriff Chronobiologie noch ziemlich neu sein, doch in der ayurvedischen Tradition spielte dieses Konzept schon immer eine wichtige Rolle. Schon die alten ayurvedischen Texte weisen darauf hin, dass unser Körper in ständiger Wechselwirkung mit dem Sonnenlicht und dem Wechsel der Jahreszeiten steht, und sie erklären auch, wie man seinen Tagesablauf auf diese Veränderungen des natürlichen Lichts abstimmen kann. Vielleicht ist Ayurveda sogar die einzige medizinische Tradition, die Anleitungen dazu gibt, wie man durch seine Tagesgestaltung im Verlauf der Jahreszeiten und Lebensjahrzehnte einen optimalen Gesundheitszustand erreichen kann.

Außerdem gehört die ayurvedische Lehre zu den wenigen medizinischen Traditionen, die die Menschen in verschiedene Körpertypen einteilen und zeigen, welche Rolle diese Typen bei bestimmten gesundheitlichen Problemen spielen. Auch darin nimmt Ayurveda eine Sonderstellung ein, denn die meisten Ernährungs- und Gesundheitsempfehlungen gehen davon aus, dass alle Menschen mehr oder weniger die gleichen Bedürfnisse nach Schlaf, körperlicher Aktivität und Essen haben. Doch wenn Sie sich einmal in einem Zimmer mit lauter anderen Menschen umschauen, werden Sie feststellen, dass Ihr Körper sich von dem Ihrer Mitmenschen unterscheidet. Im Ayurveda geht man nicht davon aus, dass eine bestimmte Ernährung oder ein bestimmtes

Trainingsprogramm allen Menschen helfen kann. Zwar muss jeder Mensch wissen, wie man sich seinen Tag richtig einteilt, doch nicht jeder braucht innerhalb dieses Tagesablaufs genau die gleiche Ernährung oder körperliche Aktivität, um einen möglichst guten Gesundheitszustand zu erreichen. In diesem Buch möchte ich darauf eingehen, warum guter Schlaf so wichtig ist, und all die erstaunlichen Vorteile des Schlafs erläutern. Doch im nächsten Kapitel will ich Ihnen zunächst einmal helfen, sich über Ihre speziellen Schlafprobleme klar zu werden und diese zu lösen. Wenn bei Ihnen ein bestimmter Körpertyp vorherrscht, wird es Ihnen vielleicht schwerfallen, abzunehmen; aber dafür kennen Sie keine Schlafstörungen. Jemand mit einem anderen Körpertyp dagegen hatte vielleicht noch nie mit Übergewicht zu kämpfen, leidet aber dafür unter Kopfschmerzen und schläft schlecht. Doch all diese Probleme lassen sich lösen. Wenn Sie es also schon einmal mit sportlicher Aktivität versucht, Ihr Trainingsprogramm aber nicht lange durchgehalten haben, können Sie mithilfe dieses Buches herausfinden, warum das so war und was Sie dagegen tun können. Wenn Sie schon mehrere Diäten ausprobiert haben, aber trotzdem immer noch zu viele Pfunde auf die Waage bringen, liegt das vielleicht daran, dass Sie bisher noch nicht die für Sie richtige Diät gefunden haben. Im Ayurveda versucht man, den ganzen Körper in ein ausgewogenes Gleichgewicht zu bringen. Man betrachtet den Menschen als Individuum und versucht die Probleme zu lösen, die sich aus seinem Körpertyp ergeben oder durch diesen verstärkt werden. Anhand dieser Anleitungen können Sie einen Tagesplan aufstellen, der mit dem Rhythmus Ihres Körpers im Einklang steht. Wenn Sie Ihren Tagesablauf genau auf Ihren Körpertyp abstimmen, wird es Ihnen gar nicht mehr schwerfallen, sich richtig zu ernähren, gut zu schlafen und etwas für Ihre Fitness zu tun.

Doch zunächst einmal will ich Ihnen erklären, wie Sie sich verhalten müssen, um nicht mehr gegen Ihren zirkadianen Rhythmus zu leben. Wenn Sie Ihr Leben mit Ihrer inneren Uhr in Einklang bringen, wird Ihnen das sehr schnell enorme gesundheitliche Vorteile bringen.

2

Was bringt es Ihnen, nach Ihrer inneren Uhr zu leben?

Wie gestalten Sie Ihren Tag?

Das ist die erste Frage, die ich meinen Patienten stelle, wenn sie zu mir in die Praxis kommen. Viele Menschen wissen gar nicht, wie ein ganz normaler Tag bei ihnen abläuft – vielleicht gilt das ja auch für Sie. Sicherlich wissen Sie, wann morgens Ihr Wecker klingelt und wie viele Stunden Sie arbeiten; doch zu welchen Tageszeiten Sie essen, ist Ihnen womöglich gar nicht bewusst. Und vielleicht wissen Sie auch nicht, wann Sie normalerweise einschlafen – auch wenn Sie die Fernsehsendungen, die Sie sich abends anschauen, vermutlich genau im Kopf haben. Höchstwahrscheinlich hängen Ihre Essenszeiten, Ihre Schlafdauer und die Zeiten, zu denen Sie Sport treiben, von den jeweiligen Erfordernissen Ihrer Arbeit ab; das heißt, sie unterscheiden sich von Tag zu Tag. Dadurch geben Sie Ihrem Körper nicht die immer gleichen Signale, die er braucht, um gut zu funktionieren. Wenn Sie manchmal schon um halb zwölf und an anderen Tagen erst um halb zwei zu Mittag essen, bringen Sie Ihren Körper damit bereits durcheinander. Und wenn Sie an manchen Abenden lange aufbleiben, um zu arbeiten oder im Fitnessstudio zu trainieren, weiß Ihr Körper nicht, wie oder wann er sich aufs Schlafen einstellen soll.

Um sich klarzumachen, wie negativ sich Ihr Tagesablauf auf Ihren Gesundheitszustand auswirkt, müssen Sie sich diesen Ablauf zunächst einmal bewusst machen. Als Nächstes sollten Sie sich zwei wichtige Fragen stellen: 1) Bekomme ich jeden Tag sieben Stunden ununterbrochenen Schlaf, und zwar dann, wenn es draußen dunkel ist? 2) Esse ich nur (oder fast nur) dann, wenn es draußen hell ist? Die meisten Menschen können keine dieser beiden Fragen mit Ja beantworten. Und genau das ist das Problem.

Einer meiner Patienten, Rory, ist ein gutes Beispiel dafür, wie sich unser Tagesablauf auf unser Wohlbefinden auswirkt. Als Softwareentwickler im Silicon Valley und Vater von zwei kleinen Kindern schaffte Rory es trotzdem immer noch, alles »richtig« zu machen: Er trieb jeden Tag Sport, ernährte sich eiweißreich und kalorienarm, aß viel Gemüse und hatte sogar noch Zeit für seine Familie. Doch obwohl er glaubte, in Anbetracht der hohen Anforderungen, die sein Beruf an ihn stellte, ein gesundes Leben zu führen, quälten ihn immer schlimmere Magenschmerzen, und vor zwei oder halb drei Uhr nachts kam er normalerweise nicht zum Schlafen. Wenn er doch einmal früher einschlief, wachte er gegen vier Uhr morgens mit Ängsten und Schmerzen auf.

Als ich mit ihm über seine Lebensgewohnheiten sprach und ihn nicht nur fragte, was er machte, sondern auch, wann er welchen Tätigkeiten nachging, wunderte mich das überhaupt nicht mehr. Rory beschrieb mir seinen typischen Tagesablauf: Er stand so früh auf, dass er gegen sieben Uhr zur Arbeit fahren konnte. Da er morgens normalerweise keinen Hunger hatte, trank er oft nur Kaffee, um bis zu dem Eiweißsmoothie, den er sich nach seinem Training um ein Uhr mittags gönnte, irgendwie über die Runden zu kommen. Am späten Nachmittag ging er nach Hause, um noch ein bisschen Zeit für seine Frau und seine Kinder zu haben. Gegen acht Uhr abends aßen sie alle gemeinsam zu Abend. Sobald die Kinder im Bett waren, kochte Rory sich eine Kanne Kaffee und blieb mindestens bis Mitternacht (manchmal sogar noch viel länger) auf, um an einem Projekt zu arbeiten, bei dem er sich mit anderen, in Indien ansässigen Softwareentwicklern abstimmen musste.

Wie die meisten Menschen ahnte Rory nicht, dass sein Tagesablauf die Ursache seiner gesundheitlichen Probleme war. Wenn man Essen lediglich als Brennstoff oder Energielieferanten betrachtet, ist es natürlich egal, um welche

Tageszeit man isst; und wenn man eine Mahlzeit auslässt, nimmt man dafür bei der nächsten Mahlzeit eben ein bisschen mehr Kalorien zu sich. Ein gesundes Lebensmittel wie beispielsweise ein Eiweißshake ist immer gesund – egal wann man es zu sich nimmt. Und wenn Sport gut für uns ist, muss das doch eigentlich immer gelten – unabhängig davon, wann wir uns körperlich betätigen. Für viele ehrgeizige berufstätige Menschen ist Schlaf einfach nur etwas, das man tut, wenn man gerade nichts anderes vorhat.

Doch diese Ansichten sind inzwischen längst überholt.

Ihre Lebensweise besteht nicht nur daraus, wie viele Kalorien Sie pro Tag zu sich nehmen, wie viele Minuten Sie letzte Woche auf dem Laufband trainiert haben und wie viele Stunden Schlaf Sie normalerweise bekommen. Dabei kommt es vielmehr auf die Abstimmung dieser Tätigkeiten auf die Bedürfnisse Ihres Körpers an, die einer inneren Uhr folgen. Rory ließ manche Mahlzeiten aus und ersetzte andere einfach durch einen leichten Snack oder Eiweißdrink. Er trainierte zu Tageszeiten, zu denen sein Körper gar nicht von dieser anstrengenden Aktivität profitieren konnte. Und er aß und arbeitete bis spät in die Nacht hinein und versagte sich den erholsamen Schlaf, der um diese Zeit eigentlich auf dem Programm stehen sollte. Im vorigen Kapitel habe ich Ihnen die Vorstellung eines Chronobiologen von der zirkadianen Rhythmik unseres Körpers geschildert. Jetzt möchte ich Ihnen die ayurvedische Sichtweise dieser inneren Uhr erläutern. Wahrscheinlich werden Sie dabei erstaunliche Ähnlichkeiten feststellen.

Der ayurvedische Tag

Im Ayurveda wird der Tag in sechs Abschnitte unterteilt, in denen der Körper jeweils andere Bedürfnisse hat. Die ayurvedischen Texte zu diesem Thema sind ziemlich ausführlich, doch selbst die kurze Übersicht, die ich in diesem Buch biete, vermittelt Ihnen ein gutes Verständnis dafür, dass unser Körper einem zyklischen 24-Stunden-Muster folgt. Vielleicht werden Ihnen diese Beschreibungen manchmal zu poetisch oder zu stark vereinfacht vorkommen, aber man muss sich vor Augen halten, dass unser Körper aus ayurvedischer Sicht im Mittelpunkt eines 24-Stunden-Zyklus steht – eine Erkenntnis, die Chronobiologen mit jeder neuen Studie, die sie veröffentlichen, bestätigen und die Rory in seinem Leben leider nie berücksichtigte.

---

6 bis 10 Uhr morgens: Um diese Zeit herrscht die **Kapha**-Energie vor, deren Eigenschaften wir mit Wasser assoziieren. Das bedeutet, dass unser Körper sich um diese Tageszeit vielleicht noch ein bisschen matt und schwerfällig anfühlt und zu Wasseransammlungen neigt. Körper und Geist erwachen beim ersten Tageslicht und brauchen jetzt einen Energieschub – körperliche Aktivität, Meditation und Essen –, um sich mit dem neuen Tag zu synchronisieren. Gleicht man die Kapha-Energie um diese Tageszeit durch etwas körperliche Betätigung und Nahrungsaufnahme aus, so ist sie nicht mehr so matt und träge, sondern übt einen konstanten, beruhigenden Einfluss auf Ihre morgendliche Arbeit aus.

---

10 Uhr morgens bis 2 Uhr nachmittags: Um diese Zeit herrscht die **Pitta**-Energie vor, deren Eigenschaften wir mit Feuer assoziieren. Jetzt arbeiten Gehirn und Verdauung auf Hochtouren. Das ist ein guter Zeitpunkt für Ihre größte Mahlzeit und Ihre intensivste Arbeit. Um diese Tageszeit brauchen Sie keine körperliche Aktivität, weil Sie bereits hellwach sind. Außerdem muss Ihr Verdauungstrakt jetzt gut durchblutet sein, damit Ihr Körper die ihm zugeführte Nahrung in Energie umwandeln kann. Diese Pitta-Energie macht uns temperamentvoller und auch reizbarer. Vielleicht schreiben Sie es dem niedrigen Blutzucker zu, dass Sie um die Mittagszeit immer ein bisschen übellaunig sind, doch das hat auch noch andere Ursachen.

---

2 bis 6 Uhr nachmittags: Um diese Zeit herrscht die **Vata**-Energie vor, deren Eigenschaften wir mit Luft assoziieren. Das ist eine Zeit für schnelle Reflexe und schnelles Denken. Außerdem ist es die Tageszeit, in der manche Menschen sich besonders leicht ablenken lassen oder zu Dehydrierung neigen. Falls Sie morgens und mittags nicht genug gegessen haben, kann diese leichte, schnelle Energie jetzt dazu führen, dass Sie zittrig und nervös werden. Deshalb trinken viele Menschen um diese Tageszeit gern Kaffee und nehmen einen kleinen Snack zu sich. Wenn Sie sich nicht bereits vorher mit Essen und körperlicher Aktivität geerdet haben, kann diese Leichtigkeit Sie jetzt so stark erfassen, dass Sie unter Konzentrationsproblemen leiden. Am späten Nachmittag kommt und geht die natürliche Energie unseres Körpers in einem ständigen Auf und Ab. Vielleicht brauchen Sie jetzt mehr Ruhepausen zwischen der Erledigung verschiedener Aufgaben. Außerdem sollten Sie darauf achten, genügend Flüssigkeit zu sich zu nehmen, und Ablenkungen nach Möglichkeit aus dem Weg gehen.

---

6 bis 10 Uhr abends: Jetzt schaltet unser Körper wieder auf **Kapha**-Energie um, wird also wieder ein bisschen matt und schwerfällig und bereitet sich mit dem Untergang der Sonne auf den Schlaf vor. Um sechs Uhr beginnt die Verdauung sich bereits zu verlangsamen; jetzt sollten Sie Ihren Körper also nicht mehr mit allzu vielen Kalorien überlasten. Ihr Gehirn entfernt sich jetzt wieder von seiner schnellen, leicht ablenkbaren Denkweise und kann gleichmäßiger arbeiten. Viele Menschen bleiben gerne bis nach sechs Uhr am Schreibtisch sitzen, weil sie diese stetige Energie als angenehm empfinden. Doch wenn man seinen Geist jetzt überanstrengt (was sehr leicht passieren kann), kann man später nicht mehr schlafen. Sie sollten zu Beginn dieser Phase lieber eine ganz leichte Mahlzeit zu sich nehmen und auch für den Rest dieser Zeit nur noch leichte Aufgaben erledigen. Danach sollten Sie fürs Zubettgehen bereit sein.

---

10 Uhr abends bis 2 Uhr morgens: Jetzt herrscht wieder die **Pitta**-Energie, also eine Phase des Feuers, vor – aber ganz anders als tagsüber. Um diese Zeit möchte Ihr Gehirn immer tiefere Schlafzyklen erzeugen, um sich auszuruhen und zu reinigen. Während die Pitta-Energie tagsüber auf die Verdauung gerichtet ist, verlangsamt sie nachts den Verdauungsprozess. Stattdessen fangen jetzt Ihre Leber und Ihre Nebennieren an zu arbeiten: Der Körper wandelt die Rohstoffe, die Ihre Nahrung ihm geliefert hat, in die Hormone und Enzyme um, die er braucht, um am nächsten Tag wieder richtig zu funktionieren. Wenn Sie zu Beginn dieser Phase schlafen gehen, kann diese Pitta-Energie für Ihren Körper arbeiten. Doch viele Menschen bleiben bis Mitternacht oder noch länger wach, um zu arbeiten. Sie sagen, dass sie nach halb elf noch einmal einen richtigen Energieschub bekommen und sich plötzlich wieder hellwach fühlen, ohne zu wissen, warum; doch ich weiß, dass es diese zweite Welle der Pitta-Energie ist, die ihnen Auftrieb gibt. Wer bis in die Nacht hinein wach bleibt, muss deshalb noch lange kein geborener Nachtmensch sein. Es ist eher so, dass der Schlafdrang sich mit einem Zug vergleichen lässt, der zu festen Zeiten in den Bahnhof einfährt und ihn wieder verlässt. Viele sogenannte Nachteulen könnten sich von ihrer Schlaflosigkeit (und vielen anderen gesundheitlichen Problemen) befreien, indem sie einfach um halb elf in diesen »Schlafzug« einsteigen. Ihr Körper wird Ihnen das in vielerlei Hinsicht danken!

---

2 bis 6 Uhr morgens: Das ist wieder eine Vata-Phase, in der Ihr Schlaf leichter wird und Sie besonders lebhafte Träume haben. Jetzt bereitet Ihr Körper sich auf den aktiven Tageszyklus vor. Falls Sie schon einmal so früh am Morgen geweckt worden sind, wissen Sie, dass man um diese Zeit sofort wach wird und sich dann auch gar nicht müde und benommen, sondern eher ein bisschen aufgekratzt fühlt. Jetzt ist wieder eine Zeit schneller Reflexe und schnellen Denkens gekommen. Viele Menschen mit Schlafstörungen wachen morgens um diese Zeit auf und alle möglichen Gedanken jagen ihnen durch den Kopf. Was man gegen Schlafstörungen tun kann, werde ich in einem späteren Kapitel dieses Buches erklären. Vorläufig sollten Sie sich nur merken, dass man vor sechs Uhr morgens leichter aufwacht als nach sechs Uhr, weil dann die Kapha-Energie wieder die Regie übernimmt.

Sehen Sie, wie die Bedürfnisse Ihres Körpers sich im Verlauf von 24 Stunden immer wieder von Grund auf ändern? Wahrscheinlich entspricht Ihr Tagesablauf gar nicht dem, was Ihr Körper braucht, um richtig zu funktionieren. Aber es geht nicht nur darum, zu optimalen Zeiten zu essen und schlafen zu gehen: Sie können sich auch Ihr Arbeitspensum so einteilen, dass es genau dem naturgegebenen Auf und Ab Ihrer Energie entspricht. Eine meiner Patientinnen erzählte mir, dass sie mit ihren Mitarbeitern jeden Vormittag um elf Uhr (also mitten in der Pitta-Phase) eine Besprechung abhielt und die Leute dabei jedes Mal schlecht gelaunt waren und sich gegenseitig kritisierten – eine Situation, die noch dadurch verschlimmert wurde, dass das Mittagessen kurz bevorstand und alle Hunger hatten. Als meine Patientin von der optimalen ayurvedischen Tageseinteilung erfuhr, verlegte sie diese tägliche Mitarbeiterbesprechung auf zwei Uhr nachmittags und berichtete mir dann, dass um diese Zeit alle Leute ruhig und kreativ waren. Es waren immer noch dieselben Mitarbeiter, die über dieselben Fragen und Probleme diskutierten, aber sie taten das jetzt zu einer anderen Tageszeit, in der sie bessere Lösungen entwickeln konnten, ohne miteinander in Streit zu geraten.

Aus ayurvedischer (und physiologischer) Sicht hatte Rory eine ganze Reihe größerer Probleme. Erstens trainierte er um die Mittagszeit und zog sein Blut damit aus seinem Verdauungstrakt in die Muskeln und Extremitäten hinein. Die Mittagszeit ist der beste Zeitpunkt, um Ihrem Organismus eine nährstoffreiche Mahlzeit zuzuführen. Jetzt befindet Ihr »Verdauungsfeuer« sich auf dem Höhepunkt – oder sollte es zumindest. Wenn Sie um diese Zeit nur einen kleinen Eiweißshake zu sich nehmen, bringen Sie Ihren Körper um all die Nährstoffe, die er für den Rest des Tages und für die Nacht braucht, und werden sich am nächsten Tag müde und erschöpft fühlen. Viel besser ist es, zu einem früheren Zeitpunkt Sport zu treiben und sich mittags eine reichhaltige Mahlzeit zu gönnen. Rorys zweites Problem bestand darin, dass er erst um acht Uhr zu Abend aß – also nach Einbruch der Dunkelheit, wenn unser Verdauungssystem eigentlich schon wieder heruntergefahren werden sollte. Wenn man seine Verdauungsorgane um diese Zeit mit Nahrung überlastet, können sie diese nicht mehr richtig verdauen, und das Essen liegt einem wie ein Stein im Magen. Das kann uns nachts wachhalten. Sein drittes Problem bestand darin, dass er bis Mitternacht am Computer arbeitete. Aus seiner Sicht war das der optimale Zeitpunkt zum Arbeiten, denn jetzt hatte er jede Menge Energie und wurde durch nichts abgelenkt. Doch unser Gehirn braucht Ruhe. Und die beste Zeit, um in diese Ruhephase einzutreten, liegt lange vor Mitternacht. Denken Sie einmal über Ihren eigenen Tagesablauf nach und versuchen Sie ihn auf diese sechs Tagesabschnitte abzustimmen, damit Ihr Arbeitsalltag den Bedürfnissen Ihres Körpers entspricht!

Warum ein gesunder Tagesablauf so wichtig ist

Bei den meisten meiner Patienten steht die Arbeit im Mittelpunkt ihrer Tagesgestaltung. Sie versuchen ihre Arbeitsabläufe immer weiter zu optimieren, um noch mehr Arbeit erledigen zu können. Nur wenige Menschen denken darüber nach, wie sie sich ihren Tag so einteilen könnten, dass die Bedürfnisse ihres Körpers an erster Stelle stehen. Wir betrachten gesundheitsfördernde Verhaltensweisen isoliert voneinander, statt sie in ein Gesamtkonzept einzubetten: Wenn Sie abnehmen möchten, ändern Sie Ihre Ernährung. Wenn Sie etwas für Ihre Fitness tun möchten, fangen Sie an, mehr zu trainieren. Meiner Meinung nach sollten Sie aber alles, was Sie für Ihre Gesundheit tun, in einen übergeordneten Plan integrieren, denn all diese gesundheitsfördernden Verhaltensweisen wirken zusammen: Ihr Schlaf wirkt sich auf Ihr Gewicht und Ihre Fitness aus; Ihre Ernährung beeinflusst Ihren Schlaf und den Grad Ihrer geistigen Klarheit; und Ihr tägliches Trainingsprogramm verbessert Ihren Schlaf, erhöht Ihr Energieniveau und beeinflusst die Wahl Ihrer Nahrungsmittel.

Es hat zwei große Vorteile, Ihren Tagesablauf so zu ändern, dass er zu Ihrer zirkadianen Rhythmik passt. Die meisten meiner Patienten möchten gerne abnehmen. Doch selbst wenn sie sich nicht für übergewichtig halten, verlieren sie an Gewicht, sobald sie ihren Tagesablauf ändern. Zweitens haben die meisten Menschen mit Müdigkeit und Abgeschlagenheit zu kämpfen. Das kann sich in einem allgemeinen Krankheitsgefühl, zu wenig Energie oder womöglich sogar in leichten Depressionen äußern. In meinen Augen ist dieser allgemeine Erschöpfungszustand neben dem Übergewicht unsere zweite große Volkskrankheit. Doch wenn Sie nach Ihrer inneren Uhr leben und überall da, wo Ihre Lebensweise nicht Ihrer zirkadianen Rhythmik entspricht, Korrekturen anbringen, können Sie sich neue Energiereserven erschließen.

Wie man mithilfe seiner inneren Uhr abnimmt

Adam kam zu mir, weil er – wie so viele Menschen – gern abnehmen wollte. Er hatte in den letzten zehn Jahren, während er sein Bauunternehmen aufbaute, über 15 Kilo zugenommen. Natürlich hatte er viel zu tun: Es gab jede Menge Besprechungen zu führen und Anrufe zu tätigen und er musste auch jeden Tag weite Strecken mit dem Auto fahren, um auf verschiedenen Baustellen nach dem Rechten zu sehen. Seine Gewichtszunahme beunruhigte ihn und er konnte sich nicht erklären, wie es dazu gekommen war. Schließlich war er den ganzen Tag über aktiv, musste oft körperlich arbeiten und hatte außerdem seine Kalorienaufnahme eingeschränkt. Doch all das hatte ihm nicht geholfen. Schließlich hatte seine Frau (eine meiner Patientinnen) ihn zu mir geschickt und er hatte ihrem Drängen widerwillig nachgegeben.

Als ich Adam nach seinem Tagesablauf fragte, erzählte er mir eine Geschichte, die mir bekannt vorkam: Er hatte die Kalorien sämtlicher Nahrungsmittel, die er pro Tag normalerweise aß, zusammengerechnet und verzichtete oft aufs Frühstück. An besonders hektischen Tagen ließ er sogar das Mittagessen aus und gönnte sich stattdessen am Nachmittag ein Sandwich, das er an irgendeinem Stand kaufte, oder eine Tüte Chips.

Doch am aufschlussreichsten fand ich Adams Lieblingstageszeit: den späten Abend. Diese Vorliebe teilte er mit den meisten Menschen, die viel arbeiten. Adam war den ganzen Tag über fleißig, überwachte seine Mitarbeiter, kümmerte sich um alle möglichen Details und musste auch manchmal selber mit anpacken, damit eine Arbeit rechtzeitig fertig wurde. Wenn er abends (manchmal erst um halb neun) erschöpft nach Hause kam, duschte er, setzte sich zu einem kurzen Gespräch mit seiner Familie zusammen und wartete dann, bis Frau und Kinder ins Bett gingen. Das war seine liebste Tageszeit, denn jetzt hatte er das ganze Haus für sich. Gegen zehn Uhr abends wärmte er sich irgendein Tiefkühlgericht auf, blieb dann bis halb eins oder ein Uhr morgens wach und sah fern. Ins Bett ging er erst dann, wenn er müde wurde oder sich langweilte. Auf diese Weise bekam Adam ungefähr fünf Stunden Schlaf pro Nacht, doch an Wochenenden und freien Tagen schlief er morgens länger und glaubte, den versäumten Schlaf auf diese Weise nachholen zu können.

Mit Ausnahme seiner Schwäche für Maischips und Brezeln glaubte er, alles für eine Gewichtsabnahme zu tun, was er konnte. Doch Adam musste aufhören, einfach nur die Kalorien zu zählen, die er pro Tag aufnahm und verbrannte. Das brachte ihn überhaupt nicht weiter.

Wenn Sie abnehmen möchten, müssen Sie im Einklang mit Ihrer inneren Uhr leben: Sie müssen Energie zu einem Zeitpunkt aufnehmen, zu dem Ihr

Körper sie am besten verarbeiten kann, und auf Nahrungsaufnahme verzichten, wenn er sein System herunterfährt.

Hören Sie mit dem Kalorienzählen auf! Viele meiner Patienten denken den ganzen Tag daran, wie viele Kalorien sie zu sich nehmen. Das tun übrigens die meisten Menschen. Wenn man ihnen einen Schokoriegel anbietet, schauen sie erst mal auf der Verpackung nach, wie viele Kalorien er enthält, und wenn sie abends essen gehen möchten, lassen sie dafür das Mittagessen ausfallen, weil sie glauben, dass sie sich dann am Abend eine Extraportion Kalorien gönnen können.

Sogar beim Sport denken wir an die Kalorien, die wir dabei verbrennen. Viele Menschen wissen auswendig, welche Kalorienmenge man verbraucht, wenn man einen Kilometer geht oder joggt oder Yogaübungen macht. Auch das Laufband oder Heimfahrrad zeigt Ihnen ungefähr an, wie viele Kalorien Sie während Ihres Trainings verbrennen, und die heutzutage so beliebten Fitnesstracker liefern die gleichen Informationen. Auch mithilfe von Smartphoneapps kann man genau nachverfolgen, wie viele Kalorien und wie viele Gramm Fett oder Kohlenhydrate man zu sich nimmt.

Doch wenn Sie immer nur an Kalorien denken, behandeln Sie Ihren Körper wie eine einfache Maschine und vergessen, dass zwischen seinen Zellen und Systemen komplizierte Wechselwirkungen bestehen. Achten Sie stattdessen lieber auf den Zeitpunkt Ihrer Mahlzeiten und den Nährstoffgehalt Ihrer Lebensmittel! Auf dieses Thema werde ich in Kapitel sieben noch näher eingehen. Dort erfahren Sie, wie Sie es schaffen, genau auf die Lebensmittel Appetit zu bekommen, die für Ihren Körper richtig sind.

Nehmen Sie Ihre Mahlzeiten nicht zu spät ein. Die meisten Menschen, die sich typisch westlich ernähren, nehmen ihre größte Mahlzeit abends oder manchmal (wie Adam) sogar erst nachts zu sich. In diesen Fehler verfällt man sehr leicht, wenn man glaubt, dass der Körper unabhängig vom Zeitpunkt der Mahlzeit alle Kalorien auf die gleiche Weise verarbeitet. Adipositasforscher sind inzwischen schon so weit, zu glauben, dass der Zeitpunkt der Mahlzeiten ein wichtiger, bisher unerkannter Faktor für die Aufrechterhaltung eines gesunden Körpergewichts ist.

Eine vor Kurzem durchgeführte Studie belegt dies auf sehr drastische Weise. Darin dokumentierten die Wissenschaftler die Essgewohnheiten von 420 übergewichtigen Männern und Frauen in Spanien, die abnehmen wollten. Die Probanden wurden in zwei Gruppen eingeteilt: Menschen mit frühen und späten Essenszeiten. In Spanien ist das Mittagessen die Hauptmahlzeit. Um diese Zeit konsumieren die Menschen ungefähr 40 Prozent ihrer täglichen Nahrung. Frühe Esser wurden im Rahmen der Studie als solche definiert, die ihre größte Mahlzeit vor drei Uhr nachmittags einnahmen, während späte Esser ihre Hauptmahlzeit nach drei Uhr verzehrten. Zunächst verloren beide Gruppen ein bisschen Gewicht, doch im weiteren Verlauf der Studie nahmen diejenigen, deren Hauptmahlzeit nach drei Uhr nachmittags stattfand, nicht mehr weiter ab, obwohl sie sich gesund ernährten. Die Probanden, die ihre Hauptmahlzeit näher an zwölf Uhr mittags verzehrten, hatten am Ende um 22 Prozent mehr abgenommen als die späten Esser –, und das, obwohl beide Gruppen ungefähr die gleiche Menge an Kalorien zu sich nahmen![4] Das war die größte Studie, die gezeigt hat, dass der Zeitpunkt der Mahlzeiten sich auf die Gewichtszunahme auswirkt. Wenn Sie später am Tag essen, erlebt Ihr Körper seine größte Blutzuckerspitze zu einem Zeitpunkt, an dem dieser Zucker eher in Form von Fett gespeichert wird. Wenn Sie Ihre Hauptmahlzeit dagegen mittags zu sich nehmen, hat Ihr Körper mehr Zeit, diese Energie zu verbrennen, statt sie als Fett zu speichern.

Sitzen Sie nicht bis in die Nacht hinein vor dem Fernseher! Vielleicht wissen Sie, dass Ihre Gehirnaktivität sich während des Schlafs drastisch verändert: Es gibt Phasen tiefen, erholsamen Schlafs und leichtere REM-(oder Traum-)Schlafphasen. Aber dass die tiefsten, erholsamsten Schlafzyklen zwischen zehn Uhr abends und zwei Uhr morgens stattfinden, wussten Sie vielleicht noch nicht. Um diese Zeit reinigt sich Ihr Gehirn, die Zellen verschiedener Körpersysteme werden repariert, Gedächtnis und Lernprozesse konsolidieren sich. Wenn Sie um diese Zeit noch wach sind, werden diese wichtigen Vorgänge beeinträchtigt und Sie fühlen sich am nächsten Tag wie benebelt. Außerdem kann das dazu beitragen, dass Sie zunehmen. Viele Studien zeigen einen Zusammenhang zwischen Schlafmangel und Gewichtszunahme. In einer dieser Studien führte ein um ein paar Stunden kürzerer Schlaf sogar dazu, dass die Teilnehmer ihre tägliche Nahrungsaufnahme um mehr als 500 Kalorien steigerten – und das bereits nach wenigen Tagen![5] Späte Zubettgehzeiten bringen den Haushalt von Hormonen wie Leptin und Ghrelin durcheinander, die dem Körper Hunger und Sättigung signalisieren. Das führt zu übermäßigem Essen.

Seien Sie vor dem Frühstück körperlich aktiv. Kann man eine nicht ganz so optimale Ernährung durch morgendliche körperliche Aktivität wettmachen? Oh ja! In einer Studie wurden Männer aufgefordert, ihre tägliche Fettaufnahme sechs Wochen lang um 50 Prozent und ihre tägliche Kalorienaufnahme um 30 Prozent zu steigern. Ein Drittel der Probanden befolgte diese Anweisung, ohne zusätzlich Sport zu treiben. Eine andere Gruppe wurde aufgefordert, vormittags (nach dem Frühstück) zu trainieren. Die dritte Gruppe sollte sich bereits frühmorgens, bevor sie etwas gegessen hatte, körperlich betätigen. Am Ende der sechswöchigen Studie hatten die Probanden, die gar keinen Sport trieben, durch die fettreiche Ernährung im Durchschnitt drei Kilo zugenommen. Diejenigen, die vormittags trainierten, hatten im Schnitt anderthalb Kilo zugelegt, während das Gewicht bei denjenigen, die sich bereits am frühen Morgen körperlich betätigten, fast gleich geblieben war. Außerdem hatten diese Probanden trotz ihrer fettreichen Kost nach wie vor eine gute Glukosetoleranz und normale Insulinspiegel.[6] Durch frühmorgendliche körperliche Aktivität programmieren wir unseren Körper darauf, die aufgenommene Energie effizient zu verarbeiten. Intensives Training zu einem späteren Zeitpunkt bringt unserem Stoffwechsel längst nicht so viele Vorteile.

Um überhaupt eine Chance auf eine Gewichtsabnahme zu haben, musste Adam also viel früher zu Abend essen und seine Hauptmahlzeit auf die Tagesmitte legen. Außerdem musste er abends zeitiger zu Bett gehen. Zunächst schreckte er vor dieser drastischen Umstellung seiner Lebensgewohnheiten zurück. Kein Arzt oder Ernährungsberater hatte ihn je danach gefragt, wann er schlafen ging oder zu Abend aß. Sein Blutzuckerspiegel und sein Blutdruck stiegen zwar allmählich immer mehr an, doch bisher hatte ihm noch nie jemand gesagt, wie er diese Werte nicht nur durch seine Kalorienaufnahme und die Lebensmittel, die er zu sich nahm, sondern auch durch seinen Tagesablauf beeinflussen konnte. Als Adam sich dann schließlich doch mehr Zeit für einen ausreichenden Nachtschlaf nahm, kam seine Gewichtsabnahme endlich in Gang. Außerdem verlegte er seine Mahlzeiten auf einen früheren Zeitpunkt, zu dem sein Körper die Nahrung besser verarbeiten konnte. Ich legte ihm auch ans Herz, sich morgens vor dem Frühstück zu einem kurzen Training, einem flotten Spaziergang oder ein paar Gymnastikübungen aufzuraffen, um seinen Stoffwechsel gleich nach dem Aufstehen anzukurbeln. Natürlich musste er sich auch gesünder ernähren, doch dazu kann man sich sehr viel leichter überwinden, wenn man sich schon ein bisschen fitter fühlt und auf der Waage die ersten Abnehmerfolge erkennbar sind.

Tatsächlich begann Adam daraufhin sofort abzunehmen und nach drei Monaten hatte er die 15 Kilo, die zehn Jahre falscher Lebensgewohnheiten ihm eingebracht hatten, schon wieder verloren. Seine Frau berichtete, dass er nachts nicht mehr schnarchte, und Adam selbst erzählte mir, dass er sich morgens nicht mehr aufgeschwemmt fühlte. Schon eine Woche nach der Umstellung seines Tagesablaufs spürte er eine ganz neue Energie in sich und fühlte sich seiner Familie stärker verbunden. Obwohl er das auf seine Gewichtsabnahme zurückführte, weiß ich, dass man ein richtiges Energiebündel ist und sich auch sehr viel besser konzentrieren kann, wenn man im Einklang mit seiner inneren Uhr lebt. Das sind zwei der wichtigsten Vorteile einer solchen Lebensweise.

Wie man mithilfe seiner inneren Uhr sein Energieniveau erhöht

Viele Menschen stellen fest, dass sie bei der Arbeit weniger produktiv sind, wenn sie sich zu wenig Schlaf gönnen; infolgedessen stehen sie noch mehr unter Zeitdruck, weil sie für alle Arbeiten länger brauchen. Und wenn man sich überlastet fühlt, steigt wiederum die Wahrscheinlichkeit, nachts lange aufzubleiben. Ein Schlaftagebuch zu führen, ist also der erste Schritt zu einem Leben voller Kraft und Energie.

Martha kam in meine Praxis, weil sie unter Schlafstörungen und einem allgemeinen Krankheitsgefühl litt. Sie war Künstlerin, jobbte tagsüber bei einer gemeinnützigen Organisation und blieb manchmal die halbe Nacht wach, um sich ihrer kreativen Tätigkeit zu widmen. An anderen Abenden ging sie dafür zeitig schlafen, um am nächsten Morgen wieder fit für ihren Job zu sein. Um ihre Energielosigkeit zu bekämpfen, nahm sie zwischendurch immer wieder Snacks mit hohem Zucker- und Kohlenhydratgehalt zu sich, vor allem in den

Nächten, in denen sie lange aufblieb. Ihr war gar nicht bewusst, dass ihr allgemeiner Erschöpfungszustand sehr viel mit ihren Schlaf- und Essgewohnheiten zu tun hatte.

Wenn Sie auf Ihren Tagesablauf achten, können Sie einfache Korrekturen daran vornehmen, durch die sich Ihre Konzentration bei der Arbeit drastisch verbessern wird. Außerdem werden Sie dadurch den ganzen Tag über mehr Energie haben. Sie brauchen keinen Kaffee und auch keine Süßigkeiten mehr, um wach und fit durch den Tag zu kommen, wenn Sie folgende Spielregeln beherzigen.

Gehen Sie immer zur selben Zeit schlafen. Wenn Sie an manchen Abenden lange aufbleiben und an anderen zeitig zu Bett gehen, sind Schlafstörungen mehr oder weniger vorprogrammiert. Denn aus den Zeiten, um die Sie normalerweise aufstehen und schlafen gehen, versucht Ihr Körper abzuleiten, wie spät es ist. Wenn Sie sich nicht an feste Zubettgehzeiten halten, weiß Ihr Körper nicht, wann er Hormone ausschütten soll, die müde machen, und hat auch keine Ahnung, wann er mit dem Ruhe- und Regenerationsprogramm Ihrer Zellen beginnen soll. Dann fühlen Sie sich schlapp und energielos, sind gedämpfter Stimmung und treffen auch bei Ihrer Ernährung falsche Entscheidungen. Martha musste also nachts auf ihre Aktivitäten im Internet verzichten und sich für jeden Abend ein paar entspannende Aktivitäten vornehmen.

Seien Sie jeden Tag körperlich aktiv. Die meisten Menschen betrachten Sport als Chance, fitter zu werden oder ein paar Pfund abzunehmen, doch man kann damit auch Schlafstörungen vorbeugen. Sie wissen ja: Anhand Ihres Verhaltens stellt Ihr Körper die Tageszeit fest. Wenn Sie in der ersten Tageshälfte körperlich aktiv sind, bestätigen Sie Ihren Körper damit in seinen inneren Signalen, die ihm sagen, dass jetzt Tag ist. Außerdem schenkt Sport Ihnen Energie, wenn Sie ihn regelmäßig jeden Tag praktizieren. Eine Studie untersuchte Menschen mit sitzender Lebensweise, die unter ständiger Erschöpfung litten, und stellte fest, dass dieses Gefühl der Erschöpfung sich durch regelmäßige leichte körperliche Aktivität um über 60 Prozent reduzieren ließ, sodass die Probanden den ganzen Tag über mehr Energie hatten.[7]

Verzichten Sie auf Snacks am späten Abend. Vielleicht glauben Sie nicht, dass Snacks Ihnen Energie rauben können, aber das stimmt tatsächlich! Wenn Sie zu den Mahlzeiten nährstoffreiche Lebensmittel essen, werden Sie zwischendurch keinen Hunger mehr auf kleine Snacks haben. Martha musste zum Beispiel von ihrem ständigen Verzehr von Brot und Teigwaren wegkommen, die ihr zwar einen vorübergehenden Energieschub gaben, letzten Endes aber nur dazu führten, dass sie sich noch müder und abgeschlagener fühlte. Sie musste auf eine pflanzliche Ernährung umsteigen, die die Systeme ihres Körpers besser nährte. Denken Sie daran: Was Sie in der ersten Tageshälfte essen, gibt Ihrem Körper Treibstoff für die folgenden Stunden. Alles, was Sie nach Einbruch der Dunkelheit zu sich nehmen, schwächt Ihren Organismus dagegen eher.

Martha fand die Idee, immer zur selben Zeit schlafen zu gehen, gut, machte sich aber Sorgen darüber, wann sie dann ihrer kreativen Arbeit nachgehen sollte. Der Gedanke, einem Fitnessstudio beizutreten, war ihr verhasst, doch es gab ein paar Übungen, zu denen sie sich morgens aufraffen konnte. 20 Minuten körperliche Aktivität waren für ihren Körpertyp mehr als genug. Schließlich hatte sie nicht den Ehrgeiz, superfit zu werden, und brauchte ihre Muskeln daher auch nicht bis an den Rand der Erschöpfung zu treiben oder so lange zu trainieren, bis sie schweißgebadet war. Sie brauchte einfach nur einen kleinen Energieschub, der dafür sorgte, dass sie morgens richtig wach wurde und tagsüber einen klaren Kopf hatte. Nachdem sie sich Schlafenszeiten angewöhnt hatte, die dem natürlichen Rhythmus ihres Körpers entsprachen, fiel es ihr leichter, bei der Arbeit die richtigen Prioritäten zu setzen, sodass ihr am frühen Abend genügend Zeit blieb, ihren künstlerischen Aktivitäten nachzugehen. Nachdem sie ihre Schlaf- und Ernährungsgewohnheiten umgestellt hatte, konnte sie es gar nicht mehr erwarten, sich einen anderen Job zu suchen und sich neue, langfristige Ziele für ihr Leben zu setzen.

Wie gestalten Sie Ihren Tag?

Und jetzt sind Sie dran! Wenn Sie Ihren Tagesablauf verbessern möchten, müssen Sie sich zunächst einmal darüber klar werden, wie ein typischer Tag bei Ihnen aussieht.

Schlaf

1. Um welche Uhrzeit wachen Sie morgens von selbst (ohne Wecker) auf?
2. Wann schalten Sie abends normalerweise Ihren Computer aus und legen Ihr Smartphone weg?
3. Um welche Uhrzeit schlafen Sie in der Regel ein?
4. Halten Sie sich am Wochenende an andere Schlafenszeiten als unter der Woche?

Ernährung

1. Wann nehmen Sie morgens Ihre erste Mahlzeit ein?
2. Um wie viel Uhr nehmen Sie Ihre Hauptmahlzeit ein?
3. Wie viele Kalorien verzehren Sie nach sechs Uhr abends noch?
4. Um welche Uhrzeit findet Ihre letzte Mahlzeit statt?

Körperliche Aktivität

1. Wie oft pro Woche betätigen Sie sich körperlich?
2. Um welche Tageszeit findet diese körperliche Aktivität normalerweise statt?

Achtsamkeit

1. Wie fühlen Sie sich vor und nach jeder Mahlzeit?
2. Wie schnell greifen Sie zu Ihrem Smartphone, wenn Sie sich langweilen oder im Stress sind?
3. Gibt es eine Tageszeit, um die Sie einfach nur ganz still dasitzen und in Ihren Körper hineinhören?
4. Wie oft haben Sie Stuhlgang?

Die drei wichtigsten Spielregeln für ein gesundes Leben

Wenn Sie sich eine gesunde Verdauung und erholsamen Schlaf wünschen und fit sein möchten, kommt es vor allem auf das richtige Timing an. Das Gute daran ist, dass Sie darüber nicht lange nachzugrübeln brauchen: Es gibt einen Tagesablauf, der für Ihre Gesundheit optimal ist. In den nächsten Kapiteln werden Sie erfahren, mit welchen Strategien Sie zu mehr Wohlbefinden gelangen können. Diese Strategien hängen von Ihrem Körpertyp ab. Doch wenn Sie nur drei Dinge für Ihre Gesundheit tun möchten, sollten Sie sich Folgendes vornehmen:

1. Gehen Sie jeden Abend zur selben Zeit schlafen – am besten spätestens um zehn Uhr. Dann können Sie sich tagsüber besser konzentrieren. Dieser positive Effekt zeigt sich oft schon nach ein paar Tagen. Dadurch können Sie auch besser mit Ihrem täglichen Stress umgehen – und fangen gleichzeitig an, abzunehmen.

2. Nehmen Sie Ihre Hauptmahlzeit gegen Mittag ein. Wer sich ein reichhaltiges Mittagessen gönnt, kann sein Gewicht sehr viel leichter halten. Viele Verdauungsprobleme – beispielsweise Reflux (Rückfluss von Magensäure in die Speiseröhre), Magenverstimmungen und Verstopfung – verschwinden, wenn man seine Mahlzeiten zur richtigen Zeit einnimmt. Die meisten Menschen verzehren ihre Hauptmahlzeit abends, doch das bringt den Verdauungstrakt total durcheinander. Ihr Abendessen sollte nur halb so reichhaltig sein, wie Sie es bisher gewohnt waren. Machen Sie sich keine Sorgen darüber, dass Sie dann Hunger bekommen könnten! Die reichhaltige Mittagsmahlzeit versorgt Sie den ganzen Nachmittag über mit Brennstoff, sodass Sie am Nachmittag keine Kaffeepause mit Kuchen oder Snack mehr brauchen.

3. Widmen Sie sich morgens zuallererst Ihrem körperlichen Training. Die meisten Menschen brauchen gar nicht so viel Sport zu treiben, wie sie vielleicht glauben! In der zweiten Tageshälfte eine Stunde lang auf dem Heimfahrrad oder Laufbahn zu trainieren, bringt Ihnen längst nicht so viel wie

20 bis 30 Minuten körperliche Aktivität gleich nach dem Aufwachen. Morgendliche körperliche Betätigung wirkt sich positiv auf Ihren Schlaf, Ihr Gewicht und Ihren Blutdruck aus. Außerdem bauen Sie dadurch Stress ab. Wenn Sie wenigstens einen Teil Ihres morgendlichen Sports im Freien betreiben, bringt Ihnen das sogar noch mehr, denn damit gönnen Sie Ihrem Gehirn eine ausgiebige natürliche Lichtdusche und stärken die natürliche Rhythmik Ihres Körpers.

Wenn Sie sich an sieben aufeinanderfolgenden Tagen an diese drei Regeln halten, werden Sie sich schon sehr viel gesünder fühlen.[8]

In den nächsten Kapiteln will ich Ihnen erklären, wie Sie Ihre Lebensgewohnheiten möglichst genau auf Ihre innere Uhr abstimmen und auf diese Weise den optimalen Essens-, Schlafens- und Trainingsplan für Ihren Körper entwickeln, denn jeder Körper ist ein bisschen anders. Außerdem gebe ich Ihnen Tipps, wie Sie es schaffen können, abends rechtzeitig schlafen zu gehen und die für Sie richtige Trainings- und Ernährungsform zu finden, falls einige der Lebensgewohnheiten, die ich Ihnen empfehle, für Sie nicht durchführbar sein sollten.

3

Auf den Körper hören

Die ayurvedische Medizin – und der Rest dieses Buches – beruht auf Ihrer Fähigkeit, in sich hineinzuhören, um sich auf Ihre innere Uhr und Ihre natürliche zirkadiane Rhythmik einzustimmen. Doch wenn Sie nicht wissen, wie Ihr Körper sich im Tagesverlauf fühlt, wird es Ihnen schwerfallen, herauszufinden, was oder wann Sie essen und wann Sie wieder mit dem Essen aufhören sollten. Und wenn Sie gar keine Beziehung mehr zu Ihrem Körper haben, können Sie auch nicht wissen, wann Sie Ruhe und Erholung brauchen oder sich sportlich betätigen sollten. Wir lassen uns rund um die Uhr von Ängsten und Verlockungen leiten und suchen in der Zukunft oder Vergangenheit nach Bestätigungen dafür, warum unser Leben so ist, wie es ist. Sie können sich Ihre fünf Sinne wie fünf wilde Pferde und Ihren Verstand als bemitleidenswerten Kutscher vorstellen, der versucht, diese Pferde im Zaum zu halten. Nur wenn Sie sich mithilfe von Achtsamkeitstraining auf Ihren Körper einstimmen, können Sie diese Pferde unter Kontrolle bringen und Ihren Körper und Ihr Leben in die gewünschte Richtung lenken.

Wenn wir etwas an unserer Ernährung, unserem Schlaf und Bewegungsverhalten ändern sollen, empfinden wir das zwar als körperliche Veränderungen, doch in Wirklichkeit spielen sich diese Umstellungen in erster Linie in unserem Kopf ab. Wenn ich meinen Patienten Ratschläge dafür gebe, wie sie ihre innere Uhr wieder richtig stellen können, führen sie oft hundert Gründe an, warum das nicht geht: Sie können nicht darauf verzichten, bis in die Nacht hinein fernzusehen, auch wenn sie dadurch endlich wieder genug Schlaf bekämen. Sie wollen sich ihr reichhaltiges Abendessen nicht versagen, obwohl sie dadurch zum ersten Mal seit Jahren endlich abnehmen würden. Und sie haben auch eine Million Gründe dafür, warum sie morgens keinen Sport treiben oder sich nicht an feste Mahlzeiten halten können. Sie müssen Wege finden, diese Einflüsterungen Ihres Verstandes zu ignorieren (bei denen es nur um kurzfristige Wünsche und Gelüste geht) und stattdessen auf die wahren Bedürfnisse Ihres Körpers zu hören. Das größte Hindernis, mit dem Sie bei der Umstellung auf eine gesündere Lebensweise zu kämpfen haben, ist nicht Ihr Körper, sondern Ihr Kopf.

Mein Patient Jason ist ein gutes Beispiel dafür. Er kam wegen seines Sodbrennens zu mir. Dieses Brennen in seinem Magen und seiner Speiseröhre war für ihn so unangenehm geworden, dass er keine seiner Lieblingsspeisen mehr essen konnte. Er vertrug keine würzigen Gerichte und bekam sogar schon nach einem gelegentlichen Gläschen Bier Beschwerden. Dieser Mann war erst 30 Jahre alt und hatte vorher noch nie Probleme mit seiner Ernährung, keine Lebensmittelallergien oder sonst irgendetwas gehabt. Nachdem Jason mir ein bisschen von seiner Ernährung erzählt hatte, kam er auf seine Arbeit zu sprechen. Nach seinem Collegeabschluss hatte er beschlossen, ein eigenes Unternehmen zu gründen, und ein CrossFit-Studio eröffnet. Sport war schon immer seine Leidenschaft gewesen und er glaubte, dass es ihn glücklich machen würde, ein eigenes Fitnessstudio zu führen und ständig Kontakt mit Leuten zu haben, die genauso sportbegeistert waren wie er selbst. Doch sein Arbeitstag begann schon um sechs Uhr morgens und endete erst um zehn Uhr abends. Wie viele Fitnessprofis führte er scheinbar ein ungeheuer gesundes Leben, hatte dabei aber so viel Stress, dass es ihn fast umbrachte. Jason war so gestresst, dass er nachts nicht mehr schlafen und auch keine Partnerin finden konnte. Wann er zum letzten Mal Urlaub gemacht hatte, wusste er gar nicht mehr. Sein Geschäft war zu einer Art Monster geworden, das ständig gehütet werden musste, doch trotz seiner vielen Arbeit hatte er nicht das Gefühl, etwas Produktives zu leisten. Wie so viele Geschäftsleute wollte er gern etwas an seinem Leben ändern, wusste aber nicht, wie er das anfangen sollte. Er hatte keine Strategie für einen Richtungswechsel.

Es kommt gar nicht so selten vor, dass Menschen mit physischen Beschwerden zu mir kommen, die mit emotionalen Problemen gekoppelt sind. Ihr Körper ist ein komplexes Instrument, das Ihnen auch widerspiegelt, wer Sie sind. Wenn Sie unglücklich sind, spricht Ihr Körper mit Ihnen über dieses Unglück; und je mehr Sie ihn ignorieren, umso lauter wird seine Stimme. Jasons Körper hatte inzwischen schon begonnen, ihn förmlich anzuschreien. Vielleicht hatte er anfangs einfach nur ein paar wichtige Wörtchen über seine Lebensweise mit ihm zu reden gehabt, doch leider hatte Jason nicht zugehört. Erst als er wegen seines ständigen Sodbrennens kaum noch etwas essen konnte, beschloss er, ärztliche Hilfe zu suchen.

Natürlich gab ich ihm meine üblichen Ratschläge: Er solle abends nicht zu spät schlafen gehen, zu den richtigen Zeiten essen und weniger intensiv trainieren. Doch in Wirklichkeit musste Jason sich Gedanken darüber machen, was der Stress in seinem Leben anrichtete. Jason war ein sehr begeisterungsfähiger, perfektionistischer Mensch, aber irgendwie war ihm der Sinn seines Lebens abhandengekommen, und darauf machte sein Körper ihn aufmerksam. Er musste unbedingt anfangen, regelmäßig in sich hineinzuhören – das war das, was er am dringendsten brauchte. Doch Jason nahm sich gar nicht mehr die Zeit, darauf zu achten, wie er sich fühlte, geschweige denn darüber nachzudenken, ob das Leben, das er sich aufgebaut hatte, ihm immer noch guttat. Nachdem er sich angewöhnt hatte, tagsüber immer wieder innezuhalten, in sich hineinzuhören und auf seinen Körper zu achten, begann er über berufliche Alternativen nachzudenken. Er fing an, sich zu fragen: *Warum tue ich das? Wie fühle ich mich gerade? Worin besteht der Sinn meines Lebens?* Schon diese Gedanken förderten eine ganz neue Quelle der Kreativität in ihm zutage. Ihm wurde klar, dass seine Versagensängste und das Gefühl, immer perfekt sein zu müssen, zu seinem anstrengenden Arbeitspensum und seinen gesundheitlichen Problemen geführt hatten. Dadurch, dass sein Kopf nun wieder mit seinem Körper in Kontakt trat, konnte er über neue Lebensziele nachdenken. Für Jason war also nicht Schlaf, Ernährung oder körperliches Training, sondern Achtsamkeit der erste Schritt zu einer Veränderung.

Der Irrglaube von der Willenskraft

Die Menschen sagen immer wieder, dass sie eben einfach nicht die Willenskraft haben, sich anders zu ernähren oder gesünder zu leben. Sie reden sich ein, dass sie eigentlich in der Lage sein sollten, ihrem Geist und ihrem Körper Disziplin aufzuzwingen. Doch das ist anstrengend und auf die Dauer zum Scheitern verurteilt. Man sammelt den ganzen Tag über Stressoren oder Toxine in seinem Gehirn an; und wenn man keine Möglichkeit hat, diese wieder abzubauen, sucht man nach allen möglichen Ablenkungen. Jeder Mensch erliegt dabei anderen Versuchungen. Vielleicht beschäftigen Sie sich mit Computerspielen, kaufen Kekse, von denen Sie wissen, dass Sie sie eigentlich nicht essen sollten, bestellen sich noch ein Bier, arbeiten zu viel oder grübeln ständig über Dinge nach, über die Sie gar keine Kontrolle haben. Wenn Ihr Stressniveau ansteigt und Sie diesen Stress nicht abbauen, werden die Verlockungen, für die Sie anfällig sind, garantiert an Ihre Tür klopfen. Dann werden Sie das Bedürfnis haben, Ihre Beschwerden mit ungesunden Lebensgewohnheiten zu betäuben. Die wilden Pferde werden Sie in alle möglichen Richtungen ziehen und nicht mehr zu bändigen sein. Dieses Phänomen bezeichnen wir als *bhoga*: im Luxus und in den Annehmlichkeiten des Lebens schwelgen. Ein Übermaß an bhoga führt zu *rhoga* (Krankheit).

Sie können den bhoga-Teufelskreis durchbrechen und rhoga vermeiden, indem Sie Ihre fünf Sinne unter Kontrolle bringen. Das kann man mit *Yoga* erreichen. Vielleicht stellen Sie sich unter Yoga eine Reihe von Übungen vor, doch in Wirklichkeit bedeutet dieses Wort »Vereinigung«: Es ist die Vereinigung von Körper und Geist, durch die man den Bann der Sinne brechen und den Weg zu einem beständigen Geist und beständigen Gedanken finden kann. Nehmen Sie sich jeden Tag ein paar Minuten Zeit, um in Ihren Körper hineinzuhören, dann werden nach und nach alle Verlockungen und ungesunden Lebensgewohnheiten von Ihnen abfallen. Sie werden einfach ihre Macht über Sie verlieren, ohne dass Sie irgendetwas erzwingen müssen. Das habe ich bei meinen Patienten schon unzählige Male erlebt.

Der erste Schritt dazu besteht darin, regelmäßig seinen Puls zu fühlen.

Hören Sie auf Ihr Herz

Als Organ symbolisiert das Herz vielerlei Dinge. Wenn wir von unserem Herzen sprechen, meinen wir damit vielleicht zärtliche Gefühle, Leidenschaft, Dankbarkeit, Mitgefühl oder Kummer. Auch wenn diese Emotionen in unserem Kopf entstehen, spüren wir sie im Körper. Deshalb ist es so wichtig, mit unserem Körper in Kontakt zu bleiben. Im Ayurveda tastet man den Puls eines Menschen, um herauszufinden, wie er sich wirklich fühlt, welche Energien bei ihm gerade vorherrschen oder wie viele Toxine möglicherweise in seinem Körper lauern. Außerdem können wir am Puls auch das emotionale Wohlbefinden eines Menschen ablesen.

Sich den Puls zu fühlen, ist ziemlich einfach. Suchen Sie nach dem Pulspunkt an Ihrem Handgelenk. Männer sollten mit der linken Hand den Puls am rechten Handgelenk fühlen, Frauen verfahren umgekehrt.[9] Die Handfläche des Arms, an dem der Puls gefühlt wird, sollte nach oben zeigen. Dann legen Sie die andere Hand so um die Oberseite Ihres Handgelenks, dass Ihre ersten drei Finger auf dem Pulspunkt in der Nähe des Handballens zu liegen kommen. Es ist wichtig, das Handgelenk dabei von außen zu umfassen, und zwar so, dass Ihr Zeigefinger dem Handballen am nächsten liegt. Probieren Sie das am besten gleich jetzt einmal aus! Schließen Sie dabei ruhig die Augen, wenn es Ihnen dadurch leichter fällt, sich auf Ihren Puls zu konzentrieren. Belassen Sie Ihre Finger 20 bis 30 Sekunden lang auf dem Pulspunkt. Sie sollen Ihre Pulsschläge nicht zählen oder auf irgendeine andere Art messen, sondern einfach nur darauf achten. Spüren Sie Ihren Herzschlag und das Auf und Ab Ihrer Atemzüge. Das ist ein sehr beruhigendes, friedliches Gefühl. Manchmal wird Ihnen auffallen, dass Ihr Puls sich an einem der drei Finger stärker anfühlt, dann wieder an einem anderen. Wenn Sie das mehrmals am Tag machen, spüren Sie die natürlichen Veränderungen Ihres Pulses zu verschiedenen Tageszeiten. Zum Beispiel fühlt sich Ihr Puls vor dem Essen oder Sport anders an als danach; und kurz vor dem Schlafengehen oder kurz nach dem Aufwachen ist er mit Sicherheit wiederum anders. Mit der Zeit werden Sie manchmal sogar Ihren Herzschlag spüren, ohne Ihren Puls zu fühlen; und vielleicht gewöhnen Sie sich dann auch an, innerlich so ruhig zu werden, dass Sie alles Mögliche in Ihrem Körper wahrnehmen. Zum Beispiel kann es sein, dass Sie die leichten Kontraktionen Ihres Verdauungstrakts spüren.

Ebenso können Sie anfangen, darauf zu achten, wie Stress sich in Ihrem Körper manifestiert: mit Schmerzen oder durch ein Gefühl der Trägheit und Apathie? Fühlen Sie sich in Stresssituationen wie benebelt oder durchzuckt Sie dann plötzlich ein scharfer Schmerz? Richten Sie Ihr Augenmerk darauf, was zu diesem Stress beiträgt, und achten Sie auch darauf, was Ihnen Freude macht. Daraus können Sie eine Menge lernen. Vor allem werden Sie Ihren Körper dann wieder mehr zu schätzen wissen und erkennen, dass er immer für Sie arbeitet; und vielleicht wird Ihnen dann auch klar, wie sehr Sie Ihren Körper lieben und dass Sie sich gerne gut um ihn kümmern möchten. Diese einfache kleine Übung, die wie eine Art Meditation ist, kann Ihnen viele Erkenntnisse bringen.

Hören Sie anfangs nur zu bestimmten Zeiten in Ihren Körper hinein. Auf diese Weise werden Sie mit der Zeit ein Gespür dafür bekommen, wie Sie sich zu unterschiedlichen Tageszeiten fühlen, und das liefert Ihnen wiederum wertvolle Informationen darüber, wie Ihr Verhalten sich auf Ihren Körper auswirkt. Wenn es Ihnen beispielsweise schwerfällt, abzunehmen, sollten Sie vor und nach jeder Mahlzeit Ihren Puls fühlen, dabei aber nicht auf Ihre Pulsfrequenz oder irgendwelche Veränderungen in Ihrem Puls- beziehungsweise Herzschlag achten. Registrieren Sie Ihren Puls einfach nur und hören Sie in Ihren Körper hinein – achten Sie darauf, wie Sie sich fühlen. Außerdem ist es sinnvoll, sich auch vor dem Essen zu fragen, wie man sich fühlt: *Habe ich wirklich Hunger?* Und danach: *Wie fühle ich mich nach dem, was ich gerade gegessen habe?* Das sind sehr aufschlussreiche Fragen. Manche meiner Patienten sagen, dass sie nicht auf Brot verzichten oder ihren Brotkonsum einschränken können, weil sie es nun einmal so gerne essen. Wenn ich diese Menschen dann auffordere, jedes Mal, wenn sie Brot gegessen haben, in sich hineinzuhören, stellen sie (vor allem diejenigen, die noch eine gewisse Insulinempfindlichkeit haben) fest, dass ihnen das Brot zwar nach wie vor fantastisch schmeckt, aber innerhalb von 20 Minuten nach dem Essen bekommen sie plötzlich Herzrasen und Angstgefühle – eine Art panischer Unruhe. Das ist keineswegs ungewöhnlich. Wenn es Ihrem Körper schwerfällt, Einfachzucker zu verarbeiten, ist das eine völlig normale Reaktion auf den Verzehr von Brot. Sobald meine Patienten sich dieses Gefühl bewusst gemacht haben, fällt es ihnen leichter, den Konsum von Lebensmitteln einzuschränken, die sie krank machen, auch wenn sie ihnen im ersten Augenblick gut schmecken. Im Lauf der Zeit verändern sich Ihre Geschmacksknospen, dann wird Ihnen der Verzehr dieser Nahrungsmittel keinen Genuss mehr bereiten. Bis dahin müssen Sie einfach immer wieder in Ihren Körper hineinhören. Er redet den ganzen Tag mit Ihnen; Sie haben ihm bisher nur nicht zugehört.

Wenn Sie unter Schlafstörungen leiden, sollten Sie abends vor dem Schlafengehen und morgens nach dem Aufwachen in sich hineinhören. Tun Sie das auch tagsüber immer dann, wenn Sie sich überlastet fühlen, denn Angst und Nervosität während des Tages können abends oder nachts, wenn Sie schlafen möchten, wieder in Ihnen aufsteigen und Sie wachhalten. Falls Sie mit einem neuen Sport- oder Trainingsprogramm beginnen, sollten Sie vor und nach dem Trainieren in sich hineinhören, um festzustellen, ob Ihre körperliche Betätigung ausreichend ist – vor allem aber, ob Sie dabei nicht womöglich zu viel des Guten tun.

Viele meiner Patienten nutzen diese einfache Übung als Ausgangspunkt für mehr Achtsamkeit. Anfangs kommt ihnen das vielleicht einfach nur wie eine komische Pflichtübung vor, doch im Lauf der Zeit praktizieren sie sie immer häufiger, weil sie merken, dass sie ihnen hilft. Es ist erstaunlich, wie schnell man Stress abbauen kann, indem man einfach nur die Augen schließt, einmal tief durchatmet und den gleichmäßigen Schlag seines Herzens spürt.

Stress, Displays und Bildschirme

Wie oft greifen Sie jeden Tag nach Ihrem Handy? Heutzutage sieht man überall nur noch Menschen auf ihre Smartphones starren – aber nicht, weil sie gerade einen dringenden Anruf oder eine wichtige SMS bekommen haben. Ganz im Gegenteil: Wir schauen eher auf unser Smartphone, weil wir nicht wissen, was wir tun sollen; und wir können uns darauf verlassen, dass uns das frustriert oder Angst einjagt – oder uns ein gutes Gefühl gibt, wenn wir eine SMS oder E-Mail von jemandem erhalten, auf dessen Nachricht wir gewartet haben. Wir werden immer abhängiger von unseren Handys. Oder wir surfen in den sozialen Medien herum und klicken auf irgendetwas, um bestimmte Gefühle in uns zu wecken: zum Beispiel Wut über die Ungerechtigkeit der Welt oder Freude über den Anblick niedlicher spielender Tiere.

Dagegen ist auch nichts einzuwenden, doch Sie sollten sich immer wieder einmal für eine Weile von diesen modernen Medien abkoppeln. Denken Sie daran: Wenn Sie nach Ihrem Smartphone greifen, steckt dahinter nichts anderes als Ihr Kopf, der Sie dazu drängt, sich einen Adrenalin- oder Dopaminschuss zu verschaffen, um ein vorübergehendes unangenehmes Gefühl zu betäuben. Stattdessen sollten Sie lieber tief durchatmen und sich gegen diese Versuchung wehren. Fragen Sie sich, wie Sie sich wirklich fühlen. Wenn Sie Ihren Körper fragen: **Wie fühlst du dich?**, wird er es Ihnen sagen.

Interozeptives Bewusstsein

Wenn Sie Ihre Gedanken ein bisschen in den Hintergrund schieben und zur Abwechslung einfach einmal auf Ihren Körper hören, befinden Sie sich genau in der richtigen seelischen Verfassung, um Ihr Leben zu ändern. Die Empfehlung, in sich hineinzuhören und sich auf den Zustand seines Körpers einzustimmen, ist Bestandteil jeder Heiltradition; und nun holt die moderne westliche Wissenschaft endlich auf und orientiert sich ebenfalls an dieser uralten Weisheit. Doch unsere heutigen Wissenschaftler bezeichnen das nicht unbedingt immer als Achtsamkeitstraining oder Meditation, sondern als interozeptives Bewusstsein (das bedeutet, sich der physiologischen Funktionen seines Körpers bewusst zu werden).

Wie gut Menschen ihren eigenen physiologischen Zustand wahrnehmen können, lässt sich nicht so ohne Weiteres messen. Schließlich kann man sie nicht einfach fragen, inwieweit ihnen ihre Körperfunktionen bewusst sind! Man muss ihnen eine Aufgabe geben, bei der es um Körperbewusstsein geht. In einer Studie wurden Probanden in zwei Gruppen eingeteilt. Die erste Gruppe musste sich eine Tonfolge anhören und feststellen, welche dieser Töne sich in ihrer Höhe von den anderen unterschieden. Die andere Gruppe musste die Frage beantworten, ob diese Tonfolge sich für sie so anhöre, als stimme sie mit ihrem Herzschlag überein. Während dieser Übung wurde bei den Versuchspersonen ein funktionelles Gehirn-MRT durchgeführt. Bei denjenigen Probanden, die sich auf ihren eigenen Herzschlag konzentrierten, wurde eine ganz bestimmte Hirnregion aktiv,[10] und zwar die Inselrinde: ein kleiner Teil des Gehirns, der dazu beiträgt, körperliche Wahrnehmungen in Emotionen zu übersetzen. Und solche Emotionen stecken hinter vielen unserer Verhaltensweisen. Die Funktion der Inselrinde wird erst seit etwa zehn Jahren untersucht, doch anscheinend erfüllt sie bei Menschen eine andere Aufgabe als bei anderen Säugetieren. Bei Mäusen setzt die Inselrinde beispielsweise körperliche Wahrnehmungen in Instinktverhalten um. Bei Menschen dagegen verwandelt sie diese in Wünsche, Gelüste und Gewohnheiten. Natürlich kann die Inselrinde Wahrnehmungen auch in Gefühle wie beispielsweise Begeisterung, Abscheu oder Angst umwandeln. Dieses Hirnareal setzt physische Wahrnehmungen in subjektive Emotionen um.

Manche Menschen haben einen starken Zugang zu diesem physiologischen Bewusstsein; und wer diesen Zugang nicht hat, kann diese Fähigkeit normalerweise erlernen. Was nützt uns das? Manche Studien zeigen, dass man mithilfe solcher Übungen besser mit Ängsten umgehen kann.[11] Süchtigen helfen sie bei der Entwöhnung, weil es ihnen dadurch leichter fällt, dem Verlangen nach dem Objekt ihrer Sucht zu widerstehen.[12] Schlafgestörte Menschen können dank diesen Übungen nachts wieder besser schlafen oder sich zumindest entspannen.[13] Ich selbst habe außerdem festgestellt, dass Menschen mithilfe dieser Übungen auch besser über ihre Lebensrealität nachdenken und sie besser interpretieren können. Solche Übungen wirken wie eine Art Tempohemmschwelle, die Sie zwischen dem Drang, etwas zu tun, und der eigentlichen Aktion erst einmal kurz innehalten lässt. Sie sind die wirksamste Lebensstiländerung, die es gibt, aber leider lassen sich nur wenige Menschen darauf ein.

Die meisten Leute glauben, dass Willenskraft für eine Veränderung ausreicht – dass sie ihren Körper mithilfe ihres Verstandes dazu zwingen können, schlechte Gewohnheiten abzulegen. Doch in Wirklichkeit funktioniert es eher umgekehrt: Ihr Körper gibt Ihnen alle möglichen Hinweise auf seine wahren Bedürfnisse, doch im Lauf vieler Jahre haben Sie diese Signale in subjektive Emotionen verwandelt, die die Form von Gelüsten und Gewohnheiten annehmen. Um solche Gewohnheiten zu durchbrechen, müssen Sie lernen, sich wieder auf Ihren Körper und die Rohdaten, die er Ihnen liefert, einzustimmen. Mehrmals am Tag Ihren Puls zu fühlen, bietet Ihnen einen einfachen Zugang zu diesen Daten. Mit der Zeit werden Sie dann vielleicht auch das Bedürfnis haben, sich mehr Zeit für Ihre täglichen Meditationsübungen zu nehmen.

Die Macht der Achtsamkeit

Einer meiner Patienten (ein Topmanager) kam zu mir, weil er unter Stress, Gewichtszunahme und Ekzemen litt. Obwohl er sich an meine Empfehlungen zum Thema Ernährung und körperliche Aktivität hielt, wehrte er sich gegen den Gedanken, regelmäßig zu meditieren, das empfand er als kontraproduktiv und als Zeitverschwendung. Außerdem glaubte er, man müsse unbedingt morgens meditieren, und das ließ sich nur schwer in seinen Arbeitsablauf einbauen – er war nämlich gerne schon im Büro, bevor alle anderen Mitarbeiter kamen, und arbeitete bis in den Abend hinein. Doch als ihm klar wurde, dass man auch am Ende seines Arbeitstags meditieren kann, erklärte er sich bereit, es damit zu versuchen. Also setzte er sich in seinem Büro auf die Couch und machte eine kurze Meditation, bevor er nach Hause fuhr. Daraufhin fiel seiner Frau auf, dass er ganz anders aussah, wenn er abends zur Tür hereinkam, und seine Kinder freuten sich, weil er beim Abendessen nicht mehr so gereizt war. Auch er selbst hatte das Gefühl, jetzt stärker für seine Familie präsent und nicht mehr nur von seiner Arbeit erfüllt zu sein; und als die Meditation zu einem regelmäßigen Bestandteil seines Tagesablaufs geworden war, erklärte er mir, diese 20 Minuten seien die wichtigste Veränderung, die er an seinem Leben je vorgenommen habe.

Diese Geschichte ist gar nicht so ungewöhnlich. Mir haben schon viele Patienten erklärt, dass sie niemals mit dem Rauchen oder Trinken aufhören würden. Sie trauten sich das einfach nicht zu, weil sie es schon so oft versucht hatten und jedes Mal gescheitert waren. Doch wenn diese Patienten dann ganz einfache Meditationstechniken ausprobieren, um wieder mehr Kontakt zu ihrem Körper zu finden, und ihnen bewusst wird, wie ihre Gedanken sich im Kreis drehen und sie die Signale ihres Körpers nur allzu oft missdeuten, stellen sie fest, dass es ihnen während des Tages immer öfter gelingt, ruhiger zu werden und sich zentriert zu fühlen. Und wenn ich sie dann nach ein paar Monaten frage, wie es ihnen geht, erzählen sie mir, dass sie alle ihre ungesunden Lebensgewohnheiten aufgegeben und ihre Ernährung total umgekrempelt haben. Manchmal gehen diese Lebensstiländerungen mit einem ganz neuen Selbstgefühl einher, sodass sie sich bei der Arbeit anders verhalten als bisher und neue Ambitionen verfolgen; auch ihre familiären Beziehungen verbessern sich dadurch. Inzwischen haben viele Unternehmen Achtsamkeitstrainingsprogramme bei sich eingeführt – mit großem Erfolg. Sogar bei Google gibt es mittlerweile schon einen Achtsamkeitskurs mit einer Warteliste von sechs Monaten, und zwar deshalb, weil diejenigen, die ihn absolviert haben, davon schwärmen, wie sehr ihr Leben und ihre berufliche Karriere sich dadurch verändert haben.

Um die positiven Auswirkungen eines Achtsamkeitstrainings richtig verstehen zu können, müssen Sie sich zunächst einmal die Kampf-oder-Flucht-Reaktion Ihres Körpers bewusst machen. Wenn Sie sich über irgendetwas aufregen oder Angst bekommen, reagiert Ihr Körper so, als seien Sie mit einer physischen Bedrohung konfrontiert und müssten entweder davor flüchten oder mit einem Gegner kämpfen. In einer plötzlichen Notsituation spüren Sie wahrscheinlich, wie ein Adrenalinstoß durch Ihren Körper hindurchschießt: Blutdruck und Herzfrequenz steigen, Sie atmen schneller und bekommen einen trockenen Mund. Vielleicht fangen Sie in einer akuten Stresssituation auch ein bisschen an zu schwitzen. Ihre Muskeln spannen sich an, als seien sie bereit, sich auf einen Gegner zu stürzen. Aber es laufen auch Prozesse in Ihrem Körper ab, von denen Sie nichts spüren: Ihre Verdauung wird heruntergefahren. Ihr Körper schüttet Stresshormone wie beispielsweise Cortisol aus, das Entzündungen verursacht. Ihr Blutzuckerspiegel steigt, während Ihre Immunreaktionen sich gleichzeitig verlangsamen. Denn Ihr Körper geht mit emotionalem Stress genauso um wie mit einer physischen Bedrohung.

Wenn Sie in einer akuten emotionalen Krise stecken, befinden Sie sich vielleicht den größten Teil des Tages über in diesem Kampf-oder-Flucht-Modus; und im Lauf der Zeit lernt Ihr Körper, so auf die Welt zu reagieren, als sei sie eine Bedrohung, und die Stressreaktion auch dann noch aufrechtzuerhalten, wenn sie schon längst keine sinnvolle Funktion mehr erfüllt. Stress kann tatsächlich zu einer emotionalen Gewohnheit werden. Vielleicht sagen Sie sich, dass Sie total gestresst sind, obwohl Sie Ihren Körper in Wirklichkeit gar nicht spüren. Stattdessen hetzen Sie von einer Aktivität oder einem Termin zum nächsten. Viele Menschen leben in einem fast ständigen leichten Alarmzustand, haben daher auch immer einen leicht erhöhten Blutdruck und Blutzuckerspiegel und befinden sich in einem unterschwelligen Entzündungszustand. Ihre Muskeln sind verspannt, die Kiefer tun ihnen vom vielen Zähneknirschen schon weh und auch Schultern und Nacken schmerzen aufgrund dieser ständigen Anspannung, in der sie sich befinden. Manche Untersuchungen deuten sogar darauf hin, dass Stress den Teil des Hypothalamus, der unseren zirkadianen Rhythmus steuert, durcheinanderbringen kann.[14]

Durch Achtsamkeitstraining können Sie aus diesem ständigen Kampf-oder-Flucht-Modus herauskommen, denn dadurch versetzen Sie Ihren Körper wieder in seinen natürlichen Zustand ruhiger Bewusstheit. Indem Sie sich auf Ihre Atmung konzentrieren und auf Ihren Körper hören, wird die Stressreaktion unterbrochen. Puls und Blutdruck sinken; Ihre Anspannung löst sich. Ihr Adrenalin- und Cortisolspiegel und Ihr Blutzucker gehen wieder nach unten; und vielleicht werden Sie auch feststellen, dass Sie nachts besser schlafen und sich tagsüber vernünftiger ernähren, wenn Sie regelmäßig Achtsamkeitsübungen machen. So viele Vorteile kann es Ihnen bringen, einfach nur dazusitzen und gar nichts zu tun!

Und das Beste daran ist: Sie brauchen sich dazu nicht auf ein Meditationskissen zu setzen, Mantras vor sich hin zu summen oder sich Audio-CDs anzuhören – es sei denn, Sie mögen so etwas. Es gibt viele verschiedene Möglichkeiten, einen Zustand der Achtsamkeit zu erreichen. Je nach Ihren persönlichen Vorlieben können Sie eine Sitz- oder Bewegungsmeditation praktizieren, Tagebuch führen – oder alle drei Dinge tun.

Sitzmeditation

Die Sitzmeditation ist die traditionellste Form der Achtsamkeit, die ich schon seit vielen Jahren lehre. Sie besteht aus ein paar ganz einfachen Schritten. Wenn Sie diese Meditation jeden Tag nur ein paar Minuten lang praktizieren, kann sich das schon sehr positiv auswirken.

1. **Wählen Sie ein Mantra aus.** Überlegen Sie sich ein Wort oder einen kurzen Satz, den Sie während der Meditation in Gedanken wiederholen möchten, damit Sie etwas haben, worauf Sie Ihre Aufmerksamkeit richten können und das Sie von Ihren Gedanken ablenkt. Sie können zum Beispiel das Mantra »Om« verwenden, das so viel bedeutet wie präsent sein und mit dem Bewusstseinsfeld in Verbindung stehen. Sie können aber

auch auf Worte wie Frieden oder Freude meditieren. Allerdings sollten Sie keine Worte wählen, die eine zu tiefe Bedeutung für Sie haben. Auf das Wort Liebe zu meditieren, ist beispielsweise ziemlich schwierig, weil es so viele Bedeutungen hat. Denken Sie daran: Ein Mantra ist lediglich ein Werkzeug, das Ihnen dabei helfen soll, sich zu konzentrieren und Ihren Geist zur Ruhe zu bringen. Manche Menschen meditieren gar nicht auf ein Mantra, sondern zählen stattdessen einfach nur ihre Atemzüge.

2. **Setzen Sie sich bequem hin.** Finden Sie ein ruhiges Plätzchen, an dem Sie niemand stört. Sie brauchen nicht unbedingt im Schneidersitz auf dem Fußboden zu sitzen! Sie können sich auch auf einen Stuhl, ein Sofa oder den Boden setzen und Ihren Rücken an die Wand lehnen. Gerne können Sie auch Kissen oder Decken als Stütze verwenden. Ihr Ziel sollte darin bestehen, möglichst aufrecht, aber trotzdem bequem dazusitzen. Jeder Mensch hat eine etwas andere Anatomie und schließlich soll diese Meditationsübung für Sie angenehm sein; also erheben Sie Ihre Bequemlichkeit dabei zur absoluten Priorität! Denken Sie daran, dass man überall meditieren kann.
3. **Schließen Sie sanft die Augen und atmen Sie.** Nehmen Sie ein paar tiefe, reinigende Atemzüge. Atmen Sie ein paarmal langsam durch die Nase ein und durch den Mund aus. Dann atmen Sie wieder ganz normal mit geschlossenem Mund weiter.
4. **Wiederholen Sie Ihr Mantra.** Das können Sie stumm tun, ohne Zunge oder Lippen zu bewegen. Sprechen Sie das Wort in Gedanken langsam vor sich hin. Sie brauchen sich dabei nicht zu beeilen oder das Mantra an den Rhythmus Ihrer Atemzüge anzupassen. Lassen Sie Ihren Atem einfach seinen eigenen Rhythmus finden. Die Wiederholung Ihres Mantras sollte nahezu mühelos ablaufen. Das Mantra wird Ihnen helfen, einen Zustand ruhiger Bewusstheit zu erreichen. Während der Meditation werden Sie feststellen, dass Ihre Konzentration immer wieder von dem Mantra abschweift. Ihre Gedanken wandern hierhin und dorthin; das ist völlig normal. Sie brauchen für diese Meditation keinen leeren Geist und müssen Ihre Gedanken auch nicht zum Schweigen bringen. Wenn Sie merken, dass Ihre Aufmerksamkeit abgeschweift ist, kehren Sie in Gedanken einfach wieder zu Ihrem Mantra zurück.

5. **Lösen Sie sich von dem Mantra.** Nach 15 bis 20 Minuten (Sie können einen Wecker mit sehr leisem Alarmton benutzen, der Ihnen anzeigt, wann die Meditationszeit abgelaufen ist) können Sie aufhören, Ihr Mantra in Gedanken vor sich hin zu sprechen. Sitzen Sie einfach noch kurze Zeit mit geschlossenen Augen da und stehen Sie dann auf.

Sie werden feststellen, dass Sie sich nach dieser Meditation in einer ganz anderen geistigen Verfassung befinden und der Welt auch anders gegenübertreten. Vielleicht haben Ihre Gedanken sich inzwischen verlangsamt und Sie fühlen sich nicht mehr so gehetzt und unter Druck gesetzt. Mit ein bisschen mehr Übung werden Sie sich während des Tages immer wieder an diesen Geisteszustand erinnern können. Sie müssen nicht versuchen, dieses Gefühl immer wieder von Neuem herbeizuführen. Es genügt, zu wissen, dass Sie sich jederzeit wieder in diesen Zustand versetzen können, wenn Sie meditieren.

Bewegungsmeditation

Wenn meine Patienten sagen, dass sie zu einer Sitzmeditation nicht in der Lage sind, empfehle ich ihnen, es stattdessen doch einmal mit einer Bewegungsmeditation zu versuchen. Manchen Menschen fällt es schwer, still zu sitzen, weil sie das Gefühl haben, dass dabei nichts passiert. Oder sie spüren keine Veränderung ihrer geistigen Verfassung, wenn sie einfach nur dasitzen und atmen. Mit ein bisschen Übung spürt man dabei zwar schon etwas; trotzdem möchte ich Ihnen hier auch noch ein paar andere Achtsamkeitstechniken vorstellen, die Sie ausprobieren können. Wenn wir Kinder in Achtsamkeit unterweisen, machen wir mit ihnen normalerweise eine Bewegungsmeditation, denn Kinder stecken so voller Energie, dass sie ganz zappelig und überdreht werden, wenn sie einfach nur still sitzen und atmen sollen. Bei einer Bewegungsmeditation dagegen sind sie innerhalb von ein paar Minuten ganz ruhig und zentriert und dieses Gefühl hält mehrere Stunden lang an.

Gehmeditation. Manche Menschen verspüren einen starken Drang, herumzulaufen, wenn sie nervös sind oder über etwas nachdenken müssen; dann tigern sie dauernd im Zimmer auf und ab. Dieses Herumtigern hat mit Meditation zwar nichts zu tun, aber wenn Sie auch zu diesen Leuten gehören, können Sie im Gehen vielleicht besser meditieren als im Sitzen. Bei einer Gehmeditation geht man draußen – vielleicht in der freien Natur – spazieren; doch statt darüber nachzugrübeln, was man alles noch erledigen muss, oder in Gedanken irgendwelche Gespräche zu rekapitulieren, geht und atmet man einfach nur. Atmen Sie tief durch und achten Sie auf das Wetter und die Natur um sich herum. In Japan bezeichnet man dieses Herumlaufen in der Natur manchmal als Waldbaden. Diese Bezeichnung finde ich sehr schön, weil sie das tiefe Gefühl des Friedens zum Ausdruck bringt, das man erreichen kann, wenn man in einer bewaldeten Landschaft spazieren geht. Die japanische Regierung hat Millionen Dollar in Forschungsarbeiten gesteckt, um die positiven Auswirkungen des Waldbadens auf das Immunsystem nachzuweisen und zu zeigen, dass man dadurch Stress abbauen, Entzündungen eindämmen, ja sogar den Blutdruck senken kann.

Bei einer solchen Meditation geht es nicht um körperliche Aktivität; gehen Sie deshalb also ruhig so langsam, wie Sie möchten. Das Ziel besteht darin, sich nicht mehr auf Ihre im Kreis herumwandernden Gedanken zu konzentrieren, sondern auf Ihre Atmung und die Bewegungen Ihres Körpers. Genau wie bei der Sitzmeditation sollen Sie Ihre Gedanken dabei nicht unterdrücken, sondern einfach nur registrieren und weiterziehen lassen. Konzentrieren Sie sich auf Ihren Körper und Ihre Atemzüge. Natürlich werden Sie dabei zwangsläufig immer wieder von besonders hartnäckigen Gedanken abgelenkt werden, die einfach keine Ruhe geben wollen, doch Sie können Ihre Aufmerksamkeit immer wieder auf Ihre Schritte, Ihre Atemzüge und Ihre Umgebung zurücklenken.

Menschen, die unter Ängsten und Perfektionismus leiden, haben das Gefühl, dass bei solchen erholsamen Pausen in ihrem Tagesablauf der ganze angestaute Druck von ihnen abfällt. Andere, die mit ihren Gedanken immer wieder in die Vergangenheit zurückkehren und von Reue oder Ressentiments aufgefressen werden, können bei solchen Gehmeditationen wenigstens für ein paar Minuten innerlich loslassen. Das kann eine sehr starke therapeutische Wirkung haben. Als ich auf Hawaii lebte, hatte ich einen Freund, der Psychiater war. Obwohl dieser Mann sich bereits im Teilruhestand befand, behandelte er immer noch ein paar Patienten, aber er traf sich mit ihnen nicht in einer Praxis, sondern am

Strand. Er erklärte mir, dass nicht nur er, sondern auch seine Patienten diese Strandspaziergänge als sehr erholsam und beruhigend empfanden und dass die Patienten sich dabei leichter ihre Probleme vom Herzen reden konnten. Er ging mit jedem Patienten ungefähr anderthalb Stunden lang spazieren und ließ ihn dabei einfach reden und seinen Gedanken freien Lauf lassen – von ihren Problemen bis hin zu den Zielen, die sie in ihrem Leben erreichen wollten. Manchmal wanderten die beiden auch einfach nur schweigend vor sich hin. Für einen Psychiater ist es sehr ungewöhnlich, draußen in der freien Natur zu praktizieren. Mein Freund gab seinen Patienten auch Bücher zum Lesen mit nach Hause und sprach mit ihnen nicht nur über Psychologie, sondern auch über spirituelle Themen. Doch das Gehen half ihnen am allermeisten. Denn dabei befanden sie sich in einer schönen Umgebung und sprachen mit jemandem, der ihnen aktiv zuhörte, konnten aber auch einfach schweigen und ihren eigenen Gedanken und Erkenntnissen nachhängen. Dieser Psychiater berichtete mir, dass er niemals länger als vier Monate brauchte, um seine Patienten wieder in die richtige Spur zu bringen.

Sanfte Bewegungen. Wenn Sie schon einmal mitten in einer anstrengenden Besprechung oder Arbeitssitzung aufgestanden sind, um sich zu strecken oder ein paarmal den Nacken kreisen zu lassen, kennen Sie diese Achtsamkeitsübung bereits. Eine Form dieser Meditation ist Tai Chi. Dabei führt man bestimmte Bewegungen und Atemübungen durch. Das ist eine wunderbare Methode, sich ganz langsam und allmählich in der Disziplin der Selbstwahrnehmung zu üben. Doch eigentlich erfüllen alle sanften Bewegungen oder leichten Dehnungen denselben Zweck, wenn Sie dabei in sich hineinhören und darauf achten, wie Sie sich fühlen.

Viele Menschen praktizieren Yoga als Meditationsform. Bei diesen sanften, aber genau vorgegebenen Dehnübungen muss man seine Bewegungen mit seiner Atmung koordinieren, Positionen einnehmen, die Ihnen vielleicht ungewöhnlich vorkommen werden, und dabei gleichzeitig allen Wahrnehmungen in seinem Körper nachspüren. Menschen, denen das Meditieren schwerfällt, können ihre Konzentration beim Yoga ganz auf diese Bewegungen und Positionen richten. Eine bessere Ablenkung von unserem modernen Leben gibt es nicht. In einer bestimmten Position zu bleiben, ist so ähnlich, wie wenn man den Atem anhält: Vielleicht macht Sie das ein bisschen nervös, doch dabei richten Sie Ihre Aufmerksamkeit voll und ganz auf das, was Sie tun, statt Ihren Gedanken über die Zukunft oder Vergangenheit nachzuhängen. Patienten, die Achtsamkeit mit Körperübungen verbinden möchten, empfehle ich die Teilnahme an einem Yogakurs.

Doch manchen Menschen flößt diese Vorstellung Widerwillen ein. Vor Kurzem hatte ich eine Patientin, die abnehmen musste und zum ersten Mal seit vielen Jahren mit einem Trainingsprogramm beginnen wollte. Ich schlug ihr einen einfachen Yogakurs für Anfänger vor, doch sie erklärte mir, dass es ihr schon zuwider sei, ihren Körper im Badezimmerspiegel zu sehen. Wie sollte sie dann Shorts und ein knappes T-Shirt anziehen und barfuß vor lauter Fremden irgendwelche Übungen machen? Daraufhin erklärte ich ihr, das sei doch schließlich nur ein Kurs. Dabei müsse sie einfach nur tief durchatmen und ein paar neue Bewegungen ausprobieren. Bei Yogadehnungen werden uns kleine und größere Muskelgruppen bewusst, an die wir schon seit Jahren nicht mehr gedacht haben. Das ganze System wird durchblutet und gereinigt und man erreicht einen Zustand tiefer Entspannung.

Und doch konnte ich die Angst dieser Patientin verstehen. Wieder mit seinem Körper in Kontakt zu kommen, den man zu lange vernachlässigt hat, ist gar nicht so einfach. Wenn man die Bewegungen nicht so ausführen kann, wie der Lehrer sie vormacht, fühlt man sich leicht abgehängt oder hat das Gefühl, mit den anderen Kursteilnehmern konkurrieren zu müssen. Und in manchen Yogastudios herrscht tatsächlich eine ziemlich einschüchternde Atmosphäre: Dort gehen vor allem sehr konkurrenzorientierte Yogaschüler hin, denen das Programm gar nicht kompliziert oder anstrengend genug sein kann und die am liebsten Hot-Yoga-Übungen Rücken an Rücken durchführen. Manche Yogaschüler verwechseln körperliche Beweglichkeit mit spiritueller Erleuchtung; oder sie glauben, einen Designer-Gymnastikanzug und eine Hightech-Yogamatte zu brauchen, um glaubwürdig zu wirken. Oder sie hängen sich an einen bestimmten Yogalehrer und verehren ihn wie einen Guru. All das entspricht nicht dem eigentlichen Zweck des Yoga, der einfach nur darin besteht, Ihr Bewusstsein auf Ihren Körper zu lenken. Aber wenn Sie sich ein bisschen umschauen, werden Sie schon einen Yogakurs finden, der für Sie geeignet ist.

Tagebuch führen: eine Form des In-sich-Hineinhörens

Wenn Sie Ihre Gedanken aufschreiben, halten Sie sie fest, lassen Sie aber gleichzeitig auch los. Es gibt zwei Möglichkeiten: Sie können sich immer zu einer bestimmten Tageszeit Ihrem Tagebuch widmen oder es ständig bei sich tragen und sich immer dann, wenn Sie in sich hineinhören, ein paar Notizen dazu machen. Zum Beispiel können Sie sich fragen, ob Sie glücklich sind und was für Tagträumen Sie nachhängen. Oder Sie können über Ihre Ziele nachdenken und sich überlegen, wie Ihr idealer Beruf oder Partner sein sollte. Ein Tagebuch ist so etwas wie ein guter Freund, der Ihnen zuhört, ohne Sie zu beurteilen oder Ihnen Ratschläge geben zu wollen. Den Fragen, die Sie sich dabei stellen können, sind keine Grenzen gesetzt: Warum schaffe ich es nicht, mich an diese Diät zu halten? Warum bewege ich mich nicht mehr? Warum klappt es mit meiner Beziehung nicht? Was für ein Beruf würde mir Spaß machen? Die Antworten, die Ihnen dazu einfallen, können Ihnen als Ausgangspunkt für Ihren Tagebuchdialog mit sich selbst dienen.

Ein Tagebuch ist eine wunderbare Methode zur Beantwortung wichtiger Fragen, in denen es darum geht, was Sie sich vom Leben wünschen. Ich lerne oft Menschen Mitte zwanzig kennen, die sich in ihrem Leben nicht mehr zurechtfinden. Manchmal hat das etwas mit ihrem Körperbild zu tun. Sie haben sich falsch ernährt oder zu wenig bewegt oder schlafen schlecht. Oft liegt das daran, dass sie nicht wissen, was sie mit ihrem Leben anfangen sollen, oder sich fragen, warum sie in einem Beruf gelandet sind, den sie hassen, und wie sie etwas an ihrer Zukunft ändern können. Manchmal frage ich diese Leute: »Angenommen, ich hätte einen Zauberstab, den ich nur zu schwingen bräuchte, und schon bekämen Sie alles, was Sie sich wünschen: Was für einen Wunsch würden Sie dann äußern?« Dann schauen sie ziemlich verwirrt drein und sagen: »Keine Ahnung.« Genau das ist das Problem. Es ist Ihre Aufgabe, herauszufinden, was Sie wollen. Erst dann kann Mutter Natur das, was Sie sich wünschen, für Sie manifestieren. Ich besitze zwar keinen Zauberstab, doch ein Tagebuch kommt einem solchen Stab am nächsten. Dadurch können Sie sich darüber klar werden, wer Sie sind und was Sie wollen. Ein Tagebuch macht Ihnen bewusst, womit Sie sich den ganzen Tag über gedanklich beschäftigen, und akzeptiert all Ihre Sorgen und Träume, ohne sie in irgendeiner Form zu bewerten.

So ein Tagebuch kann Ihnen helfen, beunruhigende Gedanken loszuwerden und sich neue Ziele im Leben zu setzen. Zu diesem Zweck begann Jason Tagebuch zu führen, als er Probleme mit seinem CrossFit-Studio bekam. Und obwohl er regelmäßig seinen Puls fühlte und morgens meditierte, war es dieses Tagebuch, das ihm half, sich auf neue Ziele zu konzentrieren. Immer wenn in seinem Studio gerade nicht viel los war, machte er sich ein paar Notizen über neue Unternehmensideen und darüber, was für ein Leben er gerne führen würde. Mit der Zeit füllte er immer mehr Seiten mit seiner persönlichen Philosophie über Training, Motivation und persönliche Disziplin; und irgendwann hielt er zu seinem Erstaunen den Anfang eines Buches zu diesem Thema in den Händen. Das wurde sein nächstes Projekt: eine Arbeit, die ihm das Gefühl vermittelte, dass sein Leben einen Sinn hatte.

Fasten als Weg zur Achtsamkeit

Wie in vielen Religionen und Heiltraditionen dient Fasten auch im Ayurveda dazu, die Wirkung bestimmter spiritueller Praktiken zu verstärken. Damit meine ich nicht, dass man tagelang hungern oder auch nur einen ganzen Tag lang nichts essen soll, obwohl das für viele Yogis ein Weg zur Erreichung spiritueller Bewusstseinszustände ist. Doch schon ein paar Stunden ohne Essen tun Ihrem Körper gut. Das praktizieren wir naturgemäß jeden Abend, wenn wir ins Bett gehen, und »brechen das Fasten« erst am nächsten Morgen wieder. Auch tagsüber sollten Sie zwischen den Mahlzeiten nichts essen. Leider leben wir in einer Zeit, in der uns rund um die Uhr Nahrung zur Verfügung steht. Doch eine drei- bis sechsstündige Fastenpause ist eine gute Methode, in uns hineinzuhören, indem wir unseren Körper einfach eine Zeitlang in Ruhe lassen. Also frühstücken Sie um halb neun und verzichten Sie dann bis halb eins aufs Essen. Nach dem Mittagessen gönnen Sie Ihren Verdauungsorganen eine Pause bis zum Abendessen um halb sieben. Ein paar Stunden lang ohne Essen auszukommen, gibt Ihnen die Chance, sich zu fragen, ob Sie ein bestimmtes Lebensmittel wirklich brauchen, bevor Sie es zu sich nehmen.

Manche Menschen vertiefen diese Praxis sogar noch, indem sie einmal pro Woche aufs Abendessen verzichten. Die Abendmahlzeit eignet sich am besten dazu, weil Ihr Körper um diese Tageszeit nicht viel Brennstoff braucht. Wenn Sie auf eine Mahlzeit pro Woche verzichten, werden Sie spüren, wie leicht man sich fühlt, wenn man weniger isst. Allerdings sollten Sie an diesem Abend warmes Wasser mit Zitronensaft oder Kräutertees trinken, um Ihrem Körper genügend Flüssigkeit zuzuführen.

So erkennen Sie Ansammlungen von Giftstoffen in Ihrem Körper

Sich auf Ihren Körper einzustimmen, bedeutet nicht einfach nur, Ihren Geist zur Ruhe zu bringen. Sie sollten auch darauf achten, wie Ihr Körper auf physischer Ebene funktioniert. Vor allem sollten Sie sich der Ansammlung von Toxinen in Ihrem Körper bewusst werden. Aus ayurvedischer Sicht sind diese Toxine (*ama*) ein Nebenprodukt ungesunder Lebensgewohnheiten und emotionaler Verletzungen. Wenn Sie nicht im Einklang mit dem zirkadianen Rhythmus Ihres Körpers leben, sammelt sich dieses Ama besonders schnell an. Toxine, die sich in Ihrem Organismus abgelagert haben, können zu Gewichtszunahme, Entzündungen, Schmerzen und allen möglichen anderen Krankheiten und Beschwerden führen. Wenn es Ihnen schwerfällt, abzunehmen, oder Sie unter chronischen Schmerzen leiden, wissen Sie, dass sich in Ihrem Organismus zu viel Ama angesammelt hat und dass Sie diese Giftstoffe durch Ihre neue gesunde Lebensweise wieder abbauen können.

Ihr Körper neigt von Natur aus dazu, Ama freizusetzen: zum Beispiel beim Stuhlgang oder wenn Sie beim Sport schwitzen. Doch wenn Ihr ungesunder Tagesablauf schwerer ins Gewicht fällt als diese natürlichen Gelegenheiten zum Abbau von Giftstoffen, sammelt sich mit der Zeit immer mehr Ama in Ihrem Körper an. Das lässt sich mit ganz einfachen Methoden feststellen; und wenn Sie sich Zeit nehmen, auf solche Ablagerungen von Toxinen in Ihrem Körper zu achten, können Sie auch gut verfolgen, welche Fortschritte Sie bei der Änderung Ihres Tagesablaufs machen.

Schauen Sie sich Ihre Zunge an. Stellen Sie sich jeden Tag vor den Badezimmerspiegel und strecken Sie Ihre Zunge heraus. Achten Sie auf die Oberfläche der Zunge: Vielleicht fällt Ihnen dort ein weißer oder gelblicher Belag auf. Manchmal hat er auch eine grünliche Farbe. Jeder Zungenbelag deutet darauf hin, dass sich in Ihrem Körper Giftstoffe angesammelt haben, die dieser gerne loswerden möchte. Das ist gleichzeitig ein Zeichen dafür, dass Sie an Ihrer Ernährung noch einiges verändern müssen: Offenbar nehmen Sie immer noch irgendetwas zu sich, worauf Ihr Körper negativ reagiert, sodass sich Bakterien in Ihrem Mund und auf Ihrer Zunge ansammeln. Vielleicht verzehren Sie zu viele Einfachzucker, zu viel Fett oder zu schweres Essen und nehmen nicht genügend Obst und Gemüse zu sich. Es kann aber auch sein, dass Sie Ihren Gelüsten auf Junkfood und ungesunde Snacks immer noch nicht widerstehen können.

Mit einem Zungenschaber können Sie Ihrer Zunge helfen, sich von diesen Giftstoffen zu befreien. Solche Zungenreiniger sind im Internet in verschiedenen Ausführungen (aus Silber oder Plastik) erhältlich. Ich empfehle Ihnen einen Zungenschaber aus dem Edelmetall. Zwar erfüllen beide Varianten die mechanische Funktion, Toxine von Ihrer Zunge zu lösen, aber Silber hat gleichzeitig auch noch antibakterielle Eigenschaften. Ziehen Sie den Schaber einfach über Ihre Zunge: nicht so fest, dass die Zungenoberfläche dadurch zerkratzt oder verletzt wird, aber doch fest genug, um die Flüssigkeit sanft herauszudrücken. Damit holen Sie gleichzeitig Bakterien und Giftstoffe an die Zungenoberfläche, sodass sie ausgespuckt werden können. Tun Sie das jeden Morgen zuallererst. Schon nach ein paar Wochen werden Sie merken, dass der Belag auf Ihrer Zunge allmählich immer dünner wird. Inzwischen empfehlen auch schon viele Zahnärzte ihren Patienten, ihre Zunge täglich zu bürsten, um die Bakterien zu reduzieren, die zur Bildung von Plaque beitragen und das Zahnfleisch reizen. Seine Zunge mit einem Zungenschaber zu reinigen, bietet die gleichen Vorteile, fungiert aber gleichzeitig auch noch als eine Art Resettaste für Ihre Geschmacksknospen: Wenn Sie die Bakterien und mikroskopisch kleinen Überreste Ihrer früheren Ernährung von Ihrer Zunge entfernen, programmieren Sie Ihre Geschmacksknospen auf eine neue Kost um. Mit der Zeit wird Ihr Heißhunger auf ungesunde Lebensmittel dadurch nachlassen und es wird Ihnen leichter fallen, Ihre Ernährung umzustellen.

Doch unabhängig davon, ob Sie sich so einen Zungenreiniger beschaffen oder nicht, ist es wichtig, jeden Tag einen Blick auf Ihre Zunge zu werfen. Gewöhnen Sie sich an, die Ergebnisse Ihrer täglichen Ernährung genau zu inspizieren! Manche Menschen halten die Zahl auf ihrer Waage oder ihren Taillenumfang für das wichtigste Kriterium dafür, ob sie sich auch wirklich konsequent genug an ihre Diät halten. Doch Ihr Körper besteht nicht nur aus Gewicht oder Taillenumfang. Um wirklich mit Ihrem Körper in Kontakt zu treten – und seine naturgegebenen Zyklen für Ihr Wohlbefinden zu nutzen –, müssen Sie auch wissen, wie er auf die Lebensmittel reagiert, mit denen Sie ihn füttern. Und die Auswirkungen Ihrer Ernährung zeigen sich zuallererst in Ihrem Mund.

Wie sieht Ihr Stuhl aus? Werfen Sie jeden Morgen nach dem Stuhlgang einen Blick in die Toilettenschüssel! Das klingt zwar ein bisschen eklig; und noch unappetitlicher werden Sie vielleicht meine Beschreibung finden, dass Ihr Stuhl ein längliches, zusammenhängendes Stück bilden und die Form einer Banane haben sollte. Außerdem sollte er Ihren Körper mühelos »in einem Rutsch« verlassen und auf dem Wasser der Toilettenschüssel schwimmen. Vielleicht werden Sie jetzt protestieren und sagen, dass Ihr Stuhl noch nie in Ihrem Leben so ausgesehen hat. Vielleicht haben Sie nur alle paar Tage Stuhlgang und scheiden immer nur ein paar harte kleine Klümpchen aus; dann sind Sie wahrscheinlich dehydriert und nehmen nicht genügend gesunde Öle oder zu wenig Ballaststoffe zu sich. Wenn Ihr Stuhl ein weicher, übel riechender Brei ist, essen Sie vielleicht Lebensmittel, die allergische Reaktionen in Ihrem Darm verursachen, oder entwickeln gerade Probleme bei der Verdauung von Laktose (Milchzucker) oder Einfachzuckern. Das Gleiche gilt übrigens auch, wenn Sie mehr Darmgase als Stuhl ausscheiden. In all diesen Fällen versucht Ihr Körper Ihnen zu erklären, was er gut verdauen kann und was nicht, und Sie sollten auf ihn hören. Eigentlich sollten Sie jeden Tag Stuhlgang haben, denn schließlich führen Sie Ihrem Organismus ja auch jeden Tag Nahrung zu. Wenn am anderen Ende nichts herauskommt, liegt das daran, dass Ihr Körper das Essen von gestern nicht richtig verarbeiten konnte und dieses daher immer noch in Ihrem Verdauungssystem vor sich hin gärt. Das führt zur Ansammlung von Ama in Ihrem Körper und macht es ihm noch schwerer, die gesunden Nährstoffe aufzunehmen, die Sie ihm zuführen. Das ist natürlich nicht gut für Sie.

Wenn Menschen versuchen, sich gesünder zu ernähren, verändert ihr Stuhl sich sofort. Trotzdem scheiden sie deshalb noch lange keine perfekt geformte, zusammenhängende »Banane« aus. Das liegt daran, dass sich in ihrem Organismus bereits zu viele Giftstoffe angesammelt haben, die erst allmählich ausgeschieden werden müssen – entweder von allein oder mit Unterstützung der Entgiftungsdiät, die ich in Kapitel 7 beschreibe. Es kann also durchaus sein, dass Sie morgens trotzdem immer noch weichen oder breiigen Stuhl haben, bis Ihr Körper sich an Ihre neue Ernährung gewöhnt hat. Wenn Sie abends nur noch eine leichte Mahlzeit zu sich nehmen, nachts nichts essen und lange genug schlafen, wird sich auch Ihr Stuhlgang verbessern und morgens wird Ihr erster Weg Sie auf die Toilette führen.

Manche Patienten halten mir entgegen, dass ich nicht verstünde, wie ihr Körper funktioniert. Sie hätten noch nie regelmäßig Stuhlgang gehabt, egal bei welcher Ernährung. Solche Patienten fordere ich manchmal auf, ihren Stuhl jeden Tag zu fotografieren. So können sie die Veränderungen, die in ihrem Körper ablaufen, dokumentieren – gewissermaßen als Belohnung dafür, dass sie sich so viel Mühe geben, ihre Lebensweise zu ändern. Ich gebe zu, dass so ein visuelles Stuhltagebuch nicht unbedingt jedermanns Sache ist. Trotzdem empfehle ich Ihnen, es damit zu versuchen, denn dadurch erhalten Sie einen eindeutigen Beweis dafür, dass Ihr Körper sich dank Ihrer neuen Lebensweise nun tatsächlich verändert. Wenn Sie Fotos als zu abstoßend empfinden, schreiben Sie einfach nur eine kurze Beschreibung Ihres Stuhls in Ihr Ernährungs- und Trainingstagebuch, denn Ihr Stuhlgang ist genauso wichtig wie Ihre körperliche Betätigung und das, was Sie essen. Wenn Sie genau Buch darüber führen, wie es Ihnen morgens auf der Toilette ergeht, verspreche ich Ihnen, dass Sie über die Erfolge Ihrer Lebensstiländerung erstaunt sein werden!

Manche Patienten schicken mir sogar E-Mails und schreiben in die Betreffzeile: »ICH HABE ES TATSÄCHLICH GETAN!« – normalerweise begleitet von einer ausführlichen Beschreibung ihres Stuhls: seiner Konsistenz und der Tatsache, dass er tatsächlich auf dem Wasser schwimmt. Manchmal schicken sie auch Fotos als Beweis für ihre hervorragend funktionierende Darmtätigkeit mit und ich ermuntere sie auch immer wieder dazu. Inzwischen hat meine Tochter schon Angst davor, sich mein Handy auszuleihen oder es auch nur anzufassen, weil es so viele Nahaufnahmen von den Zungen und vom Stuhl meiner Patienten enthält. Manche Leute schicken mir ganze Fotoalben von 30 an aufeinanderfolgenden Tagen aufgenommenen Bildern ihres Zungenbelags als Beweis dafür, dass sie ihre Zunge auch wirklich jeden Tag kontrollieren, so wie ich es ihnen geraten habe. Sie schreiben mir, dass sie sich so ein konsequentes Verhalten niemals zugetraut hätten. Doch in Wirklichkeit meinen sie damit, dass sie es sich nie zugetraut hätten, jeden Tag so genau auf ihre Körperfunktionen zu achten – und doch tun sie das inzwischen.

Nehmen Sie sich am besten gleich heute fest vor, einige dieser Strategien in die Praxis umzusetzen, und Sie werden merken, wie viel leichter es Ihnen dadurch fällt, etwas an Ihrem Schlafverhalten und Ihrer Ernährung zu ändern und sich regelmäßig zu bewegen. Tragen Sie die Zeiten, zu denen Sie Ihren Puls fühlen oder eine kurze Meditation machen sollten, jeden Tag in Ihren Terminkalender ein oder stellen Sie die Alarmfunktion Ihres Handys so ein, dass Sie automatisch daran erinnert werden. Schon nach einer fünfminütigen Meditation werden Sie sich erholt und regeneriert fühlen; außerdem lernen Sie Ihren Körper dadurch wieder besser kennen. Achtsamkeit ist der Schlüssel zu einer erfolgreichen Veränderung Ihrer Lebensweise, denn dadurch nehmen Sie die Signale, mit denen Ihr Körper Sie auf seine Bedürfnisse aufmerksam macht, wieder wahr. Alles, was Sie erleben, erzeugt einen Puffer zwischen Ihrem Körper und Ihrem Geist. Durch Meditation räumen Sie diesen Puffer aus dem Weg und kehren wieder zum Yoga – der Einheit von Körper und Geist – zurück.

4

Schlaf – ein wahres Wundermittel

Wie schlafen Sie nachts?

Die Antworten, die meine Patienten mir bei unserem ersten Gespräch auf diese Frage geben, sind oft am aufschlussreichsten. Aus ayurvedischer Sicht ist Schlaf für unsere Gesundheit genauso wichtig wie die Ernährung und die Luft, die wir atmen, denn ohne Ruhe und Erholung kann der Körper nicht gedeihen. Wenn man seine Aktivität nicht durch Ruhephasen ausgleicht, erschöpft man seine Kraft, schwächt sein Verdauungsfeuer und verkürzt letztendlich seine Lebenserwartung. Schlaf schenkt uns nicht nur Ruhe, Erholung und Regeneration, sondern koppelt uns auch für ein paar Stunden von den Illusionen ab, die unsere fünf Sinne uns vorgaukeln. Im Schlaf werden wir in ein ganz anderes Bewusstseinsfeld versetzt, wo unser Ego sich auflöst und wir in einem reineren Zustand existieren. Während Sie schlafen, setzen Sie Ihre Stressfaktoren in dieses Bewusstseinsfeld frei, während Ihr schlummernder Körper sich regeneriert und auf Ihre Rückkehr wartet. Im Ayurveda gilt Schlaf als spirituelle Erfahrung, die man nicht verkürzen sollte, nur um ein bisschen länger fernsehen oder noch ein paar E-Mails schreiben zu können.

Trotzdem scheinen viele Menschen sich mit einem Leben ohne guten Schlaf abgefunden zu haben. Meine Patienten sagen immer wieder, dass sie gerne mehr Zeit zum Schlafen hätten, dass sie nachts wach liegen und den Schlaf herbeisehnen – oder nur noch mithilfe von Medikamenten richtig schlafen können. Sie haben ein Mysterium aus dem Schlaf gemacht und hoffen, nur ja genügend Stunden Schlaf zu bekommen, um während der Arbeitswoche so funktionsfähig wie möglich zu sein.

Europäische Wissenschaftler, die das Schlafmuster berufstätiger Erwachsener untersuchten, stießen auf einen beunruhigenden Trend: In den letzten zehn Jahren hat sich die Schlafdauer der Menschen jedes Jahr um vier Minuten verkürzt. Auf den ersten Blick scheint das nicht sehr viel zu sein, doch im Lauf der Jahre summiert es sich. Wenn Sie einmal nachrechnen, schlafen Sie heute also an Werktagen pro Nacht im Durchschnitt rund 40 Minuten weniger als noch vor zehn Jahren![15] Die Menschen bleiben abends länger auf oder liegen im Bett länger wach und müssen morgens trotzdem immer noch genauso früh aufstehen, um rechtzeitig zur Arbeit zu kommen. Diejenigen meiner Patienten, die unter Schlafstörungen leiden, erklären mir immer wieder, warum es für sie so ein großes Problem ist, morgens müde aufzuwachen: Das Schlimmste daran ist für sie das Gefühl, sich in den ersten Arbeitsstunden nicht richtig konzentrieren zu können. Außerdem haben sie morgens keinen Hunger, aber spätestens um die Mittagszeit befällt sie ein solcher Bärenhunger, dass sie wahllos alles Mögliche in sich hineinstopfen. Dieser Heißhunger richtet sich vor allem auf Junkfood, Süßigkeiten und Koffein. Dadurch nehmen sie mit der Zeit immer mehr zu, was sie allerdings der Tatsache zuschreiben, dass sie keine Diät lange durchhalten können.

Doch in Wirklichkeit verändert Schlafmangel Ihren Stoffwechsel so, dass eine Gewichtsabnahme unmöglich wird.[16] Durch Sclafmangel sinkt Ihr Grundumsatz (die Energiemenge, die Ihr Körper in Ruhe verbraucht, um einfach nur seine Funktionen aufrechtzuerhalten). Möglicherweise liegt das daran, dass Ihr Körper das Gefühl hat, Energie sparen zu müssen, wenn er nachts nicht genügend Ruhe und Erholung bekommen hat. In einem Zustand des Schlafdefizits verbrennen Sie innerhalb der nächsten 24 Stunden also unabhängig vom Grad Ihrer körperlichen Aktivität weniger Kalorien. Gleichzeitig hat Ihr Körper einen wahren Heißhunger auf süße, stärkereiche Snacks, die ihm zwar einen Energieschub geben, aber keine wertvollen Nährstoffe enthalten. Auch das ist vielleicht darauf zurückzuführen, dass der Körper glaubt, Energie sparen oder horten zu müssen. Noch besorgniserregender ist die Tatsache, dass Schlafmangel Ihren Körper in seiner Fähigkeit beeinträchtigen kann, Energie (vor allem die Einfachzucker, auf die Sie jetzt besonders großen Appetit haben) zu verarbeiten. Schon nach fünf Tagen mit verkürzter Schlafdauer entwickelt der Körper eine deutliche Insulinresistenz.[17] Am Ende einer hektischen Arbeitswoche, in der Sie oft erst spätabends ins Bett gekommen oder spät eingeschlafen sind, ist Ihr Körper also auf Fettspeicherung programmiert. Selbst wenn Sie in den nächsten drei Tagen besonders lange schlafen (die meisten Wochenenden reichen ohnehin nicht aus, um den während der Arbeitswoche entstandenen Schlafmangel auszugleichen), schafft Ihr Körper es wahrscheinlich nicht, wieder zu einer normalen Insulinempfindlichkeit zurückzufinden. Ein ausreichender, erholsamer Schlaf dagegen normalisiert Ihren Stoffwechsel und dämpft Ihren Heißhunger auf Junkfood. Falls Sie schon einmal dem Wunschtraum nachgehangen sind, wie schön es wäre, wenn man durch Nichtstun abnehmen könnte, habe ich eine gute Nachricht für Sie: Gehen Sie abends zeitig schlafen. Das ist die beste Diät, die es gibt!

Schlaf hat auch eine stark entzündungshemmende Wirkung. Menschen mit chronischem Schlafdefizit haben höhere Entzündungsmarkerwerte im Körper. Wenn Sie also unter chronischen Schmerzen leiden oder ein erhöhtes Herz-Kreislauf-Risiko haben, brauchen Sie wahrscheinlich mehr Schlaf. Ich sage meinen Patienten immer: Wenn Sie abends nicht zur richtigen Zeit schlafen gehen, können Sie mit keiner Diät abnehmen und durch kein Trainingsprogramm fit werden. Außerdem sind Sie dann im Winter anfälliger für Grippe und Erkältungen; und im Lauf der Zeit werden Sie wahrscheinlich auch Stoffwechselstörungen und Herz-Kreislauf-Erkrankungen bekommen.

Führen Sie ein Schlaftagebuch

Viele meiner Patienten sagen, dass sie mehr Schlaf brauchen oder gerne mehr schlafen würden, doch wenn ich sie dann frage, wie viele Stunden pro Nacht sie denn im Durchschnitt schlafen, können sie mir diese Frage seltsamerweise nicht beantworten. Vielleicht wissen Sie, dass Ihr Wecker unter der Woche viel zu zeitig klingelt und dass Sie am Wochenende abends länger aufbleiben, weil Sie dann am nächsten Morgen ausschlafen können. Und möglicherweise ist Ihnen auch klar, dass Sie an manchen Abenden zu lange aufbleiben und dann nach dem Zubettgehen nicht einschlafen können. Aber es ist wichtig, daran zu denken, dass Schlaf eine Gewohnheit ist – nicht nur für Ihren Geist, sondern auch für Ihren Körper. Wenn Sie sich Ihre unterschiedlichen Schlafmuster an Arbeitstagen und Wochenenden oder Urlaubstagen einmal vor Augen führen, gibt Ihnen das wichtige Hinweise darauf, warum Sie am Montagmorgen immer so müde und lustlos sind und warum es zu Schlafstörungen während der Woche führt, wenn man am Wochenende lange schläft.

Schlafforscher zeigen mittlerweile ein ganz neues Interesse an unseren Schlafzeiten und daran, wie diese zwischen Arbeitstagen und Wochenenden und in unterschiedlichen geografischen Regionen variieren. Deutsche Schlafwissenschaftler haben inzwischen sogar einen Fragebogen entwickelt, um die Schlafgewohnheiten der Menschen zu analysieren und zu vergleichen, inwieweit diese sich zwischen Arbeitstagen und freien Tagen unterscheiden: den Münchner Fragebogen zum Chronotypus (MCTQ) (unter https://www.thewep.org/documentations/mctq/item/german-mctq-core können Sie diesen Selbsttest absolvieren),[18] der von der interessanten Prämisse ausgeht, dass Menschen unterschiedliche naturgegebene Schlafrhythmen haben und dass diese Rhythmen sich mithilfe eines Fragebogens messen und quantifizieren lassen. Inzwischen wurde der MCTQ bereits weltweit von Wissenschaftlern eingesetzt, um Informationen über Schlafgewohnheiten zu sammeln. Hunderttausende von Menschen haben ihn beantwortet und darin Angaben zu ihrem Alter und Gewicht, ihrer Körpergröße und ihren Schlafgewohnheiten gemacht. Mithilfe dieser Informationen können Wissenschaftler beispielsweise nähere Erkenntnisse über die Korrelation zwischen Schlafzeiten und Fettleibigkeit gewinnen. Dank solcher Fragebögen wissen wir übrigens auch, dass berufstätige Menschen sich in den letzten zehn Jahren angewöhnt haben, immer ein bisschen später ins Bett zu gehen, obwohl ihr Arbeitsbeginn sich nicht nach hinten verschoben hat. Nicht alle Menschen arbeiten bis spät in die Nacht hinein. Trotzdem bleiben sie abends lange wach und stehen morgens früh auf; und viele schlafen dafür am Wochenende morgens länger oder gönnen sich tagsüber ein Schläfchen, um die verlorene Nachtruhe nachzuholen. Man kann seine Schlafmuster nur dann verändern, wenn man sie kennt; Ihr erster Schritt besteht also darin, Ihre Schlafgewohnheiten zu dokumentieren und sich ein paar Fragen dazu zu stellen:

1. **Um wie viel Uhr gehen Sie abends schlafen, wenn Sie wissen, dass Sie am nächsten Morgen aufstehen und zur Arbeit gehen müssen? Und wann stehen Sie an solchen Tagen morgens auf?** Ihre Antworten auf diese Fragen sind sehr aufschlussreich, denn sie verraten Ihnen, wie viel Nachtschlaf Sie unter der Woche bekommen. Viele Menschen bleiben bis nach Mitternacht auf – auch an Arbeitstagen, obwohl sie wissen, dass in ein paar Stunden schon wieder der Wecker klingelt. Doch sie sagen mir, dass sie vor ihrer »gewohnten« Zeit einfach nicht einschlafen können. Genau das ist die Ursache Ihres Schlafmangels an Arbeitstagen; und dieses Schlafdefizit beeinträchtigt Ihre geistige Leistungsfähigkeit am nächsten Morgen, sodass Sie nicht so viel Arbeit erledigen können, wie Sie eigentlich möchten. Auch Ihr Ernährungsverhalten an Arbeitstagen wird durch dieses Schlafmuster beeinflusst. Viele Menschen, die morgens noch todmüde sind, verzichten aufs Frühstück und wundern sich dann, dass sie mittags so viel essen oder den ganzen Tag über ständig futtern.
2. **Wie dringend brauchen Sie an Arbeitstagen einen Wecker, um morgens aufzuwachen?** Rund 80 Prozent der Probanden, die den MCTQ ausgefüllt haben, gaben an, dass sie unbedingt einen Wecker benötigen, um morgens rechtzeitig aufstehen zu können.[19] Das ist ein weiteres Zeichen für Schlafmangel, zeigt aber gleichzeitig auch, dass diese Menschen nicht entsprechend ihrem natürlichen Schlaf-Wach-Rhythmus leben.
3. **Wie lange brauchen Sie an Arbeitstagen, um nach dem Klingeln des Weckers aus dem Bett zu kommen?** Manche Menschen sind gleich nach dem ersten Weckerschellen hellwach. Das kann ein Zeichen dafür sein, dass sie einen leichten Schlaf haben; es kann aber auch bedeuten, dass ihre Schlafgewohnheiten bereits sehr gut sind. Andere Menschen drücken immer wieder auf die Schlummertaste und schleppen sich nach dem Aufstehen trotzdem immer noch todmüde durch den Morgen.

   Vielleicht reden Sie sich jetzt ein, dass Sie eben ein Nachtmensch sind und diese morgendliche Durchhängephase für Sie etwas völlig Normales ist. Doch in Wirklichkeit sind hier ganz andere Mechanismen am

Werk. Unser Körper hat nämlich eine eigene natürliche Schlaftablette namens Melatonin: ein Hormon, das von der Zirbeldrüse im Gehirn ausgeschüttet wird, um uns müde zu machen. Dieses Melatonin zirkuliert im ganzen Körper und signalisiert allen Organen und Geweben, dass jetzt Schlafenszeit ist. Die Ausschüttung dieses Hormons beginnt am Abend und erreicht ihren Höhepunkt ungefähr zwei Stunden nach dem Einschlafen; danach nimmt sie wieder ab. Ungefähr eine Stunde, nachdem das Melatonin nicht mehr im Blut zirkuliert, wachen wir von allein auf. Wenn Sie morgens immer noch müde und benommen sind, bedeutet dies also, dass die Melatoninproduktion Ihres Körpers nicht Ihren Arbeitszeiten entspricht. Morgens, wenn der Wecker klingelt, haben Sie immer noch jede Menge Melatonin im Blut; in so einem Zustand aufstehen zu wollen, ist genauso, wie wenn man versuchen würde, seinen täglichen Aktivitäten unter dem Einfluss von Schlafmitteln nachzugehen. Wenn Sie abends nicht einschlafen können, setzt die Melatoninproduktion bei Ihnen möglicherweise verzögert ein. Keine Sorge: Es gibt Möglichkeiten, das zu ändern. Darauf werde ich gleich noch näher eingehen.

4. **Um wie viel Uhr gehen Sie an freien Tagen zu Bett und wann wachen Sie an solchen Tagen morgens auf?** Ungefähr 70 Prozent aller im Rahmen des MCTQ befragten Personen geben an, dass ihr Schlaf-Wach-Zyklus sich am Wochenende um mindestens eine Stunde nach hinten verschiebt. Das heißt, sie gehen abends etwa eine Stunde später schlafen und stehen morgens ungefähr eine Stunde später auf. Bei rund 30 Prozent aller Befragten verschiebt sich die Schlafzeit am Wochenende sogar um mindestens zwei Stunden. Diese Menschen bleiben samstags und sonntags sehr viel länger auf, weil sie wissen, dass sie am nächsten Tag nicht zeitig aufstehen müssen; und morgens schlafen sie mindestens zwei Stunden länger. Vielleicht tun sie das auch deshalb, weil sie glauben, sich nach diesem morgendlichen Ausschlafen erholt und für das Schlafdefizit der kommenden Arbeitswoche gewappnet zu fühlen. Eigentlich klingt das ja auch ganz logisch, nur leider funktioniert es eben nicht. Ganz im Gegenteil: Wenn Sie am Wochenende zu anderen Zeiten schlafen gehen und aufstehen als unter der Woche, werden Sie in den ersten Tagen der Arbeitswoche zwangsläufig unter Schlafstörungen

leiden, und dadurch verstärkt sich Ihr Schlafdefizit noch mehr. Außerdem trägt dieses Schlafverhalten zu einer Gewichtszunahme und zu Verdauungsstörungen bei und macht Sie anfälliger für Stress.

Sozialer Jetlag

Wenn Sie am Wochenende lange schlafen und unter der Woche zeitig aufstehen, stehen Ihr Schlaf-Wach-Rhythmus und Ihre Arbeitszeiten nicht im Einklang miteinander. Wissenschaftler bezeichnen dieses Phänomen als sozialen Jetlag, weil es ähnliche Auswirkungen auf den Körper hat wie eine Flugreise über mehrere Zeitzonen. Wenn Sie am Wochenende bis Mitternacht aufbleiben und sich am Montagmorgen dann wieder darauf einstellen müssen, um neun Uhr morgens mit der Arbeit zu beginnen, ist das im Grunde nichts anderes, als wenn Sie am Freitagabend 1.500 Kilometer nach Westen und am Sonntagnachmittag wieder zurück nach Hause fliegen würden. Menschen, die viel reisen, wissen, wie sich das auf ihren Körper auswirkt. Jetlag führt zu Schlafmangel und man fühlt sich nach so einer Zeitumstellung wie benebelt. Außerdem verursacht Jetlag Verdauungsstörungen: Manchmal leidet man in solchen Situationen unter Magenverstimmungen, Verstopfung oder fühlt sich einfach aufgeschwemmt und unwohl. Menschen, die ständig Zeitzonen überfliegen, fühlen sich auch schneller müde und abgeschlagen, sind anfälliger für Grippe, Erkältungen und emotionalen Stress. Sie wissen aber auch, dass ihr Körper nach dem Heimflug wieder zu seinem normalen Rhythmus zurückkehrt. Wenn Sie dagegen jedes Wochenende unter sozialem Jetlag leiden, hat Ihr Körper keine Chance, sich wieder an normale Verhältnisse zu gewöhnen.

Das Konzept des sozialen Jetlags und seiner Auswirkungen auf den Körper ist zwar ein neues Forschungsgebiet; trotzdem konnten Studien bereits zeigen, dass er zur Entstehung von Stoffwechselstörungen beiträgt. Menschen mit zu hohem Body-Mass-Index haben ein höheres Risiko, fettleibig zu werden oder an einem Typ-2-Diabetes zu erkranken, wenn sie mehrere Jahre lang immer wieder sozialem Jetlag ausgesetzt sind. Außerdem neigen sie eher dazu, zu Substanzen wie Koffein und Alkohol zu greifen, um ihren Wachzustand zu beeinflussen und Stress zu bewältigen.

Wissenschaftler haben auch Alter, Körpergröße und Gewicht der Menschen erfasst, die den Fragebogen ausfüllten, und dabei festgestellt, dass Schlafmangel in den Jugendjahren und im jungen Erwachsenenalter am ausgeprägtesten ist und dann bis zum Pensionsalter ziemlich kontinuierlich abnimmt. Trotzdem tragen unsere sozialen und beruflichen Verpflichtungen die größte Verantwortung für unser Schlafdefizit. Und obwohl Menschen durchaus auch außerhalb ihres zirkadianen Schlafzeitfensters (der Nacht) schlafen können, haben Wissenschaftler festgestellt, dass diese anderen Schlafzeiten keine gute Schlafqualität bieten. Wenn wir beispielsweise am Wochenende morgens länger schlafen oder ein Mittagsschläfchen halten, sind diese Schlafphasen nicht so erholsam, wie wenn man zu Zeiten schläft, in denen der Körper darauf eingerichtet ist. Nach so einem Schlaf fühlt man sich eher müde und benommen. Außerdem beginnt der vom SCN vorgegebene zirkadiane Rhythmus des Tages in dem Augenblick, in dem man aufwacht und das erste Tageslicht in die Augen fällt. Falls das erst um neun oder zehn Uhr morgens geschieht, registriert Ihr Körper dies als Ihre Aufwachzeit für den nächsten Morgen. Sie werden also erst nach 12 bis 15 Stunden müde. Außerdem versuchen Ihre Verdauung, Ihre Körpertemperatur, Ihr Blutdruck, Ihre Cortisol- und anderen Hormonspiegel sich nach wie vor nach dem naturgegebenen 24-Stunden-Zyklus auszurichten. Diese Körperfunktionen sind also auch am Samstag- oder Sonntagmorgen hellwach – auch wenn Sie selbst immer noch schlafen. Und am Samstag- oder Sonntagabend werden diese Systeme nach Sonnenuntergang heruntergefahren, auch wenn Sie sich auf einer Party amüsieren und bis in die Nacht hinein tanzen. Selbst wenn Sie sich dabei hellwach fühlen, versuchen viele Systeme Ihres Körpers verzweifelt, ein bisschen Ruhe und Erholung zu bekommen. Im Lauf von ein paar Tagen kann Ihr Körper sich an neue Aufsteh- und Zubettgehzeiten gewöhnen und Ihre innere Uhr und seine Systeme dementsprechend umstellen. Wissenschaftler bezeichnen diesen Vorgang als Entrainment. Doch wenn Sie nur zwei Tage lang bis in die Nacht hinein wach bleiben und dann wieder zu Ihrem gewohnten Zeitplan zurückkehren, passiert dabei viel mehr als der übliche Durchhänger am Montagmorgen: Dadurch wird eine ganze Kaskade negativer Auswirkungen in Ihrem ganzen Körper in Gang gesetzt. Die Funktionsweise Ihres Körpers verändert sich. Vor allem aber vereiteln Sie dadurch die Erreichung Ihrer Gewichtsabnahmeziele.

Das erste Ziel bei einer Veränderung Ihrer Lebensweise sollte darin bestehen, sich eine angemessene Zubettgehzeit vorzunehmen und sich dann die ganze Woche über daran zu halten. Ich empfehle, spätestens um halb elf schlafen zu gehen. Nach der ayurvedischen Tageseinteilung ist dies das Ende der Kapha-Phase; jetzt sind Sie also naturgemäß ein bisschen müde und in Ihren Gliedern macht sich eine bleierne Schwere breit. Nach halb elf beginnt jedoch wieder eine Pitta-Phase, in der Sie wahrscheinlich wach werden und Hunger bekommen. Deshalb sage ich immer, dass um zehn Uhr dreißig der letzte Bus, der ins Reich des Schlafes führt, aus dem Busbahnhof ausfährt.

Was passiert eigentlich, wenn wir schlafen?

Trotz vieler Untersuchungen zum Gesundheitswert des Schlafs und den Problemen, die Schlafmangel verursacht, weiß die Wissenschaft immer noch nicht genau, was während des Schlafs eigentlich in uns vorgeht oder warum wir schlafen. Obwohl wir inzwischen schon eine Menge über den Schlaf wissen, ist er für uns immer noch ein kleines Geheimnis. Zum Beispiel weiß man, dass die Zellen unseres Gehirns sich in den ersten beiden Schlafstunden von Stoffwechselschlacken befreien. Im Rest Ihres Körpers werden solche Abfallstoffe mithilfe des Lymphsystems ausgeschieden, doch das Gehirn besitzt kein solches System. Daher braucht es für diesen Abfallentsorgungsprozess den Schlaf.

Außerdem wissen wir, dass Schlaf in mehrere verschiedene Phasen zerfällt und im Lauf der Nacht allmählich immer tiefer wird. Die ersten beiden Schlafstadien bestehen aus Leichtschlaf. Ungefähr 90 Minuten nach dem Einschlafen treten Sie in Ihre erste REM-Schlafphase ein. (REM bedeutet Rapid Eye Movement = schnelle Augenbewegungen.) Diese erste REM-Phase dauert ungefähr zehn Minuten. Doch mit der Zeit werden diese Phasen immer länger; die letzte REM-Schlafphase kann bis zu einer Stunde dauern. Während des REM-Schlafs ist Ihr Gehirn aktiver und Sie träumen. Zwischen den REM-Phasen findet der Non-REM-Schlaf statt: In dieser Zeit repariert Ihr Körper seine Zellen und stärkt sein Immunsystem.

Sie brauchen mindestens drei REM- und Non-REM-Schlafphasen pro Nacht, doch vier oder fünf sind besser. Wenn Sie abends lange aufbleiben, setzt diese wichtige Gehirnaktivität zu spät ein, dann erreichen Sie Ihren tiefsten und erholsamsten Schlafzustand wahrscheinlich erst kurz vor dem Klingeln des Weckers um sechs Uhr morgens. Das merken Sie daran, dass Sie sich immer noch ganz schlaftrunken und verwirrt fühlen, wenn der Wecker Sie aus dem Schlaf reißt. Vielleicht schreiben Sie das der Tatsache zu, dass Sie kein Morgenmensch sind, aber in Wirklichkeit liegt es daran, dass Sie Ihr Gehirn und Ihren Körper um den so dringend benötigten erholsamen Schlaf gebracht haben. Alles, was die Chronobiologen zurzeit über das Thema Schlaf herausfinden, bestätigt die Richtigkeit der ayurvedischen Sichtweise, dass man abends nicht zu spät ins Bett gehen sollte. So kommt man am ehesten in den Genuss der wichtigen Vorteile des Schlafs – auch wenn diese uns teilweise immer noch ein Rätsel sind.

Bringen Sie Ihre Melatoninausschüttung rechtzeitig in Gang

Viele meiner Patienten sagen, dass sie gerne zeitiger schlafen gehen würden, aber leider immer erst nach Mitternacht müde werden. Sie halten sich für »geborene« Nachtmenschen. Auch wenn ich verstehen kann, dass sie sich so fühlen, trifft das auf die meisten Menschen schlicht und einfach nicht zu. Es kann durchaus sein, dass Sie erst spätabends schläfrig werden, doch das liegt daran, dass Sie Ihren Körper jahrelang darauf trainiert haben, Ihren natürlichen Schlaf-Wach-Zyklus nach hinten zu verschieben. Sie haben Ihr Gehirn dazu überlistet, das »Schlafhormon« Melatonin erst später am Abend auszuschütten. Deshalb werden Sie abends nicht mehr um die Zeit müde, zu der Sie eigentlich schlafen gehen sollten. Das ist eine Art unsichtbarer Insomnie, die sich sehr nachteilig auf Ihre Gesundheit auswirkt.

Carla kam in meine Praxis, weil sie unter Gewichtszunahme und einer Insomnie (Schlafstörung) litt. Ihrer Meinung nach hatten diese beiden Probleme nichts miteinander zu tun. Vor allem über die überzähligen Pfunde, die sie zugelegt hatte, wunderte sie sich, weil sie bei der Arbeit oft nur Salat aß und als Leiterin einer großen Supermarktfiliale pro Tag meistens über zehn Kilometer zurücklegte.

Als wir ihren Tagesablauf genauer unter die Lupe nahmen, trat ein Problem zutage, unter dem viele berufstätige Erwachsene leiden: Ihr gesamter Abendablauf begann zu spät. Wenn Sie abends um zehn oder halb elf noch hellwach sind, liegt das vielleicht daran, dass Ihre Beschäftigungen am Abend Sie daran hindern, müde zu werden. Bei vielen Menschen beginnt dieses Syndrom damit, dass sie abends lange im Büro bleiben – auch wenn sie das eigentlich gar nicht müssten. *Ich erledige schnell noch ein paar Sachen,* sagen sie sich. Dadurch verschiebt sich ihr Abendessen auf acht oder halb neun Uhr; und dann erfasst sie ein Gefühl der Unruhe: Sie zappen sich durch verschiedene Fernsehprogramme, schauen noch kurz bei Facebook oder Twitter rein oder tätigen ein paar Onlinekäufe. Oder sie beantworten sinnlose E-Mails und reden sich dabei ein, dass das für ihre Arbeit wichtig sei.

All diese Aktivitäten – abends länger zu arbeiten, zu spät zu essen und dann nachts noch im Internet herumzusurfen oder sich mit seinem Smartphone zu beschäftigen – haben die gleiche Auswirkung auf den Körper: Dadurch verschiebt sich die Melatoninausschüttung im Gehirn nach hinten. Und das ist ein Problem, denn Melatonin ist nicht einfach nur eine Substanz, die müde macht, sondern zirkuliert auch in Ihrem Blut und signalisiert Ihren Organen, Körpersystemen und Uhrengenen, dass jetzt Ihre Ruhe- und Regenerationsphase begonnen hat. In Wirklichkeit ist Ihr Körper während des Schlafs nämlich ziemlich aktiv: Er scheidet Zellstoffwechselschlacken aus und produziert Hormone und Enzyme, die Sie brauchen, um am nächsten Tag möglichst funktionsfähig zu sein. Dieses Melatonin muss in den ersten Stunden nach Sonnenuntergang gebildet werden und Ihr Melatoninspiegel sollte bereits lange, bevor Sie ins Bett gehen, eine bestimmte Höhe erreicht haben. Nur so kann Ihr Körper seine Uhrengene mit der Zentraluhr im Gehirn synchronisieren.

Wenn Sie abends um elf oder um Mitternacht noch hellwach sind, liegt das daran, dass Sie – bewusst oder unbewusst – eine Störung in Ihrem zirkadianen Rhythmus herbeigeführt haben. Bei den meisten Menschen (wie beispielsweise Carla) zeigen sich die Auswirkungen dieser Störung zuallererst in einer hartnäckigen Gewichtszunahme, doch sie kann zu allen möglichen Problemen beitragen – von Sodbrennen über Wasseransammlungen im Körper bis hin zu Verdauungsstörungen und Herz-Kreislauf-Erkrankungen. Außerdem gerät man dadurch in einen Zustand fast ständiger Müdigkeit und

Abgeschlagenheit. Viele Menschen leben jahrelang in diesem Zustand der Desynchronisation.

Carla musste abends zu einer fest vorgegebenen Zeit schlafen gehen. Das bedeutete, dass sie nach halb neun nicht mehr fernsehen durfte und irgendetwas finden musste, womit sie sich in den zwei Stunden bis halb elf beschäftigen konnte. Schließlich entschied sie sich für leichte Hausarbeit, ein paar Tagebucheinträge und ein schönes langes Bad und las vor dem Löschen des Lichts um halb elf noch ein bisschen; im Bett machte sie dann noch eine kurze Meditationsübung. Schon nach ein paar Wochen war der Abend ihre liebste Tageszeit. Statt sich mit geistlosen Fernsehsendungen zu zerstreuen, konzentrierte sie sich jetzt auf sich selbst und ihre Ziele. Sie fand am zeitigen Abend und an den Wochenenden neue Energie, um soziale Kontakte und Hobbys zu pflegen; und natürlich nahm sie auch ab – und zwar mehr als die 15 Pfund, wegen derer sie ursprünglich zu mir in die Praxis gekommen war.

Viele meiner Patienten glauben, ein Gewichts- oder Ernährungsproblem zu haben, doch wenn ich ihnen dann vernünftige Schlafenszeiten empfehle, nehmen sie ab. Manche verlieren dadurch 5, andere bis zu 15 Kilo. Wenn man sich morgens frisch und erholt fühlt, fällt einem alles leichter. Dann schafft man es auch eher, sich gesund zu ernähren und ins Fitnessstudio zu gehen. Man wird besser mit dem Stress im Privatleben und bei der Arbeit fertig. Wenn Ihr Körper sich mit dem natürlichen Hell-Dunkel-Rhythmus im Einklang befindet, funktionieren alle Zellen und Systeme des Körpers so, wie sie sollten. Das führt zu einer wahren Energieexplosion!

Um gut schlafen zu können, braucht man natürliches Licht

Die meisten Menschen verbringen den größten Teil ihres Lebens drinnen. Im Winter wachen wir an manchen Tagen im Dunkeln auf, verbringen den Tag in einem Großraumbüro ohne natürliches Licht und wenn wir abends von der Arbeit nach Hause fahren, ist es schon wieder dunkel. Das belastet uns nicht nur emotional, sondern auch physisch.

Natürliches Licht ist der wichtigste Faktor, anhand dessen unser Körper seine innere Uhr stellt. Wenn wir nicht genügend natürliches Licht bekommen, weiß er nicht mehr, wann er wach sein und wann er schlafen soll. Wenn mir jemand sagt, dass er nachts nicht schlafen kann und sich morgens schlapp und lustlos fühlt, rate ich ihm: »Ziehen Sie Ihre Schuhe an und machen Sie jeden Morgen einen zehn- bis zwanzigminütigen Spaziergang.« Wenn Sie diesen Rat beherzigen, werden Sie garantiert der wachste Mitarbeiter in Ihrem Büro sein – und von Nacht zu Nacht besser schlafen.

Während der Arbeitszeit sollten Sie zumindest Ihre Pausen im Freien verbringen. Trinken Sie keine Tasse Kaffee, sondern gehen Sie stattdessen lieber einmal rund um den Häuserblock – oder nehmen Sie den Kaffee mit auf Ihren Spaziergang! Schon wenn Sie tagsüber ein paar Stunden lang in der Nähe eines Fensters arbeiten können, wird sich Ihre Schlafqualität dadurch verbessern. Einige meiner Patienten benutzen Spezialwecker, die gleichzeitig Lampen sind: Sie wecken einen nicht durch Geräusche, sondern mithilfe einer Lampe mit Vollspektrumlicht, das allmählich immer heller wird und das ganze Schlafzimmer erleuchtet. Sie mögen diese Wecker und sagen, dass sie damit morgens leichter aufstehen können. Andere haben Vollspektrumlampen auf ihrem Schreibtisch stehen, um während der Arbeit mehr natürliches Licht zu bekommen. All diese Dinge halte ich für durchaus sinnvoll, doch es gibt nichts Besseres, als ins Freie hinauszugehen oder sich zumindest jeden Tag für ein paar Stunden in der Nähe eines Fensters aufzuhalten. Natürliches Licht verbessert übrigens nicht nur Ihren Schlaf, sondern auch Ihre Stimmung und Ihre Lebenseinstellung.

Das konnte erst vor Kurzem in einer kleinen Studie von Wissenschaftlern der Northwestern University gezeigt werden: Sie verglichen die Schlafgewohnheiten von Menschen, die in Büroräumen mit viel natürlichem Licht arbeiteten, mit den Schlafmustern von Leuten, die in Großraumbüros tätig waren und tagsüber nur wenig natürliches Licht bekamen. Bei den Probanden, die in einem Büro mit vielen Fenstern und hoher natürlicher Lichteinstrahlung arbeiteten, war die Exposition gegenüber weißem Licht während der Arbeit um rund 173 Prozent höher.[20] Außerdem schliefen diese Menschen pro Nacht im Durchschnitt 46 Minuten länger als die Versuchspersonen ohne natürliche Lichtexposition. Menschen, die Arbeitsplätze mit Fenstern hatten, neigten eher dazu, sich regelmäßig zu bewegen, während Probanden, die in Büros ohne Fenster arbeiteten, über einen schlechteren Schlaf und mehr Schlafstörungen klagten. Alles in allem hatten diese Leute weniger Energie und litten häufiger unter körperlichen Beschwerden.

Selbst wenn Sie nur ein paarmal am Tag für ein paar Minuten nach draußen gehen können, werden Sie feststellen, dass Ihre Schlafqualität und Ihre Lebenseinstellung sich dadurch verbessern. Viele Menschen erzählen mir, dass ihr Gesundheitszustand sich verbessert und ihre Schlafdauer sich verlängerte, nachdem sie sich einen Hund angeschafft hatten. Das erscheint mir durchaus plausibel, denn wenn man einen Hund hat, bleibt einem nichts anderes übrig, als jeden Tag mit ihm spazieren zu gehen: Morgens muss man mit dem Tier zuallererst wenigstens einmal um den Häuserblock gehen. Wahrscheinlich muss man ihn sogar mehrmals am Tag ausführen, kommt dadurch öfters nach draußen ans natürliche Licht, wird dadurch abends eher müde und stellt seine innere Uhr wieder richtig ein. Allerdings würde ich niemandem, der keinen Hund haben möchte, empfehlen, sich einen anzuschaffen; stattdessen sollten Sie lieber daran denken, dass auch Ihr Körper Bedürfnisse hat, und statt eines Hundes sich selbst Gassi führen!

Nächtliche Beleuchtung

Vielen Menschen fällt es schwer, abends um halb neun oder neun den Fernseher auszuschalten (und die Fernbedienung zu verstecken). Doch der Schlaf kommt nun einmal nicht von selbst, sondern Sie und Ihr Körper müssen sich richtig darauf vorbereiten. Wenn ich meinen Patienten sage, dass sie ihre elektronischen Geräte abschalten müssen, um abzunehmen und ihre gesundheitlichen Probleme in den Griff zu bekommen, wehren sie sich zunächst einmal dagegen. Einer meiner Patienten brach fast in Tränen aus und flehte mich an: »Bitte nehmen Sie mir meine Fernsehsendungen am späten Abend nicht weg. Sie sind das Einzige, was ich habe.« Einerseits verstehe ich ja, dass unser modernes Leben ziemlich stressig ist. Viel zu viele Menschen erzählen mir, dass der späte Abend – wenn die Kinder schlafen und niemand mehr von ihnen erwarten kann, dass sie berufliche E-Mails beantworten – ihre liebste Tageszeit ist. Endlich hat man ein bisschen Ruhe und möchte sich einfach nur vor den Fernseher setzen und abschalten oder sich in ein E-Book vertiefen. Oder man hat Lust,Videospiele zu spielen oder im Internet zu shoppen. Endlich hat man mal ein bisschen Zeit für sich selbst. Doch eigentlich sollten Sie Ihrem Körper während dieser Zeit das geben, was er braucht, um nicht zusammenzubrechen!

Fast alle erwachsenen Amerikaner nutzen zumindest an ein paar Abenden pro Woche irgendein elektronisches Gerät, beispielsweise Handy, E-Reader oder Computer. (Und wer abends nicht gerne E-Mails oder SMS schreibt, schaut wahrscheinlich fern, um abzuschalten.) Doch was bewirken diese elektronischen Geräte im Gehirn? Sie bieten Ihrem Auge nur einen Bruchteil des natürlichen Lichts, das Sie während eines Spaziergangs bei Tage bekommen. Und nicht nur das: Wissenschaftliche Untersuchungen zeigen, dass sich die Nutzung elektronischer Geräte am Abend oder in der Nacht negativ auf den Schlaf auswirkt. Eine Theorie besagt, dass solche Geräte unter anderem Licht niedriger Wellenlänge ausstrahlen. Das heißt, das von ihnen abgestrahlte Licht enthält mehr blaue als natürliche Anteile. Wir Menschen reagieren leider sehr empfindlich auf dieses blaue Licht, das unseren Wachheitsgrad steigert. Obwohl das Licht, das elektronische Geräte ausstrahlen, nicht so hell ist wie natürliches Licht, führt der hohe Blaulichtanteil trotzdem dazu, dass diese Geräte auf unser Gehirn genauso wirken wie Tageslicht. Wenn Sie also spätabends noch E-Mails versenden oder sich auf Ihrem Smartphone mit Spielen beschäftigen, unterdrücken Sie Ihre Melatoninproduktion und verschieben Ihren zirkadianen Rhythmus nach hinten.

In einer Studie gab man zwölf Erwachsenen entweder E-Reader oder herkömmliche Bücher und forderte sie auf, in den letzten vier Stunden vor dem Schlafengehen darin zu lesen. Nach vier Tagen berichteten die Probanden, die die E-Reader benutzten, dass es ihnen schwerer fiel als sonst, zu ihrer üblichen Zubettgehzeit einzuschlafen. Im Durchschnitt brauchten sie im Vergleich zu den Probanden, die bei schwacher Beleuchtung in einem ganz normalen Buch lasen, zehn Minuten länger zum Einschlafen. Das erscheint Ihnen vielleicht nicht viel, doch am nächsten Morgen fühlten die Probanden aus dieser Gruppe sich müder und berichteten, dass sie länger brauchten, um richtig wach zu werden.[21] Außerdem stellten die Wissenschaftler fest, dass diese Versuchspersonen weniger REM-Schlaf hatten, obwohl sie genauso lange schliefen wie diejenigen, die in normalen Büchern gelesen hatten, deren Seiten lediglich das Licht ihrer Leselampe reflektierten. Blutuntersuchungen zeigten, dass die Melatoninspiegel der E-Book-Leser zur Schlafenszeit niedriger waren als die derjenigen, die herkömmliche Bücher lasen. Das deutet darauf hin, dass der Körper während des Lesens auf einem E-Reader oder der Nutzung anderer elektronischer Geräte seine Melatoninausschüttung unterdrückt, so wie er es auch bei Tageslicht tut.

Vielleicht mag es seltsam erscheinen, einen E-Reader vier Stunden hintereinander zu nutzen, aber wenn Sie einmal an all die vielen elektronischen Geräte denken, die Sie im Lauf eines Abends verwenden – Handy, Tablet, Computer –, ist diese Zeitspanne gar nicht so weit hergeholt. Die Displays mancher Handys sind viel heller als E-Reader und normalerweise hält man sie auch näher an sein Gesicht als ein E-Book. Folglich können Handys Ihre Schlafarchitektur sogar noch stärker durcheinanderbringen. Viele Teenager und junge Erwachsene nutzen den ganzen Tag (und den ganzen Abend) über abwechselnd Tablets, E-Reader, Computer und Handys. Ich frage mich, was für Schlafstörungen diese Menschen wohl im Erwachsenenalter haben werden, wenn sie nicht wissen, wie man abends abschaltet und sich auf den Schlaf vorbereitet.

Denn egal was passiert: Sie müssen Ihre Systeme ungefähr zwei Stunden vor der geplanten Schlafenszeit herunterfahren. Ihr Gehirn braucht eine Erholungspause von dem künstlichen Licht, das elektronische Geräte ausstrahlen, um mit seiner Melatoninausschüttung beginnen zu können. Und auch Sie selbst brauchen eine Pause von der stressigen Arbeit oder dem ständigen Medienkonsum, um Ihre Emotionen zur Ruhe zu bringen: eine Zeit, in der Ihr Körper und Ihr Geist ganz still werden, damit der Schlaf langsam und allmählich kommen kann. Viele Menschen sagen, dass das ja eigentlich eine ganz gute Idee ist, und fragen mich dann: Aber was soll ich denn stattdessen abends mit meiner Zeit anfangen?

1. **Schlagen Sie doch einfach mal ein Buch oder eine Zeitschrift auf.** Jetzt ist der richtige Zeitpunkt, all die Romane zu lesen, die auf Ihrem Nachttisch liegen, oder die früheren Ausgaben der von Ihnen abonnierten Magazine durchzusehen, zu deren Lektüre Sie bisher noch nicht gekommen sind. Einer meiner Patienten legte alle Branchenzeit-

schriften, die er lesen musste, abends neben sein Bett und nutzte die Zeit bis zum Einschlafen für diese berufliche Lektüre, für die er bisher kaum Zeit gefunden hatte. Schon nach einer Woche waren seine Schlafstörungen verschwunden.

2. **Versuchen Sie es einmal mit einer Ölmassage!** Sie können sich mit Sesamöl oder ganz normalem Olivenöl eine leichte Massage verabreichen. Schon eine bloße Fußmassage kann ungeheuer entspannend wirken. Das Öl mit seiner Linolsäure dringt in die Haut ein und spendet ihr nicht nur Feuchtigkeit, sondern wirkt darüber hinaus wie ein natürliches Muskelrelaxans.
3. **Nehmen Sie ein Bad.** Viele meiner Patienten haben sich angewöhnt, abends zu duschen, weil das warme Wasser ihnen hilft, den Stress des Tages von sich abzuschütteln. Wer unter Schlafstörungen leidet oder nach einem stressigen Tag nur schwer zur Ruhe kommt, sollte jedoch lieber ein Bad nehmen; das wirkt noch beruhigender. Einige meiner Patienten gönnen sich zunächst eine Ölmassage, steigen dann in die Badewanne – und stellen nach einiger Zeit fest, dass das die Tageszeit ist, auf die sie sich am allermeisten freuen! Wenn sie anschließend zu Bett gehen, fühlen sie sich sauber und entspannt.
4. **Trinken Sie abends warme Mandelmilch.** Manche Patienten erklären mir, dass sie abends zur Schlafenszeit Hunger bekommen und dann unruhig werden und nicht richtig abschalten können. Sobald Sie sich eine Woche lang an Ihre neue Schlafenszeit gewöhnt haben, dürfte dieses Hungergefühl sich legen, doch bis dahin können Sie sich abends eine Tasse Mandelmilch (oder normale Milch) aufwärmen und ein bisschen Safran oder Zimt hineinstreuen. Irgendwie trägt es offenbar zur Entspannung bei, abends etwas Warmes, Cremiges zu trinken.
5. **Führen Sie Tagebuch.** Einer der Gründe, warum Carla nicht schlafen konnte, bestand darin, dass sie abends unter Ängsten litt. Deshalb flüchtete sie sich um diese Zeit in ihre Fernsehsendungen, die ihr eine zuverlässige Ablenkung von unerwünschten Emotionen boten. Wenn Sie keinen Kontakt mehr zu Ihren wahren Lebenszielen haben, ist die Versuchung groß, sich irgendwelchen Zerstreuungen zuzuwenden. Doch statt vor Ihren Gefühlen davonzulaufen, sollten Sie sie lieber aufschrei-

ben. Verschiedene wissenschaftliche Untersuchungen zeigen: Wenn man seine Probleme oder ein bedeutendes Ereignis schriftlich festhält (selbst wenn man nur 20 Minuten dafür braucht), hilft einem das dabei, sich von seinen negativen Gefühlen zu befreien und mehr inneren Frieden zu finden – auch wenn das Problem dadurch noch nicht gelöst ist.[22] Inzwischen führt Carla regelmäßig Tagebuch und sagt, dass ihr das dabei hilft, sich zu entspannen, auf kreative Weise über ihre Ziele nachzudenken und schwierige Situationen bei der Arbeit besser zu bewältigen.

Es werde Licht

In Schlaflaboren auf der ganzen Welt untersuchen Forscher die Auswirkungen von gestörtem Schlaf auf unsere zirkadiane Rhythmik und unseren Körper, aber nur sehr wenige Wissenschaftler beschäftigen sich mit der Frage, wie man nachts gut und erholsam schläft. Das ist schade, denn solche Empfehlungen wünschen wir uns doch schließlich alle, oder etwa nicht? Doch zum Glück gibt es auch ein paar Wissenschaftler, die sich dafür interessieren, welche Lebensbedingungen die zirkadiane Rhythmik unseres Körpers stärken. In einem vor Kurzem durchgeführten Experiment ließ sich das Schlafmuster der Versuchspersonen durch einen einfachen Campingausflug drastisch verbessern. In dieser Studie wurde eine Gruppe von Probanden im Juli zum Campen nach Colorado in die Rocky Mountains geschickt. Zuvor hatten die Wissenschaftler ihr normales Schlafmuster und ihre Schlaf-Wach-Zyklen eine Woche lang beobachtet. Außerdem überwachten sie ihre täglichen Aktivitäten mit kleinen Geräten namens Actiwatch und untersuchten, wie viel Licht sie normalerweise ausgesetzt waren. Auf ihren sechstägigen Campingausflug durften die Probanden keine Handys und auch keine Taschen- oder Campinglampen mitnehmen. Nach Einbruch der Dunkelheit sollten sie ihr Lagerfeuer als Lichtquelle benutzen; elektrische Lampen waren verboten. Nach ihrer Rückkehr stellten die Wissenschaftler fest, dass das Schlafverhalten der Camper sich drastisch verbessert hatte.[23] Sie gingen über eine Stunde früher schlafen als sonst und wachten auch zeitiger auf, ohne einen Wecker zu brauchen. Auch die Melatoninproduktion in ihrem Gehirn hatte sich verändert: In den Tagen nach dem Campingausflug begann die Melatoninausschüttung bei den Studienteilnehmern ungefähr zwei Stunden früher als vorher. Sie erreichte ihren Höhepunkt auch zeitiger (während der ersten Schlafhälfte) und ein paar Stunden vor Sonnenaufgang sank der Melatoninspiegel bereits wieder ab. Das Erstaunliche daran ist, dass diese Probanden vor ihrem Ausflug immer erst gegen halb eins Uhr nachts schlafen gegangen und gegen acht Uhr morgens aufgewacht waren. Nach dem Campingausflug schliefen sie normalerweise schon spätestens um halb elf ein und wachten bei der ersten Morgendämmerung von selbst auf. Noch interessanter war die Tatsache, dass die Lichtexposition der Camper während ihres Ausflugs trotz des Fehlens elektrischer Geräte in der Wildnis viermal so hoch war wie während ihres normalen Tagesablaufs im Sommer.

Eigentlich ist das ja auch ganz logisch. Natürlich gingen die Probanden während ihres Ausflugs zeitiger schlafen! Schließlich entfacht man auf einem Campingausflug bei Sonnenuntergang ein Lagerfeuer, kocht sich etwas und sitzt dann einfach nur herum, schaut in den Sternenhimmel hinein und plaudert ein bisschen miteinander. Es gibt keine aufregenden Fernsehsendungen, keine E-Mails und keine beruflichen Termine, an die man sich halten muss.

Natürlich ist es unrealistisch, zu glauben, dass man Schlafstörungen heilen kann, indem man eine Woche im Gebirge ohne die Annehmlichkeiten unserer modernen Zivilisation verbringt, aber es ist schon faszinierend, wie schnell unser Körper sich an den natürlichen Hell-Dunkel-Zyklus anpasst, wenn man ihm nur Gelegenheit dazu gibt. Die Melatoninproduktion im Gehirn – unser stärkstes natürliches, körpereigenes Schlafsignal – stellt sich darauf ein; und diese Veränderung kann schneller vonstattengehen, als Sie glauben.

Von den positiven Ergebnissen dieses Campingausflugs ermutigt, beschlossen die Wissenschaftler, es noch ein zweites Mal zu versuchen. Diesmal schickten sie mehrere Probanden um die Zeit der Wintersonnenwende, wenn die Tage am kürzesten sind, in dieselbe Gebirgsregion, während eine andere Gruppe zu Hause ihr übliches Leben weiterführte und dabei genau überwacht wurde. Dieses Experiment dauerte ein Wochenende.[24] Schon nach zwei Tagen hatten sich das Schlafverhalten und die Gehirnchemie bei den Wintercampern verändert: Sie gingen abends zeitiger schlafen, schliefen länger und tiefer und wachten bei Morgengrauen ohne Wecker auf; und trotz der kurzen Wintertage war die natürliche Lichtexposition der Camper ungefähr dreizehnmal so hoch wie bei den Probanden, die zu Hause blieben. Das muss man sich einmal vorstellen! Zu Hause hatten die Versuchspersonen in jedem Zimmer und jedem begehbaren Wandschrank elektrisches Licht, außerdem verfügten sie über Außenbeleuchtung, Fernsehen, Taschenlampe und Handys. Trotzdem bekamen sie nur einen Bruchteil von dem UV-Licht, dem die Camper in der freien Natur an den kürzesten Tagen des Jahres ausgesetzt waren. Im Gehirn der Camper begann die Melatoninausschüttung zu einem früheren Zeitpunkt; und ihre Melatoninspiegel erreichten auch früher ihren Höhepunkt und sanken in den Stunden vor Morgengrauen bereits wieder ab, was ihnen das Aufwachen sehr erleichterte. Bei den Probanden, die zu Hause ihr ganz normales Leben weiterführten, begann der Melatoninspiegel dagegen erst gegen halb elf anzusteigen, sodass sie erst nach Mitternacht allmählich müde wurden. Bei ihnen erreichten die Melatoninwerte erst zwischen zwei und drei Uhr morgens ihren Höhepunkt, sodass sie immer noch unter dem Einfluss dieses Schlafhormons standen, wenn sie morgens um acht aufwachten. Es ist eine Besonderheit unseres modernen Lebens, dass viele Menschen sich ein bis zwei Stunden nach dem Aufwachen am müdesten und benommensten fühlen; und man kann sich vorstellen, wie es den Menschen geht, wenn dieses Muster der Melatoninausschüttung auch an Arbeitstagen vorliegt, an denen man bis nach Mitternacht aufbleibt, weil man nicht müde ist, und der Wecker dann am nächsten Morgen um sechs Uhr zu einem Zeitpunkt klingelt, zu dem die Melatoninproduktion im Gehirn erst allmählich abklingt!

Das wichtigste Ergebnis dieser Studie besteht in der Erkenntnis, dass unser Gehirn sich sehr schnell auf gesündere Lebensbedingungen einstellen kann: Der zirkadiane Rhythmus der Camper hatte sich innerhalb von 48 Stunden total verändert. Viele Menschen leiden nur deshalb unter Schlafstörungen, weil sie abends zu viel künstlichem Licht ausgesetzt sind und tagsüber nicht genügend natürliches Licht bekommen. Das Fehlen natürlichen Lichts könnte sogar einer der Hauptgründe dafür sein, dass viele Menschen abends erst viel zu spät einschlafen können. Wenn es Ihnen schwerfällt, abends in den Schlaf zu finden, sollten Sie also versuchen, sich tagsüber (vor allem morgens) stärker natürlichem Licht auszusetzen.

Mahlzeiten und Schlaf

Auch Ihre Mahlzeiten können wichtige Auswirkungen auf Ihren Schlaf haben. Wenn Sie relativ spät am Abend eine schwere Mahlzeit zu sich nehmen oder sich nachts noch ein oder zwei kleine Snacks gönnen, wirkt sich dieses Essverhalten negativ auf die Fähigkeit Ihres Körpers aus, sich zu entspannen. Das wird Ihnen auf den ersten Blick vielleicht unlogisch erscheinen, weil man nach einer schweren Mahlzeit doch eigentlich eher schlapp und müde wird. Doch in Wirklichkeit kann Ihr Körper nachts keine Nahrung verdauen: Nach Einbruch der Dunkelheit verlangsamt sich der Verdauungsprozess auf ein wahres Schneckentempo; jede Nahrung, die Sie dann noch aufnehmen, bleibt in Ihren Därmen liegen und gärt dort vor sich hin. Das verursacht Blähungen, Magenschmerzen und Sodbrennen, sodass Sie sich schlaflos im Bett hin und her wälzen. Und nicht nur das: Wenn Sie spätabends noch etwas essen, bildet Ihr Körper möglicherweise auch zu viel Schleim oder es kommt zu Wasseransammlungen. Viele Ärzte, die sich auf die Behandlung von Säurereflux spezialisiert haben, raten ihren Patienten, ihr Abendbrot zu einem früheren Zeitpunkt (zum Beispiel schon um sechs statt erst um neun) einzunehmen, um einem Rückfluss von Magensäure in die Speiseröhre vorzubeugen. Diese Ärzte wissen auch, dass verwandte Beschwerden wie Wasseransammlungen im Körper, ständiger Husten, Probleme mit den Nasennebenhöhlen, ja sogar allergische Symptome sich verschlimmern, wenn man zu einem relativ späten Zeitpunkt am Abend noch etwas isst. (Schwere Desserts wie beispielsweise Eis stören den Schlaf besonders stark.) Solche Beschwerden gehen erstaunlich schnell zurück, wenn man seine letzte Mahlzeit so früh zu sich nimmt, dass der Körper sie noch verdauen kann.

Abends um sechs ein leichtes Essen zu sich zu nehmen, wird wahre Wunder für Ihren Schlaf wirken. Und wenn Sie spätabends auf Snacks verzichten, werden Sie nachts auch keine Magenbeschwerden bekommen. Auch das verbessert die Schlafqualität.

Obwohl wir alle von gesunden Schlafgewohnheiten profitieren, bringt ein guter, erholsamer Schlaf jedem Menschen andere Vorteile. Je nach Körpertyp leiden Sie vielleicht unter ganz bestimmten Schlafproblemen. Im nächsten Kapitel können Sie herausfinden, welcher Schlaftyp Sie sind, und erhalten Tipps, wie Sie je nach Ihrem Körpertyp am besten für einen erholsamen Schlaf sorgen können.

5

Welches Schlafverhalten sollten Sie sich angewöhnen?

Die Qualität Ihres Tages hängt von der Qualität Ihres Schlafs in der vorherigen Nacht ab. Sie sollten also wissen, wie man sich auf einen guten Nachtschlaf vorbereitet; und diese Vorbereitung hängt davon ab, welcher Schlaftyp Sie sind. Die meisten Menschen halten sich entweder für Nacht- oder Morgenmenschen, doch in Wirklichkeit ist die Sache ein bisschen komplizierter. Vielleicht sind Sie ein leichter Schläfer, der abends Probleme mit dem Einschlafen hat; oder Sie schlafen nachts tief und fest und werden morgens nur schwer wach. Manche Menschen können abends problemlos einschlafen, wachen aber dafür in den frühen Morgenstunden auf, weil Stress und Ruhelosigkeit einen längeren Schlaf unmöglich machen. Im Ayurveda gibt es drei Körpertypen (*Doshas*), von denen die Tendenzen Ihres Körpers im Hinblick auf Schlafverhalten, Ernährung, körperliche Aktivität und Lebenseinstellung abhängen. Zwar wird der zirkadiane Rhythmus aller Menschen von der Sonne bestimmt; das bedeutet aber nicht, dass alle Menschen gleich darauf reagieren. Aus ayurvedischer Sicht ist es sehr wichtig, über Ihren Körpertyp Bescheid zu wissen, denn von diesem Typ hängt es ab, wie Sie mit Stress umgehen, wie der Übergang vom Schlaf zum Wachzustand bei Ihnen abläuft und wie Sie auf verschiedene Temperaturen und Lebensmittel reagieren. Zwar sollte jeder Mensch sich abends an bestimmte schlaffördernde Verhaltensweisen halten, aber diese Abläufe sind von Individuum zu Individuum verschieden und dagegen ist auch gar nichts einzuwenden. Wichtig ist nur, dass Sie mit Ihrem Körper arbeiten und nicht gegen ihn. Sobald Sie sich ein bestimmtes Schlafverhalten angewöhnt haben, werden Sie feststellen, dass Sie tagsüber mehr Energie haben und sich besser konzentrieren können. Ihre Stimmung wird sich verbessern; und vielleicht nehmen Sie dann auch ein bisschen ab.

Anhand des nun folgenden Selbsttests können Sie sich über Ihre Schlafgewohnheiten klar werden und eine Menge darüber erfahren, was Sie tun müssen, um nachts besser zu schlafen. Denken Sie daran: Es gibt keine richtigen oder falschen Antworten auf diese Fragen; und es macht auch nichts, wenn bei manchen Fragen keine der zur Auswahl stehenden Antworten genau auf Sie passt. Versuchen Sie dann einfach die Antwort zu finden, die am ehesten auf Sie zutrifft.

1. **Ich würde meinen Körperbau folgendermaßen beschreiben:**
   a) Dünn oder klein
   b) Kräftig oder groß
   c) Stämmig (unabhängig von der Körpergröße)

2. **Wenn ich mich über die Temperatur in einem Zimmer beschwere, stört mich dabei normalerweise Folgendes:**
   a) Ich friere oder habe kalte Hände und Füße.
   b) Es ist zu heiß. Ich schwitze.
   c) Es ist stickig oder die Luft ist zu feucht.

3. **Wenn ich schlecht schlafe, liegt das normalerweise daran, dass**
   a) es so lange gedauert hat, bis ich entspannt genug bin, um einzuschlafen.
   b) ich schon Stunden vor dem Klingeln des Weckers aufwache und dann nicht wieder einschlafen kann.
   c) ich um die Zubettgehzeit oder nachts körperliche Beschwerden habe.

4. **Ich weiß, dass ich unter folgenden physischen Bedingungen Schlafprobleme bekomme:**
   a) Wenn ich friere und mir selbst unter der Bettdecke nicht richtig warm wird.
   b) Wenn das Schlafzimmer zu warm ist oder ich schweißgebadet aufwache.
   c) Wenn ich keine bequeme Schlafposition finden kann.

5. **Ich weiß, dass ich unter folgenden emotionalen Bedingungen Schlafprobleme bekomme:**
   a) Wenn meine Gedanken sich jagen, weil ich aufgeregt bin oder Angst habe oder ein Gespräch, das nicht gut gelaufen ist, in Gedanken noch einmal rekapituliere.
   b) Wenn ich wegen eines dringenden Termins unter Zeitdruck stehe oder mich überlastet fühle, weil ich zu viel zu tun habe.
   c) Wenn ich mir Sorgen um meine Gesundheit oder einen mir nahestehenden Menschen mache, dem es gerade nicht gut geht.

6. **Wenn ich eine neue Diät ausprobiere, weiß ich schon im Voraus, dass ich nachts mit einem quälenden Hungergefühl aufwachen werde.**
   a) Nein.
   b) Ja.
   c) Manchmal.

7. **In der ersten Stunde nach dem Aufwachen fühle ich mich folgendermaßen:**
   a) Ich bin zwar wach, aber trotzdem irgendwie noch nicht richtig da. Ich brauche erst mal einen Kaffee oder meine übliche morgendliche Routine, um mich wieder richtig konzentrieren zu können.
   b) Hellwach. Ich schaue schon nach meinen E-Mails, bevor ich überhaupt richtig aufgestanden bin.
   c) Morgens tue ich mich schwer. Ich lasse es gern langsam angehen.

8. **Wenn ich abends länger aufbleibe, als ich sollte, hat das normalerweise folgende Gründe:**
   a) Nach zehn Uhr abends bekomme ich noch mal einen richtigen Energieschub und möchte dann unbedingt noch mit einem neuen Projekt beginnen oder mir einen Film anschauen.
   b) Obwohl ich müde bin, versuche ich noch ein paar Dinge von meiner Erledigungsliste abzuhaken oder kann mich nicht von einem dringenden Projekt losreißen.
   c) Ich bin mit Freunden aus und kann mich einfach nicht von diesem fröhlichen Beisammensein loseisen.

9. **Mein Partner/meine Partnerin sagt, dass ich ihn/sie nachts wachhalte, weil**
   a) ich mich dauernd im Bett hin und her wälze.
   b) ich die Bettdecke abschüttle.
   c) ich schnarche.

10. **Wenn körperliche Beschwerden mich nachts wachhalten, liegt das normalerweise daran, dass**
   a) ich Schmerzen habe oder unter Unruhe und Bewegungsdrang in den Beinen leide.
   b) ich Sodbrennen habe.
   c) ich es nicht schaffe, mein Kopfkissen in eine für meinen Nacken bequeme Position zu bringen.

11. **Wenn ich schlecht geschlafen habe, besteht mein größtes Problem am nächsten Tag darin, dass**
   a) ich mich erschöpft und wie weggetreten fühle und nicht richtig funktionsfähig bin.
   b) ich reizbar bin, weil es mir an Energie fehlt. Ich fühle mich dann einfach nicht richtig in Form.
   c) ich mich zunächst einmal schlaftrunken und benommen oder aufgeschwemmt fühle, doch bis zum Vormittag habe ich diese Durchhängephase normalerweise überwunden.

12. **Wenn ich nachts aufwache, liegt das häufig daran, dass**
    a) Lärm, Träume oder Veränderungen der Lichtverhältnisse mich sehr leicht aufwecken.
    b) ich ein wichtiges Problem habe, das mir auch nachts keine Ruhe lässt.
    c) Ich weiß nicht, was mich nachts aufweckt.

13. **Wenn ich ein bis zwei Stunden vor dem Klingeln des Weckers aufwache, tue ich Folgendes:**
    a) Ich versuche, noch einmal einzuschlafen, weil Ruhe und Erholung mir wichtig sind.
    b) Ich fange an, darüber nachzudenken, was ich heute alles erledigen muss.
    c) Ich freue mich, weil ich noch Zeit zum Schlafen habe.

14. **Man könnte meinen Charakter folgendermaßen beschreiben:**
    a) Gesellig, neugierig oder ängstlich
    b) Ehrgeizig und dynamisch, entschlossen oder aktiv
    c) Locker und unbeschwert, gelassen oder großzügig

15. **Obwohl das ein bisschen unfair ist, höre ich von meinen Freunden und Angehörigen immer wieder folgende Beschwerde:**
    a) Ich versuche, zu viel auf einmal zu erledigen, oder führe angefangene Dinge nicht zu Ende.
    b) Manchmal bin ich ein bisschen rechthaberisch oder gehe gleich in die Defensive.
    c) Ich kann keine Entscheidungen treffen oder gebe nach, nur um es anderen recht zu machen.

16. **Im Winter ändern sich meine Stimmung und mein Schlafverhalten, weil**
    a) die Luft so trocken ist. Dann fühle ich mich unwohl und unruhig.
    b) ich besser schlafen kann, wenn es in der Wohnung kühler ist.
    c) es mir schwerfällt, morgens aufzustehen, wenn es draußen noch dunkel ist.

17. **Im Sommer ändern sich meine Stimmung und mein Schlafverhalten, weil**
    a) ich mich glücklicher fühle und besser schlafe, wenn es heller ist.
    b) ich zwar das Licht liebe, die heißen Tage aber frustrierend finde und dann reizbar werde und nicht gut schlafen kann.
    c) Ich liebe den Sommer, habe aber manchmal mit jahreszeitlich bedingten Allergien zu kämpfen. Schwüle, feuchtwarme Tage sind für mich schwer zu ertragen.

18. **Wenn ich träume, handeln meine Träume oft davon, dass**
    a) jemand hinter mir her ist oder irgendeine Katastrophe passiert.
    b) In meinen Träumen gibt es immer jede Menge Action. Ich schmiede im Traum Pläne oder verarbeite das, was während des Tages geschehen ist.
    c) Ich träume von großen Gewässern.

Gesamtpunktzahl: A: _____ B: _____ C: _____

Auswertung

Wenn Sie die meisten Fragen mit A beantwortet haben, dann haben Sie wahrscheinlich einen ziemlich leichten Schlaf. Wenn Sie hauptsächlich B-Antworten angekreuzt haben, sind Sie das, was ich als wechselhaften Schläfer bezeichne, und wenn Ihre Antworten hauptsächlich in die Kategorie C fallen, sind Sie ein guter Schläfer. Vielleicht haben Sie aber auch unterschiedliche Antworten gegeben: Zum Beispiel kann es sein, dass Ihre Antworten zu gleichen Teilen in Kategorie A und B fallen. Auch dagegen ist nichts einzuwenden, denn manche Menschen haben gemischte Schlafmuster. In solchen Fällen sollten Sie beide auf Sie zutreffende Beschreibungen lesen.

Leichte Schläfer

Wenn Sie die meisten Fragen mit A beantwortet haben, sind Sie ein typischer leichter Schläfer. Nach der ayurvedischen Typologie wären Sie damit ein Vata-Typ. Vata bedeutet so viel wie Luft; und genau wie die Luft befinden auch Sie sich in einem Zustand ständiger Bewegung und Veränderung. Sie haben viele Interessen und stellen gern Zusammenhänge zwischen unterschiedlichen Dingen her. Vielleicht gehen Sie einem kreativen Beruf nach. Manchmal fällt es Ihnen schwer, sich zu entscheiden oder auf eine bestimmte Vorgehensweise festzulegen; und es kann auch sein, dass Sie sich leicht ablenken lassen. Ihr Persönlichkeitstyp zeigt sich auch in Ihrem Bewegungsverhalten: Vielleicht zappeln Sie dauernd hin und her, gestikulieren mit den Händen oder gehen schnell – eine Widerspiegelung Ihrer raschen Gedankenabläufe. Dieser Typ Mensch lässt sich mit einem Schmetterling vergleichen: wunderschön, aber mit der Tendenz, von einer Sache zur nächsten zu huschen und immer wieder nach etwas Neuem zu suchen. Vielleicht reden Sie viel und sind sehr gesellig; und wenn Sie eher schüchtern sind, haben Sie wahrscheinlich viele Ideen dazu, was Sie sagen könnten, auch wenn Sie es nicht tun. Sie mögen Multitasking und Ordnung ist Ihnen nicht so wichtig, weil es in Ihrem Leben so vieles gibt, was Sie begeistert, und Sie oft zehn verschiedene Dinge gleichzeitig tun. Von Ihrer Statur her sind Sie eher schlank und haben wahrscheinlich auch eine ziemlich trockene Haut. Aus ayurvedischer Sicht sind Menschen, die einen leichten Schlaf haben, eher wechselhaft und unbeständig wie die Luft. Ihre Energie kommt und geht in ständigem Auf und Ab genau wie ihr Appetit und ihre Stimmung. Für sie ist die Zukunft ein riesiges offenes Feld und sie können es gar nicht erwarten, endlich dorthin zu kommen. Deshalb schmieden sie ständig Pläne und denken über alle möglichen Eventualitäten nach, auch wenn diese Ideen nicht sehr praxisorientiert sind. Sie fragen sich ständig: Was wäre, wenn …?

Was bedeutet das für Ihren Schlaf? Wie Sie sich sicherlich denken können, fällt es jemandem, der ständig in Bewegung ist, schwer, abends eine Schlafposition zu finden. Das größte Problem leichter Schläfer ist die Reizüberflutung: Wahrscheinlich sind Sie fasziniert vom Internet, von dramatischen Filmen oder aufregenden E-Mails oder SMS von Freunden, die Sie von Ihrem normalen Tagesablauf ablenken. Sie wachen morgens zwar leicht auf, doch abends einzuschlafen, fällt Ihnen schwer, sodass Sie um Mitternacht höchstwahrscheinlich noch hellwach sind und sich von allem Möglichen ablenken lassen, nur um den Zeitpunkt des Zubettgehens hinauszuschieben. Leichte Schläfer nehmen besonders oft Schlafmittel ein, weil sie abends einfach nicht abschalten können. Und doch haben gerade diese Menschen besonders stark mit den Nachwirkungen solcher Medikamente zu kämpfen und sind dann am nächsten Morgen oft ziemlich zerstreut und durcheinander. Leichte Schläfer gönnen sich tagsüber auch oft nicht genügend Ruhe und erschöpfen sich sehr leicht. Manche leiden auch unter einem Restless-Legs-Syndrom oder haben Schmerzen vom vielen Trainieren und können deshalb nicht einschlafen.

Wenn Sie zu diesen leichten Schläfern gehören, können Sie Folgendes tun, um abends rechtzeitig einzuschlafen.

Setzen Sie sich vor dem Schlafengehen nicht zu vielen Reizen aus. Zwar sollten alle Körpertypen vor dem Schlafengehen nicht mehr vor dem Bildschirm oder Fernseher sitzen oder auf ihrem Smartphone herumtippen, doch für Menschen mit leichtem Schlaf gilt das ganz besonders. Außerdem sollten Sie sich vor emotionalen Reizen hüten: In den letzten zwei Stunden vor dem Schlafengehen sollten Sie nicht mehr an emotionale Konflikte denken und auf Internetshopping oder Fernsehsendungen, in denen Gewalt vorkommt, verzichten. Berufliche E-Mails oder SMS sind jetzt ebenfalls tabu: So etwas regt Sie nur auf und das ausgerechnet zu einer Zeit, in der Sie eigentlich abschalten sollten. Betrachten Sie diese zwei Stunden als Zeit, die Sie für sich selbst brauchen, um Ihre Batterien neu aufzuladen! Da Sie sich den ganzen Tag über mit Multitasking aufreiben, brauchen Sie diese Ruhezeit mehr als jeder andere Körpertyp. Das sollte für Sie zu einer unumstößlichen Verhaltensregel werden. Jeder Adrenalinstoß führt dazu, dass Sie zu grübeln beginnen und Ihre Gedanken wieder anfangen, sich im Kreis zu drehen. Man kann nicht von einer Minute zur anderen abschalten und sich entspannen! Achten Sie auch darauf, pünktlich zwei Stunden vor dem Zubettgehen Handy, Tablet und E-Reader auszuschalten. Leichte Schläfer reagieren nämlich ganz besonders empfindlich auf das Licht, das diese kleinen Bildschirme abstrahlen. Dieses blaue Licht verschiebt Ihren zirkadiane Rhythmus nach vorn und genau das sollten Sie unbedingt vermeiden. Gönnen Sie sich stattdessen lieber entspannende Musik, eine kleine Ölmassage oder leichte Lektüre. Wenn die Konflikte des Tages Ihnen immer noch nachhängen, befreien Sie sich davon, indem Sie alles, was Sie bewegt, in Ihr Tagebuch schreiben. Dadurch nehmen Ihre Gedanken konkrete Form an, sodass Sie sich nicht mehr so sehr in diese Probleme hineinsteigern. So ein Tagebuch ist auch ein gutes Medium für ein Brainstorming, bei dem Sie spontan alle Ideen für Ihre Zukunft aufschreiben. So etwas tun leichte Schläfer sehr gerne.

Wärmen Sie vor dem Zubettgehen Hände und Füße auf. Leichte Schläfer hassen es, zu frieren. Das löst Ängste in ihnen aus; und aufgrund von Durchblutungsstörungen leiden sie häufig unter kalten Händen und Füßen. Wärmen Sie sich mit einer Ölmassage auf oder nehmen Sie einfach ein warmes Fußbad! Für manche meiner Patienten ist das abendliche Bad oder die abendliche Dusche geradezu ein Luxus, denn dadurch wärmen sie sich auf und werden anschließend müde. Vielleicht brauchen Sie auch mehrere Decken, um nachts nicht frierend aufzuwachen.

Gewöhnen Sie sich an, abends zu meditieren. Viele Studien zeigen, dass man Schlafstörungen lindern kann, indem man jeden Tag ein bisschen meditiert. Wenn Sie Ihre Gedanken beobachten, können Sie sie leichter loslassen. Außerdem machen Menschen, die regelmäßig meditieren, sich weniger Sorgen, wenn sie abends nicht sofort einschlafen können. Versuchen Sie sich jeden Abend Zeit für eine Sitzmeditation zu nehmen! Meditieren Sie anfangs nur fünf Minuten und steigern Sie die Zeitdauer dann nach und nach auf 20 Minuten pro Tag. Menschen, die nicht meditieren, empfehle ich, abends Tagebuch zu führen, was in vielerlei Hinsicht Ähnliches bewirkt. Wenn Sie abends schlecht einschlafen können, versuchen Sie es doch einmal mit einer Technik namens Yoga Nidra. Das ist im Grunde nichts anderes als eine Meditation im Bett: Dazu legen Sie sich hin, schalten das Licht aus und konzentrieren sich auf Ihre Atmung oder zählen Ihre Atemzüge, statt Ihren Gedanken nachzuhängen. Anders als bei einer Sitzmeditation brauchen Sie dabei keinen Wecker zu stellen und sich auch keine Sorgen darüber zu machen, dass Sie am Ende dieser Übung einschlafen könnten – denn das ist ja das Ziel. Konzentrieren Sie sich einfach auf Ihre Atemzüge und achten Sie dabei auf etwaige Anspannungen oder Verspannungen in Ihrem Körper. Schon nach ein paar Minuten werden Sie in einen entspannten, leicht schläfrigen Zustand geraten, der ungeheuer erholsam ist. Wenn Sie das ein paar Wochen oder Monate lang praktizieren, wird Sie während Ihrer Meditation vielleicht ein Gefühl der Leichtigkeit oder Dankbarkeit überkommen. Das Meditieren kann Ihnen auch neue Erkenntnisse, kreative Ideen und ein Gefühl der Verbundenheit mit der ganzen Welt vermitteln.

In Ihrem Schlafzimmer sollte es dunkel und ruhig sein. Leichte Schläfer wälzen sich die ganze Nacht über im Bett herum und suchen nach einer entspannenden Schlafposition, in der ihnen warm genug ist. Vielleicht sagt Ihr Partner, mit Ihnen in einem Bett zu schlafen, sei genauso, wie wenn man einen Fisch neben sich hätte, der ständig hin und her zappelt. Außerdem wachen Sie schon beim leisesten Geräusch, bei der geringsten Änderung der Lichtverhältnisse und jedem beunruhigenden Traum auf und können dann nur schwer wieder einschlafen. Ihr Gehirn befindet sich in ständiger Alarmbereitschaft – selbst während des Schlafs. Deshalb ist ein dunkles, ruhiges Schlafumfeld für Sie besonders wichtig. Vielleicht sollten Sie ein bisschen Geld in dunkle Jalousien oder Vorhänge investieren, damit in Ihrem Schlafzimmer auch wirklich absolute Dunkelheit herrscht.

Versorgen Sie Ihren Körper mit genügend Flüssigkeit und stellen Sie Luftbefeuchter auf. Vielleicht ist Ihnen schon aufgefallen, dass Ihre Schlafstörungen sich im Winter, wenn die Luft sehr trocken ist, verschlimmern. Denn diese trockene Luft kann Ihre Haut und Ihre Nasenschleimhäute reizen. Deshalb sollte Ihre Devise während der Wintermonate »Befeuchtung« lauten – und zwar in jeder Hinsicht. Wenn Sie die Anzahl der Kilos, die Sie auf die Waage bringen, halbieren und mit 30 Millilitern multiplizieren, wissen Sie, wie viel Wasser Sie pro Tag trinken sollten. Meiden Sie koffeinhaltige Getränke am Nachmittag und Alkohol am Abend, weil das den Körper noch stärker dehydriert und Ihnen den Umgang mit Stress erschwert. Vielleicht sollten Sie sich auch einen kleinen Luftbefeuchter für Ihre Wohnung oder Ihr Schlafzimmer anschaffen. Im Winter müssen Sie unbedingt ein paar fetthaltige Lebensmittel (zum Beispiel Nüsse, Fisch und Käse) zu sich nehmen. Eine fettarme Ernährung ist für leichte Schläfer nicht gut; sie brauchen diese gesunden Fette, um hydriert und geerdet zu bleiben.

Warum Sie auf Schlafmittel verzichten sollten

Vor ein paar Jahren kam ein Patient in meine Praxis und klagte über Schlafstörungen. Er machte sich Sorgen darüber, dass er an manchen Abenden rezeptpflichtige Schlafmittel brauchte, um einschlafen zu können. Zwar nahm er diese Tabletten nicht jeden Abend; trotzdem wollte er ganz davon loskommen, weil ihm die Vorstellung, von Schlafmitteln abhängig zu sein, missfiel. Dieser Mann war ein erfolgreicher Chirurg und fühlte sich morgens an den Tagen, nachdem er ein Schlafmittel eingenommen hatte, geistig nicht so fit wie sonst. Andererseits war er sehr beschäftigt, führte ein ziemlich stressiges Leben und machte sich daher ebenso große Gedanken darüber, nicht genügend Schlaf zu bekommen. Da dieser Mann Arzt war, brauchte ich ihm nicht zu sagen, dass man nach der Einnahme einer Schlaftablette in der darauffolgenden Nacht oft schlechter schläft.

Die Meinungen über Schlafmittel gehen weit auseinander: Manche Menschen halten sie für eine geniale Erfindung, andere für die Geißel unseres modernen Lebens. Meine Patienten stehen solchen Medikamenten mit gemischten Gefühlen gegenüber: Einerseits finden sie es bequem und beruhigend, einfach nur eine Tablette einnehmen zu müssen und dann sicher sein zu können, dass sie innerhalb kurzer Zeit müde werden. Andererseits hassen sie es, ein Medikament nehmen zu müssen, um etwas so Einfaches wie Schlaf zu bewirken. Ich kann beide Einstellungen gut nachvollziehen. Ärzte stellen jedes Jahr ungefähr 40 Millionen Rezepte über Schlafmittel aus. Trotzdem bekommen rund 50 Prozent aller Erwachsenen eigenen Angaben zufolge nicht genügend Schlaf. Rezeptpflichtige Schlafmittel sind deshalb so verlockend, weil man danach sehr schnell in den ersehnten Zustand der Müdigkeit verfällt. Menschen, die – außer den paar Minuten vor dem Zubettgehen – nicht über ihren Schlaf nachdenken möchten, halten das für einen Vorteil. Das gilt vor allem für leichte Schläfer, die häufig vergessen, dass man vor dem Schlafengehen erst einmal abschalten muss. Doch fast alle Menschen, die solche Medikamente einnehmen, sagen mir, dass es ihnen lieber wäre, darauf verzichten zu können. Es ist wichtig, sich klarzumachen, welche Auswirkungen Schlafmittel auf Ihr Gehirn haben. Außerdem sollten Sie genauer darüber Bescheid wissen, wie Ihr Körper sich abends auf den Schlaf vorbereitet, um künftig auf Schlaftabletten verzichten zu können. Denn je nach Körpertyp hat jeder Mensch andere Schlafprobleme, mit denen er fertig werden muss, um abends rechtzeitig einschlafen zu können.

Außerdem gibt es sehr unterschiedliche Schlafmittel. Manche rezeptfreie Schmerzmedikamente werden gleichzeitig auch als Einschlafhilfe genutzt, doch es gibt auch zwei rezeptpflichtige Schlafmittel, die sehr häufig verschrieben werden. Es ist wichtig, zu wissen, wie sie wirken, damit Ihnen klar wird, dass sie nicht zu einem guten, erholsamen Schlaf führen.

Benzodiazepine haben in niedrigen Dosen eine muskelentspannende Wirkung und lindern außerdem die Ängste, die bei manchen Menschen Schlafstörungen verursachen. In höheren Dosen beeinträchtigen sie Gedächtnisleistung und Koordination und wirken sich auch negativ auf unsere Emotionen aus. Außerdem stören sie den Rapid-Eye-Movement-(REM-)Schlaf und man kommt unter Einwirkung von Benzodiazepinen auch nicht so richtig in die Tiefschlafphasen hinein, die für das Wachstum und die Reparatur unserer Zellen so wichtig sind.

Selektive GABA-Wiederaufnahmehemmer (Z-Substanzen) wie Zolpidem (zum Beispiel Stilnox®) und Zopiclon (unter anderem Ximovan®) binden an GABA-Rezeptoren im Gehirn, was ein Gefühl der Schläfrigkeit erzeugt.

Beide Medikamentenklassen sind wegen der Gefahr übermäßigen Gebrauchs rezeptpflichtig. Ich habe vor allem deshalb Bedenken gegen die Einnahme solcher Medikamente, weil sie eine lange Halbwertzeit haben. Unter Halbwertzeit versteht man die Zeitdauer, die Ihr Körper braucht, um die Hälfte der eingenommenen Dosis eines Medikaments zu verstoffwechseln. Nach zehn Stunden ist Ihre Leber also möglicherweise immer noch damit beschäftigt, ein Benzodiazepin abzubauen; bei einigen dieser Substanzen dauert es sogar mehr als 18 Stunden, bis sie ganz aus dem Körper verschwunden sind. (Eine Ausnahme ist Zolpidem: Diese Substanz hat nur eine Halbwertzeit von zweieinhalb Stunden.) In Kombination mit Alkohol bleiben diese Schlafmittel noch viel länger in Ihrem Blutkreislauf. Und je älter Sie werden, umso länger braucht Ihr Körper, um sich voll und ganz von einer solchen Substanz und ihren Nachwirkungen zu befreien. Zu diesen Nachwirkungen gehören unter anderem Benommenheit und Schlaftrunkenheit am nächsten Morgen, Schwierigkeiten bei der Ausführung komplexer Aufgaben und Einschränkungen der Gedächtnisleistung – also die gleichen Nebenwirkungen, die auch nach einer schlaflosen Nacht auftreten!

Schlafgestörte Menschen nehmen am liebsten rasch wirksame Schlafmittel ein. Das liegt teilweise daran, dass die meisten meiner Patienten nur in den paar Minuten vor dem erwünschten Einschlafzeitpunkt an ihren Schlaf denken. Doch in Wirklichkeit beginnen sie bereits morgens beim Aufwachen die Voraussetzungen für einen guten (oder schlechten) Schlaf zu schaffen. Sie können Ihren Schlaf verbessern, indem Sie sich jeden Tag aufs Neue um eine gesunde Lebensweise bemühen: also Sport treiben, Ihre Mahlzeiten zum richtigen Zeitpunkt einnehmen und vor dem Zubettgehen rechtzeitig anfangen, sich auf den Schlaf vorzubereiten.

Wenn Sie keines der oben beschriebenen Schlafmittel einnehmen möchten, können Sie Melatonin nehmen, das in den USA rezeptfrei erhältlich ist, in Deutschland jedoch nicht: Hier gibt es ein rezeptpflichtiges Melatoninpräparat namens Circadin® mit verzögerter Wirkstofffreisetzung.

Melatonin ist eigentlich kein Schlafmittel, sondern eine körpereigene Substanz, die den Schlaf fördert, wenn man sie zum richtigen Zeitpunkt einnimmt. Dabei handelt es sich um ein im Gehirn gebildetes Hormon, das müde macht. Nach seiner Ausschüttung zirkuliert es im Blut. Durch Einnahme eines Melatoninpräparats können Sie die natürliche abendliche Schläfrigkeit Ihres Körpers verstärken. Melatonin trägt aber auch dazu bei, die Uhren in Ihren Geweben und Organen mit der zentralen inneren Uhr in Ihrem Gehirn zu koordinieren. Dadurch wird Ihr Schlaf für den ganzen Körper erholsamer. Melatonin wirkt also nicht wie eine Schlaftablette: Es führt den Schlaf nicht herbei, sondern verstärkt vielmehr die natürlichen Schläfrigkeitsmechanismen Ihres Körpers. Außerdem gibt es dem Körper ein starkes Signal, in den Schlafmodus zu verfallen. Ich empfehle meinen Patienten, diese Substanz in den nächsten paar Nächten zum gewünschten Schlafzeitpunkt oder kurz davor einzunehmen. Wenn Sie um zehn Uhr abends müde werden möchten, nehmen Sie Ihr Melatoninpräparat also zwei oder drei Nächte hintereinander um halb zehn oder zehn ein und werden feststellen, dass Sie dann ganz von selbst um diese Uhrzeit müde werden. (Melatonin wirkt sich übrigens auch positiv auf Ihre Verdauungsorgane aus. Mehr darüber erfahren Sie in Kapitel 6.) Die Einnahme dieser Substanz ist keine Lösung für Ihr Schlafproblem, denn Sie müssen sich abends richtig auf den Schlaf vorbereiten, indem Sie auf die Nutzung elektronischer Geräte verzichten, Ihre Mahlzeiten zu einem früheren Zeitpunkt einnehmen und sich häufiger natürlichem Licht aussetzen. Daran führt kein Weg vorbei. Doch Melatonin kann Ihren Körper und Ihren Geist darauf programmieren, sich besser auf den Schlaf einzustimmen, und Sie somit bei Ihren Bemühungen um einen Verzicht auf Schlafmittel wie Benzodiazepine oder Z-Substanzen unterstützen.

Wechselhafte Schläfer

Wenn Sie die meisten Fragen mit B beantwortet haben, sind Sie ein sogenannter wechselhafter Schläfer. Im Ayurveda entspricht das dem Pitta-Typus; und Pitta bedeutet Feuer. Wenn Ihr Schlafmuster so aussieht, haben Sie vielleicht auch ein feuriges Naturell. Manche Menschen halten Sie möglicherweise für sehr ehrgeizig und leistungsorientiert, doch aus Ihrer Sicht möchten Sie einfach nur alles richtig machen. Wechselhafte Schläfer haben oft einen kräftigen oder muskulösen Körperbau und von Natur aus eine hohe Körpertemperatur. Wenn Sie sich intensiv auf eine Aufgabe konzentrieren oder eine Meinungsverschiedenheit mit jemandem haben, kochen in Ihnen nicht nur die Emotionen hoch, sondern auch Ihr Körper heizt sich auf. Wahrscheinlich sind Sie ein aufgabenorientierter Mensch – jemand, der To-do-Listen aufstellt und sich ständig daran orientiert, um sicherzugehen, das alles rechtzeitig erledigt wird, denn wenn Sie nicht das schaffen, was Sie wollen, reagieren Sie schnell frustriert und werden reizbar. Sogar in den Urlaub nehmen Sie Listen all der Dinge mit, die Sie gerne sehen und erleben möchten. Pitta-Typen haben oft ein natürliches Führungstalent und eine angeborene rhetorische Begabung. Die Menschen hören ihnen zu. Oft sind sie auch witzig und unternehmungslustig und können so gut wie alles erreichen.

Wechselhafte Schläfer sind motiviert, überzeugend und nicht so leicht von ihren Gewohnheiten abzubringen. Solche Menschen leiden oft unter chronischem Schlafmangel und verstehen nicht, warum ihr Körper nicht einfach in friedlichen Schlaf versinkt, wenn sie es ihm befehlen. Weil diese Persönlichkeitstypen so beschäftigt sind und der Tag für sie niemals genügend Stunden hat, bleiben sie abends oft lange auf, um noch mehr erledigen zu können. Und selbst wenn ein wechselhafter Schläfer aus purer Erschöpfung dann doch irgendwann einschläft, wird er oft schon in den frühen Morgenstunden wieder wach, denn um diese Zeit holt sein Stress oder seine Frustration ihn gnadenlos ein. Viele meiner Patienten, die nicht schlafen können, bleiben abends lange auf und schauen fern in der Hoffnung, dadurch Entspannung zu finden und müde zu werden, aber das ist leider nicht der Fall. Im Gegenteil: Ihre Bemühungen um »Entspannung« bringen ihre innere Uhr durcheinander. Daher überkommt wechselhafte Schläfer vor Mitternacht nur selten ein Schlafbedürfnis. Sie essen auch oft noch spät am Abend, weil ihr Körper ständig nach Nahrung hungert. Menschen, die so hart arbeiten, verbrennen viele Kalorien, deshalb überkommt Pitta-Typen zur Schlafenszeit oft ein nagendes Hungergefühl, wenn sie aus irgendwelchen Gründen versuchen, ihre Nahrungsaufnahme tagsüber einzuschränken.

In zu warmen Räumen können solche Leute normalerweise nicht schlafen. Sie sind diejenigen, die immer ihre Füße unter der Bettdecke hervorstrecken oder die Decke nachts wegstrampeln, weil ihnen zu warm ist. Stress und Sorgen heizen ihren Körper auf. Viele Pitta-Typen brauchen nachts einen Ventilator oder müssen bei offenem Fenster schlafen, um ihre Körpertemperatur stabil zu halten.

Wenn Sie ein wechselhafter Schläfer sind, können Ihnen vielleicht einige der folgenden Strategien für einen besseren Schlaf helfen.

Hören Sie um Punkt neun Uhr auf zu arbeiten. Wechselhafte Schläfer haben es zwar nicht gern, wenn man ihnen sagt, dass sie weniger arbeiten sollen; doch genau damit können Sie Ihr Schlafmuster und Ihr Leben verändern. Wenn Sie eine Erinnerung daran brauchen, rechtzeitig mit der Arbeit aufzuhören, stellen Sie den Wecker Ihres Smartphones auf neun Uhr. Selbst wenn

Sie abends um diese Zeit nicht mehr arbeiten, zwingen Sie sich wahrscheinlich vor dem Fernseher zum Entspannen und glauben auch, das zu brauchen, weil Sie zwölf Stunden lang nahezu ununterbrochen gearbeitet haben. Doch man kann sich nicht entspannen, indem man spätabends vor dem Fernseher sitzt. Ganz im Gegenteil: Dadurch bleibt Ihr Adrenalinspiegel oben und vertreibt den Schlaf. Sie müssen von all diesen Reizen abschalten und stattdessen mehr Zeit mit Ihrer Familie oder sich selbst verbringen. Schließlich haben Sie hart gearbeitet und eine Menge erreicht. Sie müssen sich jeden Tag ein bisschen Zeit nehmen, um sich dafür zu belohnen. Also überlegen Sie sich ein Abendprogramm, bei dem Sie noch ein bisschen im Haushalt herumwerkeln, sich eine leichte Lektüre vornehmen, unter die Dusche gehen, einem nicht zu anstrengenden Hobby nachgehen oder meditieren. Falls Sie das Bedürfnis danach haben, können Sie auch eine Erledigungsliste für den nächsten Tag aufstellen. Viele wechselhafte Schläfer können ohne solche Listen nicht leben. Es ist gar nicht so einfach, in diesen anderthalb Stunden vor dem Schlafengehen nicht mehr an seine beruflichen Ziele und den Druck zu denken, unter dem man steht, und außerdem auch noch auf geistlose Fernsehsendungen und sonstige Medien zu verzichten – aber es ist ungeheuer wichtig. Die wechselhaften Schläfer unter meinen Patienten würden mich am liebsten umbringen, wenn ich ihnen das empfehle; doch sobald sie sich zu diesen Veränderungen durchgerungen haben, können sie sich gar nicht mehr vorstellen, jemals ein anderes Leben geführt zu haben. Sobald Sie Ihren selbst verursachten Schlafmangel überwunden haben, werden Sie mehr Zeit für Ihre wichtigsten Ziele haben und bei der Arbeit leistungsfähiger sein.

Treiben Sie vor dem Frühstück Sport! Leistungsorientierte Menschen brauchen intensives Training. Wenn Sie ein Pitta-Typ sind, schwitzen Sie gern und mögen Wettbewerbssituationen; und das tut Ihrem Körper auch gut. Auf dieses Thema werde ich in Kapitel 9 noch näher eingehen. Leider trainieren viele der wechselhaften Schläfer unter meinen Patienten erst nach der Arbeit, weil das für sie am praktischsten ist. Doch wenn sie abends um neun verschwitzt aus dem Fitnessstudio nach Hause kommen, bleibt ihr Körper in den nächsten Stunden überhitzt und das hält sie wach. Wenn Ihnen zu warm ist, können Sie nicht schlafen. Außerdem überfluten Sie Ihren Körper durch das abendliche Training mit Stresshormonen wie Cortisol, Adrenalin und Noradrenalin. Auch das hält Sie wach. Wenn Sie dagegen vor dem Frühstück trainieren, bringen Sie Ihren Körper bereits vor Beginn des Arbeitstags in Schwung und können dann im Büro so richtig durchstarten. Außerdem setzen Sie dadurch die Hitze frei, die sich über Nacht in Ihrem Körper angestaut hat. Auf diese Weise bleiben Sie tagsüber ruhiger. Und nicht zuletzt haben wechselhafte Schläfer auch einen gesunden Appetit. Das intensive Training am frühen Morgen bringt Ihren Stoffwechsel auf Trab und hilft Ihnen, schlank zu bleiben.

Halten Sie Ihren Körper kühl. Wechselhafte Schläfer hassen es, wenn ihnen zu warm ist. Sie strecken nachts am liebsten die Füße unter der Bettdecke hervor oder strampeln die Bettdecke weg. Deshalb sollten Sie sich vor dem Zubettgehen abkühlen. Sie können zum Beispiel ein kühles Fußbad nehmen, nachts immer ein Glas Wasser neben Ihrem Bett stehen haben oder sich vor dem Schlafengehen eine kurze kühle Dusche gönnen. Vielleicht müssen Sie auch oft bei offenem Fenster schlafen oder nachts einen Ventilator laufen lassen.

So beugen Sie Sodbrennen vor. Wechselhafte Schläfer leiden nachts häufiger unter Sodbrennen und sollten daher auf eine Ernährung achten, die solchen Beschwerden vorbeugt. Also: Weniger gesättigte Fette und Desserts zum Abendessen, und nehmen Sie Ihre Abendmahlzeit so zeitig wie möglich ein! Ihr Körper braucht mehrere Stunden, um das Abendessen zu verdauen, also empfehle ich Ihnen, spätestens um sechs Uhr eine leichte Mahlzeit zu sich zu nehmen, wenn Sie unter Sodbrennen leiden. Das wird wechselhaften Schläfern, die pro Tag sehr viele Kalorien aufnehmen, anfangs vielleicht schwerfallen. Ich rate solchen Leuten immer, dass sie ja später am Abend immer noch eine halbe Banane oder ein kleines Stück Obst essen können, falls der Hunger zu unerträglich werden sollte.

Ärgern Sie sich nicht, wenn Sie morgens zu früh aufwachen! Wechselhafte Schläfer neigen dazu, morgens zeitig aufzuwachen, vor allem, wenn sie unter starkem Druck stehen. Wahrscheinlich schauen Sie gleich nach dem Aufwachen auf Ihrem Handy nach, ob nachts irgendwelche Mails oder SMS gekommen sind. So sind Sie nun einmal. Wenn Sie unter frühmorgendlichen Schlafstörungen leiden, ist es am besten für Sie, Ihre Zubettgehzeit vorzuverlegen, sodass Sie spätestens um halb neun anfangen, sich zu entspannen und aufs Schlafengehen vorzubereiten, damit Sie spätestens um zehn Uhr ins Bett gehen können. Wenn Sie dann am nächsten Morgen schon um halb fünf aufwachen, können Sie einfach aufstehen und den Tag beginnen. Wenn Sie Ihre Emotionen und Ihren Körper vor dem Schlafengehen abgekühlt haben und dann sechs Stunden Schlaf bekommen, die Ihrem zirkadianen Rhythmus entsprechen, sind Sie gut für den Tag gerüstet.

Gute Schläfer

Wenn Sie die meisten Fragen mit C beantwortet haben, sind Sie ein guter Schläfer oder – aus ayurvedischer Sicht – ein Kapha-Typ. Sie schwimmen mit dem Strom wie das Wasser, sind locker, unbeschwert und entspannt und gehen stets systematisch vor. Als gutem Schläfer fällt es Ihnen morgens vielleicht schwer, in die Gänge zu kommen, doch sobald Sie das geschafft haben, kann nichts mehr Sie aufhalten, denn Sie haben eine enorme Ausdauer und ein phänomenales Gedächtnis. Sie sind ein starker Mensch: unerschütterlich, ruhig und loyal. Manchmal sind Sie vielleicht ein bisschen schüchtern, können aber dafür sehr gut zuhören. Die Menschen kommen gern mit ihren Sorgen und Problemen zu Ihnen und fragen Sie um Rat. Bei Kontroversen am Arbeitsplatz sorgen Sie für Zusammenhalt, denn im Grunde Ihres Herzens sind Sie ein Friedensstifter. Vom Körpertyp her sind Sie wahrscheinlich grobknochig und haben große Augen, glatte Haut und dichtes Haar. Möglicherweise nehmen Sie leichter zu als Ihre Freunde, doch das ist kein Problem, denn ein bisschen Übergewicht steht Ihnen gut.

Gute Schläfer können abends ziemlich leicht einschlafen, neigen aber dafür dazu, morgens zu verschlafen. Sie brauchen einen Wecker mit Schlummertaste und am Wochenende schlafen sie mit Begeisterung bis spät in den Vormittag hinein. Solche Menschen brauchen Hilfe, um morgens rechtzeitig aus dem Bett zu kommen und sich genügend zu bewegen, um ihre morgendliche

Schlaftrunkenheit abzuschütteln. Das Interessante an ihnen ist, dass ihr Körper viel Energie speichert, sodass es ihnen nichts ausmacht, wenn sie nachts tatsächlich einmal schlecht geschlafen haben. Zwar brauchen sie dann nach dem Aufstehen erst einmal ein paar Stunden, um in die Gänge zu kommen, aber danach können sie so klar denken und so gut arbeiten, als hätten sie wunderbar geschlafen. Wenn ein guter Schläfer einmal die ganze Nacht wach war, führt der Schlafmangel bei ihm am nächsten Tag nur selten dazu, dass er schlecht gelaunt ist oder sich nicht richtig konzentrieren kann.

Die guten Schläfer unter meinen Patienten leiden nur selten unter Schlafstörungen; und wenn sie doch schlecht schlafen, liegt das normalerweise an physischen Beschwerden wie Wasseransammlungen im Körper, Schnarchen oder Schlafapnoe. Wenn sie nicht gut schlafen können, nehmen sie zu; und das Paradoxe daran ist, dass sie dann noch schlechter schlafen. Solche Menschen stehen morgens nicht gerne auf – egal wie lange sie geschlafen haben.

Als guter Schläfer müssen Sie Folgendes tun, um sich abends besser auf den Schlaf vorzubereiten und morgens rechtzeitig aus den Federn zu kommen.

Bewegen Sie sich gleich morgens. Gute Schläfer brauchen körperliche Aktivität, um ihre morgendliche Schlaftrunkenheit abzuschütteln. Das muss nicht unbedingt intensiver Sport sein. Ein 20-minütiger Morgenspaziergang reicht völlig aus, um Sie fit für den Tag zu machen; außerdem können Sie dann abends noch besser einschlafen.

Beugen Sie Wasseransammlungen im Körper vor. Ich rate den guten Schläfern unter meinen Patienten immer, nachmittags und abends auf Snacks zu verzichten, denn fettes Essen und Milchprodukte verstärken ihre natürliche Neigung zu Wasseransammlungen im Körper und das ist bei ihnen das Hauptproblem, das den Schlaf stört und zu Schnarchen führt. Auf das Thema Ernährung gehe ich in den nächsten Kapiteln noch näher ein, doch eine Ernährung mit wenig gesättigten Fetten und Milchprodukten und viel Gemüse und Getreideerzeugnissen wirkt für die Konstitution eines guten Schläfers wahre Wunder. Mit der richtigen Ernährung können Sie Ihr Gewicht besser unter Kontrolle halten und jahreszeitlich bedingten Erkrankungen wie Grippe,

Erkältung oder Allergien leichter vorbeugen. Außerdem schlafen Sie dann auch sehr viel besser.

Schluss mit dem Schnarchen! Vielleicht haben Sie schon gehört oder gelesen, dass Schnarchen durch eine Verlegung der oberen Atemwege, eine Kieferfehlstellung oder die Position Ihrer Zunge während des Schlafs entsteht, aber bei den meisten guten Schläfern ist Schnarchen auf Wasseransammlungen im Körper und auf die Nebenwirkungen von Sodbrennen zurückzuführen. Wenn Sie um sechs Uhr abends eine leichte Mahlzeit zu sich nehmen und danach aufs Essen verzichten, können Sie ein paar Pfund abnehmen und dann wird auch Ihr Schnarchen im Handumdrehen verschwinden. Mich haben schon viele Paare um Rat gefragt, weil sie wegen des Schnarchens eines Partners nicht mehr im selben Zimmer schlafen konnten. Schnarcher wissen nicht, dass der Zeitpunkt ihrer Abendmahlzeit eine ganze Menge mit diesem Problem zu tun hat. Viele Menschen können ihr Schnarchen innerhalb von ein paar Wochen ablegen, indem sie zeitiger zu Abend essen und um diese Zeit auch nur noch eine leichte Mahlzeit zu sich nehmen; dadurch werden getrennte Schlafzimmer überflüssig. Außerdem schläft man dann auch wieder besser und fühlt sich am nächsten Morgen erholter.

Stützen Sie Ihren Nacken ab! Manchmal fällt es guten Schläfern schwer, eine bequeme Schlafposition zu finden. Sie sollten sich ein Kopfkissen suchen, das Ihren Nacken gut abstützt. Wenn Sie mit leicht erhöhtem Kopf schlafen, bleiben Ihre oberen Atemwege vielleicht so weit geöffnet, dass Sie während des Schlafs gut durchatmen können.

Ein paar Worte zum Thema Jetlag

Die meisten Menschen haben höchstens ein paarmal pro Jahr mit Jetlag zu kämpfen. Doch manche Leute müssen berufsbedingt ziemlich viel reisen und wissen nur allzu gut, wie sehr Jetlag den Körper belastet. Ständiges Reisen führt zu Gewichtszunahme und Schlafstörungen und drückt außerdem auf die Stimmung. Vor ein paar Monaten fragte eine Patientin mich um Rat, wie sie besser mit ihrer intensiven Reisetätigkeit zurechtkommen könne. Leanne wohnt mit ihren zwei kleinen Kindern in Australien, unternimmt aber fast jeden Monat lange Flüge. Ihr Mann wurde vor Kurzem in eine Bank in den USA versetzt und Leanne hat das Gefühl, regelmäßig mit ihren Kindern dorthin reisen zu müssen, damit er sie so oft wie möglich sieht. Außerdem hat sie Eltern in England, die nicht mehr die Jüngsten sind und darauf bestehen, dass sie sie mitsamt den Kindern besucht. Infolge dieser vielen Reisen nahm Leanne in den letzten zwei Jahren fast 40 Kilo zu und ist darüber todunglücklich. Sie versuchte zwar, ihre Ernährung umzustellen, doch durch ihre vielen Reisen in verschiedene Länder geriet ihr Zeitplan so durcheinander, dass sie keine Diät lange durchhalten kann. Leanne ist 47 Jahre alt und möchte auf keinen Fall noch mehr zunehmen. Wie viele Menschen, die häufig reisen, muss sie sich außerdem immer wieder auf neue Klimabedingungen einstellen. In Australien ist es im Winter warm; wenn sie dann nach England reist, ist es nasskalt und regnerisch; und in den USA sind die Wintermonate häufig kalt und trocken. Dadurch erlebt ihr Körper nicht mehr den natürlichen Wechsel der Jahreszeiten und Lichtverhältnisse.

Infolgedessen nahm Leanne nicht nur zu, sondern fing auch an zu schnarchen und leidet inzwischen sogar an Schlafapnoe, was bei einer plötzlichen Gewichtszunahme ziemlich häufig vorkommt. Morgens fühlt sie sich aufgeschwemmt. Die meisten Menschen nehmen während des Schlafs ungefähr ein Pfund ab, doch bei Leanne ist es genau umgekehrt. Das ist ein Zeichen für einen Entzündungszustand im Körper, der ein Vorbote größerer gesundheitlicher Probleme sein kann. Wenn Sie sich morgens aufgeschwemmt fühlen, deutet das auf eine Entzündung hin, denn dann speichert der Körper Wasser, um die Entzündung abzukühlen. Testen Sie das ruhig einmal! Wenn Sie morgens mehr wiegen als am Abend zuvor, leiden Sie womöglich an einer systemischen Entzündung; und Schlafmangel aufgrund von Jetlag verschlimmert solche Entzündungszustände sogar noch. Sie müssen also einen Weg finden, um diesen verhängnisvollen Trend umzukehren.

Normalerweise rate ich allen Patienten, die mit diesem Problem zu mir kommen, weniger zu reisen. Für Leanne bedeutete dies, dass ihr Mann sie auch hin und wieder in Australien besuchen musste und dass sie seltener nach

England reisen durfte. Wenn Ihr Körper unter ständigem Reisen und Jetlag leidet, besteht der erste Schritt zu einer Lösung darin, weniger zu reisen oder dazwischen zumindest längere Pausen einzulegen als bisher. Im Ayurveda sucht man stets nach Ausgewogenheit; und wenn Ihr Körper Ihnen zeigt, dass er aus dem Gleichgewicht geraten ist, müssen Sie etwas an Ihrem Leben verändern. Leanne ist eine gute Schläferin, also musste sie sich morgens körperlich betätigen, um die Wasseransammlungen aus ihrem Körper auszuschwemmen, und durfte abends nur noch eine leichte Mahlzeit zu sich nehmen, um ihr Sodbrennen zu lindern. Eine abendliche Dosis Melatonin trug ebenfalls dazu bei, die Entzündung in ihrem Körper abklingen zu lassen; das ist eine der weniger bekannten positiven Wirkungen dieser Substanz. Sobald Leanne ihre Lebensweise geändert hatte, begann sie abzunehmen und wieder besser zu schlafen.

Wenn Sie Ihr Möglichstes getan haben, um Ihre Reisetätigkeit ein bisschen einzudämmen, besteht der nächste Schritt darin, während Ihrer Reisen die Auswirkungen des Jetlags auf Ihren Körper abzumildern. Ich kann Leannes Probleme sehr gut nachempfinden. Denn da ich viele Angehörige in Indien habe, aber in Kalifornien lebe und außerdem Konferenzen auf der ganzen Welt besuche, bin auch ich ziemlich viel unterwegs, habe also Verständnis dafür, dass das Reisen im Leben vieler Menschen eine wichtige Rolle spielt. Früher reiste man im Schiff von Kontinent zu Kontinent und hatte auf diese Weise wochenlang Zeit, um sich an die veränderten Lichtverhältnisse zu gewöhnen und seine Schlafens- und Essenszeiten langsam und allmählich umzustellen. Heute steigen wir einfach ins Flugzeug und sind innerhalb von zwölf Stunden in einem anderen Erdteil. Das ist ein plötzlicher und sehr realer Schock für unseren Körper. Aber es gibt auch eine gute Nachricht: Man kann etwas tun, um die negativen Auswirkungen des Jetlags nach einem langen Flug zu lindern.

Führen Sie Ihrem Körper genügend Flüssigkeit zu! Zunächst einmal braucht Ihr Körper Hilfe, um mit der trockenen Umluft im Flugzeug zurechtzukommen. Ich stecke immer ein Fläschchen Öl in mein Handgepäck. Das kann sehr klein sein, denn Sie brauchen nicht viel davon, und es muss auch kein besonderes Öl sein: Oliven- oder Sesamöl ist für diesen Zweck hervorragend geeignet. Führen Sie kurz vor dem Start des Flugzeugs in jeden Nasengang ein paar Tropfen von dem Öl ein und wiederholen Sie diesen Vorgang nach mehreren Flugstunden. Die Nasengänge feucht zu halten, schützt Sie vor der trockenen Luft und vor Schleimansammlungen. Ich selbst führe auch in jeden äußeren Gehörgang etwas Öl ein. Besonders wichtig ist das bei langen Flügen, bei denen die Luft den Körper mit der Zeit immer mehr austrocknet.

Schützen Sie sich vor Reizüberflutung. In Flugzeugen herrschen oft sehr beengte Verhältnisse. Außerdem ist es ziemlich laut. Die Leute wundern sich immer wieder, warum Babys auf langen Flügen so viel schreien. Dabei liegt das ganz einfach daran, dass es für die Kinder zu laut ist, um sich mit irgendetwas anderem zu beschäftigen. Im Flugzeug herrscht nicht nur das ständige Dröhnen der Triebwerke, sondern auch das weiße Rauschen des Kabinendruckausgleichs. Über das PA-System werden den Fluggästen immer wieder neue Anweisungen gegeben; und heutzutage hängt auch über jedem Sitz ein kleiner Fernsehbildschirm, der Sie mit Videobildern überflutet. Alle paar Stunden kommt ein Getränkewagen vorbei oder es wird Essen ausgegeben. Wie soll man dabei schlafen? Aber man braucht auf so langen Flügen unbedingt ein bisschen Schlaf. Ich nehme immer eine Schlafbrille und Kopfhörer mit, um mich gegen das Licht und den Lärm abzuschirmen. Auf längeren Flügen sollte man vor der Landung ungefähr fünf oder sechs Stunden lang fest schlafen, um die Auswirkungen des Jetlags abzumildern. Ich rate leichten Schläfern immer, niemals ohne Schlafbrille und Gehörschutz zu verreisen. Sonst sind sie bei der Landung so fix und fertig, dass sie sich in der neuen Zeitzone gar nicht mehr zurechtfinden. Selbst wenn Sie nicht schlafen können, entspannt Ihr Körper sich doch besser, wenn Sie sich gegen die Reizüberflutung im Flugzeug abschirmen, dann können Sie besser mit dem Reisestress umgehen.

Nehmen Sie Melatonin ein. Flüge von Westen nach Osten sind besonders problematisch, weil die Zeit uns dort um einige Stunden voraus ist. Das heißt, der Morgen bricht eher an als am Ausgangspunkt der Reise, und es wird Nacht, bevor man von seiner inneren Uhr her zum Schlafen bereit ist. Wenn Sie beispielsweise von New York nach Paris fliegen, müssen Sie um zehn Uhr abends einzuschlafen versuchen, obwohl es für Ihren Körper noch vier Uhr nachmittags ist. In solchen Fällen sollten Sie bereits ein paar Tage vor dem Flug anfangen, um vier Uhr Melatonin einzunehmen. Davon werden Sie nicht müde, sorgen aber dafür, dass zur richtigen Ortszeit Melatonin in Ihrem Blutkreislauf zirkuliert und Ihr Körper eher darauf programmiert ist, zur richtigen Zeit schlafen zu können, wenn Sie in der neuen Zeitzone landen.

Essen Sie während des Fluges nichts. Wenn möglich sollten Sie im Flugzeug möglichst wenig oder gar nichts essen – vor allem, wenn Sie in Richtung Osten fliegen. Essen ist ein starkes Signal für Ihren Körper, das ihm hilft, sich an eine neue Umgebung anzupassen; und für die Vorbeugung von Jetlag spielt Nahrungsaufnahme vielleicht sogar die allerwichtigste Rolle. Wenn Sie auf Essen verzichten, verlangsamt Ihr Stoffwechsel sich so sehr, als sei es mitten in der Nacht. Dann können Sie sich besser entspannen und schlafen; außerdem verschiebt Ihr zirkadianer Rhythmus sich dadurch nach vorn und passt sich an die neue Zeit an. Wenn Sie dann bei Tageslicht aus dem Flugzeug steigen und wieder anfangen zu essen, weiß Ihr Körper, dass ein neuer Tag begonnen hat. Damit haben Sie die ersten Schritte dazu getan, sich auf die Ortszeit einzustellen.

Nehmen Sie Triphala ein. Das ist ein Präparat aus ayurvedischen Heilpflanzen, das zur Regulation der Darmtätigkeit beiträgt. Viele meiner Patienten nehmen abends eine Tablette mit 1000 Milligramm Triphala, weil das eine hervorragende Verdauungshilfe ist. Außerdem trägt Triphala zur Befeuchtung der Därme bei. Es ist zwar kein Abführmittel, macht aber häufig den Stuhl weicher und fördert den Stuhlgang. Wenn Sie nach einem langen Flug unter Verstopfung leiden, ist dieses Nahrungsergänzungsmittel ein absolutes Muss für Sie. Wenn Sie es bei der Landung des Flugzeugs oder kurz danach einnehmen, können Sie Verdauungsstörungen und Verstopfung vorbeugen, die häufig auftreten, wenn Ihr Körper sich auf eine neue Zeitzone einstellen muss.

Stellen Sie Ihre Lebensweise von vornherein auf Ortszeit ein. Tun Sie das am besten gleich nach der Landung! Wenn Sie nach Osten fliegen, landen Sie vielleicht in den frühen Morgenstunden an Ihrem Bestimmungsort und konnten während des Flugs kaum schlafen. Trotzdem sollten Sie sich jetzt kein Nickerchen gönnen, um den versäumten Schlaf nachzuholen. Bleiben Sie wach, bis es in Ihrer neuen Zeitzone Zeit zum Schlafen ist! Auch bei Ihren Mahlzeiten sollten Sie sich an die Ortszeit halten. Wenn Sie um die Mittagszeit an Ihrem Bestimmungsort landen, essen Sie zu Mittag. Das hilft Ihrem Körper und Ihrem Hypothalamus, Ihre innere Uhr auf den neuen 24-Stunden-Rhythmus einzustellen.

Setzen Sie sich so oft und so lange wie möglich natürlichem Licht aus. In der neuen Zeitzone sollten Sie sich tagsüber so viel wie möglich im Freien aufhalten und sich dem natürlichen Sonnenlicht aussetzen. Das hilft Ihrem Körper mehr als alles andere, seinen Rhythmus umzustellen – nicht nur im Hinblick auf den Schlaf, sondern auch auf die Verdauung. Wer an seinem Bestimmungsort nicht genügend natürliches Licht bekommt, ist am Jetlag-gefährdetsten.

Stimmen Sie sich abends auf den Schlaf ein. An den ersten Abenden in einer neuen Zeitzone müssen Sie besonders genau darauf achten, sich abends richtig aufs Schlafengehen vorzubereiten. Beschäftigen Sie sich so wenig wie möglich mit E-Mails und gehen Sie der Reizüberflutung durch elektronische Geräte aus dem Weg. Gönnen Sie sich vor dem Schlafengehen eine Ölmassage und anschließend ein beruhigendes Bad. Dadurch stimmen Sie Ihren Körper auf seine neue Zubettgehzeit ein.

Sobald Sie sich vorgenommen haben, etwas für einen besseren Schlaf zu tun, werden Sie feststellen, dass Ihr Leben sich in jeder Hinsicht verbessert. Denn dadurch befreien Sie sich von dem natürlichen Jetlag, dem Sie Ihren Körper durch Ihren Tagesablauf ausgesetzt haben. Dadurch wird sich nicht nur Ihre Verdauung, sondern auch Ihr Konzentrationsvermögen verbessern – selbst Ihre Haut wird in neuem Glanz erstrahlen, wenn Sie Ihrem Körper ein paar Nächte lang einen guten, erholsamen Schlaf gegönnt haben. Viele meiner Patienten nehmen übrigens auch ab, wenn sie wieder gut schlafen. Vielleicht ergeht es

Ihnen ja ebenso! Im nächsten Kapitel will ich Ihnen helfen, sich dieses gesunde Strahlen zu bewahren, indem ich Ihnen eine neue Ernährungsweise nahebringe. Wenn Sie sich gesünder ernähren, werden Sie noch mehr abnehmen – und dann auch besser schlafen.

6

Die Bedeutung des Essenszeitpunkts

Kommt Ihnen dieses Szenario bekannt vor? Sie wachen morgens auf und nehmen sich vor, ab heute endlich weniger zu essen und abzunehmen. Und da Sie morgens sowieso keinen Hunger haben, verzichten Sie aufs Frühstück. (Die meisten Menschen, die mehr als 10 Kilo Übergewicht haben, sind in den ersten drei Stunden nach dem Aufwachen nicht hungrig. Oft liegt das daran, dass sie am Vorabend zu viel gegessen haben.) Sie gehen zur Arbeit und spätestens um die Mittagszeit meldet sich bei Ihnen dann der Hunger, aber Sie essen nur einen kleinen Salat oder ein kleines belegtes Brot an Ihrem Schreibtisch und beglückwünschen sich zu Ihrer Willenskraft. Doch spätestens um drei oder vier Uhr nachmittags ist es mit diesem starken Willen vorbei: Sie sind hungrig, schlecht gelaunt und erschöpft und haben einen wahren Heißhunger auf irgendetwas, das Ihnen hilft, von Ihrem Stress herunterzukommen. Vielleicht holen Sie sich jetzt einen Schokoriegel aus dem Lebensmittelautomaten oder gehen zu Starbucks und gönnen sich eine Riesenportion Kaffee mit viel Zucker. Natürlich wissen Sie, dass beides nicht unbedingt gesund ist, doch wenigstens stehen Sie auf diese Weise den Rest des Tages durch. Nach der Arbeit sind Sie erschöpft und schier am Verhungern; und jetzt beginnt das wahre Problem: Sie kochen sich etwas und trinken dabei ein Glas Wein oder Sie nehmen einen kleinen Snack zu sich, während Sie auf den Essenslieferanten warten, der Ihnen Ihr Abendessen bringt. Falls Sie ins Restaurant gehen, haben Sie, bevor der Kellner Ihnen Ihr Essen serviert, schon den ganzen Brotkorb leer gegessen; und auch nach Ihrer Abendmahlzeit können Sie nicht mit dem Essen aufhören, obwohl Sie eigentlich satt sind. Obwohl Ihr Blutzucker- und Insulinspiegel bereits in die Höhe schießt, haben Sie einen unwiderstehlichen Heißhunger auf etwas Süßes. Also gönnen Sie sich einen Nachtisch oder futtern weiterhin immer wieder zwischendurch bis zum Schlafengehen. Doch leider kann Ihr Körper Nahrungsmittel, die Sie so spät abends zu sich nehmen, wenn Ihr Verdauungstrakt sich bereits auf seine nächtliche Ruhephase vorbereitet, nicht mehr verdauen. Das kann zu Säurereflux, Bauchkrämpfen oder Wasseransammlungen im Körper führen und macht Ihren Schlaf weniger erholsam, sodass Sie nachts vielleicht mit einem unangenehmen Völlegefühl aufwachen. Wenn Sie in der ersten Tageshälfte hungern und in der zweiten Tageshälfte dauernd Essen in sich hineinstopfen, machen Sie all Ihre Bemühungen um eine Gewichtsabnahme zunichte.

Wenn Sie in so ein Muster verfallen sind, stehen Sie damit nicht allein da. Fast alle meine übergewichtigen Patienten erzählen mir die gleiche Geschichte. Die meisten Menschen, die sich typisch westlich ernähren, nehmen die Hälfte ihrer Tageskalorien nach vier Uhr zu sich. In einer Beobachtungsstudie forderten Wissenschaftler 156 Teilnehmer auf, drei Wochen lang jeden Tag alle Mahlzeiten und Getränke zu fotografieren, bevor sie sie zu sich nahmen. (Das ist übrigens eine hervorragende Idee, um über Ihre Nahrungsaufnahme Buch zu führen!) Diese Studie ergab, dass ungefähr die Hälfte der Probanden 75 Prozent ihrer Tageskalorien nachmittags und abends verzehrte![25] An den Wochenenden verschoben sie ihre Mahlzeiten noch weiter nach hinten, sodass der Jetlageffekt auf ihren Körper sich noch mehr verschlimmerte.

Am späten Nachmittag und Abend kann Ihr Körper Kalorien, Zucker und Fett längst nicht mehr so gut verstoffwechseln. Wer glaubt, sich Kalorien für später aufsparen zu können, indem er aufs Frühstück oder Mittagessen verzichtet, ist also auf dem Holzweg. Ihr Körper ist nun einmal keine Maschine, die jeden Tag eine bestimmte, genau festgelegte Anzahl an Kalorien konsumiert. Ihr Verdauungstrakt folgt seinem eigenen zirkadianen Rhythmus: Morgens ist er startklar für den Tag, um die Mittagszeit kann er Kalorien am besten verbrennen. Nach zwei Uhr nachmittags wird Ihre Verdauung allmählich immer träger. Menschen mit langsamerem Stoffwechsel, denen das Abnehmen schwerfällt, können nach sieben Uhr abends so gut wie gar kein Essen mehr verdauen. Wenn Sie Ihre Hauptmahlzeit abends zu sich nehmen, führt das zu einer ganzen Reihe metabolischer Veränderungen, die eine Gewichtsabnahme unmöglich machen.

Auf den Essenszeitpunkt kommt es an

Die meisten Ernährungsempfehlungen gehen nicht auf den Zeitpunkt der Nahrungsaufnahme ein, obwohl Adipositasforscher allmählich zu der Erkenntnis kommen, dass die Essenszeiten beim Gewichtsmanagement eine sehr wichtige, bisher unberücksichtigte Rolle spielen. Die Fähigkeit Ihres Körpers, große Kalorienmengen zu verarbeiten (seine Glukosetoleranz), ist morgens höher als im weiteren Tagesverlauf. Auch die Insulinsensitivität folgt einem zyklischen Muster: Morgens ist sie höher, abends niedriger.[26] Wenn Sie also morgens Kohlenhydrate (beispielsweise Haferflocken oder einen Vollkorntoast) essen, schießt Ihr Blutzucker nicht so sehr in die Höhe, als wenn Sie das Gleiche am Abend zu sich nehmen würden. Doch wenn Sie den ganzen Tag über gehungert haben, bekommen Sie abends wahrscheinlich Heißhunger auf Lebensmittel mit hohem Gehalt an Fett und Einfachzuckern wie beispielsweise Maischips, Butterbrote und süße Desserts. Dieser Brennstoff lässt Ihren Blutzucker schnell ansteigen und er bleibt dann auch mehrere Stunden lang hoch – aus dem einfachen Grund, dass Sie diese Lebensmittel nach Einbruch der Dunkelheit gegessen haben. Und was noch schlimmer ist: Am Ende des Tages bereitet Ihr Körper sich auch auf die Lipogenese (Fettspeicherung) vor. Wenn Sie die meisten Kalorien am Abend zu sich nehmen, wird diese Riesenmahlzeit also in Form von Fett gespeichert.

Wenn Sie den Eindruck haben, dass ich diese typische Ernährung vieler Menschen als im Zeitlupentempo herannahende Stoffwechselkatastrophe betrachte, haben Sie völlig recht. Im Jahr 2014 wurde eine Studie über die Langzeitauswirkungen reichhaltiger Abendmahlzeiten veröffentlicht. Die Wissenschaftler forderten 1245 Personen mit Normalgewicht und gesundem Stoffwechsel auf, drei Tage lang ein Ernährungstagebuch zu führen und sich ein paar Blutuntersuchungen zu unterziehen. Sechs Jahre später wurden diese Probanden erneut untersucht. Von denjenigen, die in ihrem Tagebuch angegeben hatten, mehr als die Hälfte ihrer Tageskalorien beim Abendessen aufzunehmen, hatten in den vergangenen sechs Jahren doppelt so viel Übergewicht oder irgendein anderes Stoffwechselproblem entwickelt.[27] Wenn Sie Ihre Hauptmahlzeit auf den Mittag verlegen, können Sie Ihrer Gesundheit auf Jahre hinaus etwas Gutes tun – auch wenn Sie sonst gar nichts an Ihren Essgewohnheiten ändern.

Kann man tatsächlich abnehmen, indem man seine Hauptmahlzeit einfach früher am Tag zu sich nimmt? Oh ja. In einer anderen Studie forderten Wissenschaftler übergewichtige und fettleibige Frauen mit metabolischem Syndrom auf, sich an eine kalorienreduzierte Ernährung zu halten. Die eine Gruppe nahm ihre Hauptmahlzeit zum Frühstück ein und aß mittags weniger; abends war nur noch eine ganz kleine Mahlzeit erlaubt. Die zweite Gruppe verfuhr genau umgekehrt: Sie nahm morgens nur 200, mittags 500 und abends 700 Kalorien zu sich. Nach zwölf Wochen hatten die Frauen, bei denen das Frühstück die Hauptmahlzeit darstellte, mehr abgenommen und hatten auch einen geringeren Taillenumfang. Auch ihre Insulinsensitivität, ihr Nüchternblutzucker und ihre Triglyzeridwerte hatten sich verbessert. Und was am allerwichtigsten war: Sie hatten ihren eigenen Angaben nach auch weniger Hunger als diejenigen, die ihre Hauptmahlzeit abends einnahmen.[28]

Ich würde Ihnen niemals empfehlen, Ihre Hauptmahlzeit auf das Frühstück zu legen (warum, erkläre ich gleich noch), aber ich rate Ihnen auch dringend davon ab, ganz aufs Frühstücken zu verzichten. Einige Wissenschaftler sind der Meinung, dass Menschen, die sich einer Gewichtsreduktionsdiät unterziehen, mindestens sieben Monate lang kontinuierlich abnehmen können, indem sie morgens frühstücken, statt darauf zu verzichten, weil sie dann den ganzen Tag über weniger Hunger und Gelüste auf ungesunde Lebensmittel haben.[29] Wenn Sie morgens keinen großen Hunger haben, betrachten Sie das Frühstück einfach als Snack oder Starthilfe für den Tag – eine Kleinigkeit, um Ihren Stoffwechsel in Gang zu bringen. Sobald es Ihnen gelungen ist, Ihre Abendmahlzeit zu reduzieren, werden Sie feststellen, dass Sie morgens automatisch mehr Hunger haben – ein wichtiges Zeichen dafür, dass Ihr Stoffwechsel sich normalisiert. Viele Menschen reden sich ein, dass man essen sollte, wenn man Hunger hat, vergessen dabei aber, dass sie ihren Körper darauf trainiert haben, zur falschen Tageszeit Hunger zu bekommen. Also müssen sie ihren Körper umerziehen. Indem Sie morgens etwas essen, trainieren Sie Ihren Körper darauf, nach der natürlichen nächtlichen Fastenzeit am darauffolgenden Morgen, wenn diese Kalorien Ihrem Körper am meisten guttun (und am wenigsten Schaden anrichten), ein bisschen Hunger zu haben. Wenn Sie morgens ein kleines Frühstück und mittags ein reichhaltiges Mittagessen einnehmen, werden Sie sich später am Tag nicht mehr so hungrig und zittrig fühlen, denn dadurch bringen Sie Ihrem Körper bei, seine Hungerhormone zur von der Natur vorgesehenen Zeit auszuschütten.

Die Hungerhormone

Mit Ihren Essgewohnheiten trainieren Sie Ihren Körper darauf, bestimmte mit dem Essen zusammenhängende Hormone wie beispielsweise Ghrelin und Leptin zu produzieren. Ghrelin wird im Magen gebildet und ist das einzige Hormon, das unser Körper herstellt, um den Appetit anzuregen. Immer wenn Sie essen, trainieren Sie Ihren Körper damit darauf, um diese Uhrzeit Nahrung zu erwarten. (So erreichen Sie es, zu gesunden Essenszeiten Hunger zu bekommen.) Dieses Phänomen fällt Ihnen vielleicht bei der Zeitumstellung im Frühjahr oder Herbst auf, denn dann werden zwar die Uhren umgestellt, aber Ihr Magen nicht. Er schüttet sein Ghrelin immer noch zur selben Zeit aus. Denn schließlich weiß er nicht, dass die Uhrzeit sich geändert hat; und bei vielen Menschen braucht der Körper mehrere Tage bis Wochen, um sich richtig auf die neue Zeit einzustellen. Vor Ihrer Essenszeit steigt der Ghrelinspiegel in Ihrem Blut jäh an und nimmt nach dem Essen mehrere Stunden lang ab. Auch kurz vor Einbruch der Dunkelheit steigt er schnell an, um dann nach dem Dunkelwerden ebenso rasch abzufallen und bis zum nächsten Morgen niedrig zu bleiben. Obwohl Ihr Magen nachts leer ist (oder zumindest sein sollte), haben Sie keinen Hunger und kein Bedürfnis danach, sich etwas zu essen zu holen. So reguliert Ihr Körper Ihr Essverhalten auf natürliche Weise. Ghrelin gibt Ihrem Körper übrigens auch das Signal, sich auf die Fettspeicherung vorzubereiten. Was hat das mit den Essenszeiten zu tun? Ganz einfach: Wenn Sie

Ihre Hauptmahlzeit immer erst nach Einbruch der Dunkelheit einnehmen, trainieren Sie Ihren Körper darauf, zu einer Zeit Ghrelin zu produzieren, in der die Ghrelinausschüttung eigentlich unterdrückt werden sollte. Außerdem geben Sie ihm das Signal zur Vorbereitung auf die Speicherung von Bauchfett – und zwar ausgerechnet, bevor Sie sich für die nächsten acht Stunden hinlegen und Ihr Gehirn und Ihre Organe in den Schlafmodus versetzen.

Leptin ist der Gegenspieler des Ghrelins. Dieses Hormon wird von Ihren Fettzellen hergestellt, um dem Körper zu signalisieren, dass Sie genug gegessen haben. Vor dem Essen ist der Leptinspiegel niedrig, danach steigt er an. Wenn Sie genügend Speicherfett haben, sollten diese Fettzellen also eigentlich Leptin als natürlichen Appetitzügler in den Blutstrom ausschütten. Anfangs schien die Entdeckung dieses Hormons ein Durchbruch in der Adipositasforschung zu sein: Vielleicht produzieren Menschen, die zunehmen, ja nicht genügend Leptin, oder man könnte ihnen mit einem Leptinpräparat helfen! Dachte man zumindest. Doch das erwies sich leider als Irrtum. Menschen mit ausreichenden Fettspeichern produzieren zwar eine Menge Leptin, doch aus irgendeinem Grund reagiert ihr Appetit nicht auf diese hohen Leptinspiegel im Blut. Der Körper kann nämlich eine Leptinresistenz entwickeln. Das funktioniert ganz ähnlich wie bei der Insulinresistenz. Wenn Sie nicht genügend Schlaf bekommen oder zu Zeiten essen, zu denen Ihr Körper eigentlich schlafen sollte, kommen die Leptinsignale nicht mehr in Ihrem Gehirn an.

Ebenso wie das Ghrelin folgt auch das Leptin einem zirkadianen Rhythmus. Tagsüber ist der Leptinspiegel niedriger; abends steigt er an, um Ihrem Gehirn zu signalisieren, dass Sie jetzt nichts mehr zu essen brauchen. Fettleibige Menschen können nachts bis zu zweimal so viel Leptin produzieren wie normalgewichtige und diese hohen Leptinspiegel in ihrem Blut tragen zur Leptinresistenz bei. Auch reichliche Abendmahlzeiten erhöhen den Leptinspiegel zu einer Zeit, in der er sowieso schon ansteigt, noch mehr.

Genau das passierte Ron, einem 31-jährigen Berater bei einem Vermögensverwaltungsunternehmen. Seine Ernährungsberaterin hatte ihm dringend ans Herz gelegt, nicht aufs Frühstück zu verzichten, aber von einer reichhaltigen morgendlichen Mahlzeit wurde ihm schlecht. Dieser Mann zwang sich daraufhin tatsächlich zu einem üppigen Frühstück, obwohl er morgens keinen Hunger hatte. Allerdings hatte er seiner Ernährungsberaterin nicht gesagt, dass er oft das Mittagessen ausfallen ließ; und dann hatte er abends einen Riesenhunger und aß zu viel, was zu seinen Schlafstörungen beitrug. Ein reichhaltiges Frühstück bringt Ihnen gar nichts, wenn Sie in den darauffolgenden zwölf Stunden nichts essen! Ihr Körper braucht tagsüber immer wieder Brennstoff. Erst nach Einbruch der Dunkelheit ist Fasten angesagt. Ron hielt dieses bohrende Hungergefühl für ein Signal seines Körpers, dass er essen und trinken durfte, was er wollte: Limonade, Brot, Fleisch, Desserts. Wenn man zu großen Hunger hat, ist einem jedes Lebensmittel recht, dann schlingt man einfach alles in sich hinein. Das stillt zwar vorübergehend den Heißhunger, ist für Ihren Stoffwechsel aber eine Katastrophe. Denn nachts leert Ihr Magen sich nur halb so schnell wie tagsüber. Was man nachts zu sich nimmt, wird also nicht so leicht verdaut, sodass Sie am nächsten Morgen nach diesem reichhaltigen Abendessen immer noch unter Völlegefühl leiden und Ihr Leptinspiegel nach wie vor zu hoch ist. Wer tagsüber Mahlzeiten auslässt, trägt damit zu einer Leptinresistenz bei. Ihr Grelinspiegel ist dagegen so niedrig, dass Sie keinen Hunger haben. Dieses Essverhalten läuft Ihrem natürlichen Rhythmus total zuwider; dadurch legen Sie Fettspeicher an und enthalten Ihrem Körper gleichzeitig in der ersten Tageshälfte, in der er diese am dringendsten braucht, wichtige Nährstoffe vor.

Wie entkommt man diesem Teufelskreis? Zunächst einmal sollten Sie Ihre abendliche Kalorienaufnahme einschränken. Als Nächstes fangen Sie an, morgens ein leichtes Frühstück – beispielsweise einen kleinen Smoothie oder Eiweißshake, etwas Vollkorngetreide oder Eier mit Gemüse – einzunehmen. Das Ziel besteht darin, Ihr natürliches Hungerzeitfenster auf den Mittag zu verlegen, denn um diese Zeit können Sie gefahrlos eine reichhaltigere Mahlzeit zu sich nehmen. Mit diesem neuen Ernährungsmuster haben schon Tausende meiner Patienten ihren Hormonhaushalt wieder ins Gleichgewicht gebracht und ihr Blutbild verbessert. Außerdem wird dadurch auch ihre Willenskraft gestärkt, weil sie dann nicht mehr so großen Hunger haben.

Vielleicht müssen Sie erst einmal ein bisschen herumexperimentieren, um sich an eine geringere Nahrungsaufnahme am Abend zu gewöhnen. Ron ist schließlich dazu übergegangen, um sechs Uhr abends ein leichtes Abendessen einzunehmen, doch in den ersten Wochen musste er um acht Uhr zusätzlich noch ein kleines Stück Obst essen oder eine Tasse Mandelmilch trinken, um den abendlichen Hunger zu stillen, den er seinem Körper antrainiert hatte. Denken Sie daran: Sie müssen Ihren Körper dazu erziehen, seine Hungersignale zum richtigen Zeitpunkt auszusenden. Mit bewährten hungerstillenden Methoden (beispielsweise dem Trinken von heißem Zitronenwasser) können Sie Hungersignale, die zum falschen Zeitpunkt kommen, bekämpfen.

Auch Ihr Darm hat eine innere Uhr

Ihre zentrale zirkadiane Uhr liegt zwar in Ihrem Gehirn, aber viele Organe und Gewebe (auch Ihr Fettgewebe) haben einen eigenen zirkadianen Rhythmus. Essen ist einer der wichtigsten Zeitgeber, an denen Ihre peripheren Uhren im Darm und in der Leber die Tageszeit ablesen. Diese Organe stellen ihre Uhren nach Ihrem Essenszeitpunkt; und diese peripheren Zelluhren sagen Ihnen wiederum, wann Sie Verdauungsenzyme ausschütten, Ihre Zellen teilen und reparieren, Nährstoffe aufnehmen und Abfallstoffe entsorgen sollen. All das spielt sich auf Zellebene – mithilfe von molekularen Uhren oder Uhrengenen in den Zellen – ab. Doch diese peripheren Uhren befinden sich gleichzeitig auch in ständiger Kommunikation mit Ihrer zentralen Uhr im Gehirn (dem SCN) und vermitteln dieser Uhr Informationen über die Aktivitäten Ihres Körpers. Während Ihr Gehirn sich bei der zeitlichen Gestaltung seiner Funktionen am Hell-Dunkel-Zyklus und an Ihren Schlafmustern orientiert, hält Ihr Darm sich bei der Festlegung seines 24-Stunden-Zyklus an Ihre Essenszeiten. Wenn Ihre innere Uhr und Ihre peripheren Uhren nicht miteinander synchronisiert sind, entwickeln Sie selbst dann typische Jetlag-Symptome, wenn Sie noch nie in einem Flugzeug gesessen haben. Dadurch entstehen nicht nur Reizungen und Entzündungen im Darm, sondern auch ständige Müdigkeit und Abgeschlagenheit und *Brain Fog* – das Gefühl, wie benebelt im Kopf zu sein. Außerdem kann es dadurch zu affektiven Störungen, Konzentrationsproblemen und Schwierigkeiten bei der Stressbewältigung kommen, denn im Darm wird die größte Menge Ihres körpereigenen Serotonins produziert. Das meinen Wissenschaftler, wenn sie von der Darm-Hirn-Achse sprechen. Inzwischen wissen wir, dass ein großer Teil dieser Darm-Hirn-Achse mit den zirkadianen Uhren in unserem ganzen Körper in Verbindung steht.

Auch Ihre Darmflora folgt ihrem eigenen zirkadianen Rhythmus: Manche Bakterien vermehren sich tagsüber stärker, andere sind bei Nacht in der Überzahl. Wenn Ihr Essverhalten nicht mit Ihrer zentralen inneren Uhr übereinstimmt, gerät Ihre ganze Darmflora aus dem Gleichgewicht. Man kann seine Darmflora zum Beispiel stören, indem man sich fettreich ernährt, spätabends noch etwas isst oder tagsüber zu viele Mahlzeiten einnimmt. Diese Bakterien in Ihrem Darm können durch falsche Essenszeiten so durcheinandergeraten, dass sie sich gar nicht mehr zurechtfinden. Dann richten sie sich in ihren Funktionen nicht mehr nach einem 24-Stunden-Rhythmus und das führt zu Beschwerden wie Entzündungen, Aufgeschwemmtsein, aber auch Glukoseintoleranz und Fettleibigkeit.[30]

Diese improvisierte Diät, bei der Sie während der ersten Tageshälfte hungern oder nur leichte Mahlzeiten zu sich nehmen und dafür bei Sonnenuntergang und danach so richtig reinhauen, kann viele Störungen in Ihrem Körper verursachen, zum Beispiel Säurereflux, Magengeschwüre, Reizdarmsyndrom, Insulinresistenz und Gewichtszunahme. Trotzdem brauchen Sie nicht zu verzweifeln, denn es gibt eine körpereigene Substanz, die all diese Uhren miteinander synchronisiert und Ihre Verdauung verbessert: Melatonin. Wenn Sie abends rechtzeitig einschlafen, beginnt Ihr Gehirn vor Mitternacht mit der Melatoninausschüttung. Ich weiß, auf diesem Thema bin ich schon in Kapitel 4 ständig herumgeritten, aber es ist eben auch sehr wichtig: Wenn Sie jeden Abend zur richtigen Zeit schlafen gehen, bringen Sie Ihrem Körper bei, um diese Zeit Melatonin in Ihren Blutkreislauf auszuschütten, das die peripheren Uhren in Ihrem Darm mit der zentralen inneren Uhr im Gehirn koordiniert. Diese Wirkung hat Melatonin unabhängig davon, woher es kommt. Wenn Sie also ein Melatoninpräparat einnehmen, um Ihren Schlaf-Wach-Rhythmus wieder besser zu regulieren, übt dieses Melatonin ebenfalls eine schützende Wirkung auf Ihre Verdauungsorgane aus. Es beruhigt den Verdauungstrakt und reguliert Ihren Stuhlgang. In einer Studie erhielten Frauen mit Reizdarmsyndrom acht Wochen lang jeden Abend drei Milligramm Melatonin. Dadurch verbesserten ihre Beschwerden sich sehr.[31] Gleichzeitig ist Melatonin auch ein sehr wirksames Antioxidans und kann sogar eine leberschützende Wirkung haben. Wenn Sie Ihre abendliche Melatoninproduktion ankurbeln, tun Sie mehr für Ihren Körper als mit einem der üblichen Gewichtsreduktionsprogramme.

Der richtige Essenszeitpunkt

Sie müssen also Ihr Essverhalten ändern, um Ihren Körper wieder mit seinem zirkadianen Rhythmus zu synchronisieren. Auf gesunde Ernährung und die richtigen Lebensmittel für Ihren Körpertyp gehe ich im nächsten Kapitel noch näher ein. Zunächst einmal müssen Sie sich angewöhnen, Ihre Mahlzeiten zum richtigen Zeitpunkt einzunehmen.

Dokumentieren Sie Ihr Essverhalten

Um etwas an Ihrem Essverhalten ändern zu können, müssen Sie dieses zunächst erst einmal richtig kennenlernen. Deshalb sollten Sie in den nächsten Tagen immer ein Notizbuch griffbereit haben, in das Sie genau eintragen, was Sie um welche Uhrzeit essen. Vergessen Sie dabei die Snacks und Getränke nicht! Die genaue Kalorienzahl, die Sie Ihrer Meinung nach aufgenommen haben, interessiert mich nicht. Viel wichtiger ist mir die Zeitspanne zwischen den Mahlzeiten. Dadurch, dass Sie nicht Ihre Kalorienaufnahme, sondern Ihr Essverhalten dokumentieren, bekommen Sie eine Vorstellung davon, um welche Tageszeiten Ihr Körper mit Essen rechnet. Analysieren Sie Ihr Ernährungstagebuch anhand folgender Fragen:

- **Um welche Uhrzeit nehmen Sie Ihre Mahlzeiten ein?** Essen Sie jeden Tag um dieselbe Zeit?

- **Wie umfangreich sind Ihre Mahlzeiten?** Wenn Sie möchten, können Sie natürlich auch die Anzahl der aufgenommenen Kalorien schätzen; viel wichtiger ist jedoch die Information, welche Ihrer Mahlzeiten am reichhaltigsten ist und um welche Uhrzeit Sie sie einnehmen.

- **Wie oft pro Tag nehmen Sie einen Snack zu sich?** Schreiben Sie genau auf, was Sie zwischen den Mahlzeiten essen – auch jeden gesüßten Kaffee, jede kleine Tüte Chips, jede Süßigkeit. Achten Sie darauf, welches Muster sich daraus ergibt.

- **Wie viele Stunden pro Tag essen Sie nichts?** Wie lang ist die Pause zwischen Ihren Mahlzeiten und zwischen Abendessen und Frühstück? Das verrät Ihnen, wie viel Ruhe Sie Ihrem Verdauungstrakt gönnen.

- **Wie bunt sind Ihre Mahlzeiten?** Wie viele verschiedene Gemüse, Nüsse, Getreideprodukte und andere naturbelassene Lebensmittel nehmen Sie pro Mahlzeit zu sich? Ihr Ziel sollte darin bestehen, möglichst viele naturbelassene Nahrungsmittel zu essen. (Mehr darüber erfahren Sie im nächsten Kapitel.)

- **Wie viele Geschmacksrichtungen beinhaltet jede Ihrer Mahlzeiten?** Es gibt sechs Hauptgeschmacksrichtungen: süß, sauer, salzig, bitter, scharf und herb (zusammenziehend). Doch unsere moderne Ernährung besteht hauptsächlich aus süßen und salzigen Aromen; also haben Sie auch nur darauf Appetit, weil Sie nichts anderes kennen. Sie müssen Ihren Gaumen wieder an andere Geschmacksrichtungen gewöhnen, damit Ihre Geschmacksknospen sich nicht nur zu Junkfood hingezogen fühlen. Zum Beispiel braucht Ihr Körper scharf schmeckende Lebensmittel wie beispielsweise Gewürze, zusammenziehende Nahrungsmittel wie Zitrusfrüchte, Essig und Sellerie, aber auch Bitteres wie grünes Gemüse, Sprossen und Melonen. Diese enthalten nicht nur viele Ballaststoffe, sondern reinigen gleichzeitig auch den Gaumen und helfen Ihnen, eine bessere Lebensmittelwahl zu treffen. Der Ingwerdrink auf Seite 141 enthält alle sechs Geschmacksrichtungen und ist darum ein einfaches Mittel gegen Heißhunger auf ungesunde Lebensmittel.

Indem Sie Ihre Nahrungsaufnahme dokumentieren, fangen Sie an, achtsam zu essen. Denn natürlich können Sie Ihre Ernährung erst dann umstellen, wenn Sie wissen, was Sie zu sich nehmen – und wann. Es heißt, dass man durch Meditation Herz und Verstand zusammenbringt. Ein Ernährungstagebuch bringt Ihren Magen und Ihren Verstand zusammen! So ein Tagebuch ist Ihr erster Schritt zu der Erkenntnis, dass es bei der Ernährung nicht nur darauf ankommt, was Ihnen im ersten Augenblick gut schmeckt; Ihre Nahrung muss sich auch in den Stunden danach immer noch gut anfühlen.

Essen Sie jeden Tag um dieselbe Uhrzeit. Viele Menschen mit vollem Terminkalender entscheiden von Tag zu Tag spontan, wann sie essen wollen. Eine meiner Patientinnen war im Vertrieb tätig und erklärte mir, dass sie sich mehrmals pro Woche mit Kunden treffen müsse und häufig mit ihnen zu Mittag esse. Diese Frau aß nicht nur an einem Tag würzige Speisen und am nächsten Tag schwere Pastagerichte; ihre Mittagsmahlzeit fand auch zu extrem unterschiedlichen Zeiten statt – von halb elf bis hin zu halb zwei. Solche Unregelmäßigkeiten sind für Ihren Verdauungstrakt eine Katastrophe. Denn Ihr Körper schüttet bereits dann Verdauungsenzyme und -hormone aus, wenn er mit einer Mahlzeit rechnet; er muss also wissen, wann er das tun soll. Also trainieren Sie Ihren Körper darauf, zum richtigen Zeitpunkt Hunger zu bekommen! Notfalls stellen Sie sich einen Wecker, um zumindest einmal eine Woche lang jeden Tag um dieselbe Zeit zu essen. Das gilt vor allem fürs Wochenende; an solchen Tagen essen die meisten Menschen nämlich später als sonst. Diesen sozialen Jetlageffekt auf Ihre Mahlzeiten sollten Sie vermeiden. Damit erziehen Sie Ihren Körper dazu, sein Essen zum richtigen Zeitpunkt zu erwarten. Wenn Sie sich die Mühe machen, Ihre Arbeitsabläufe so einzurichten, dass Sie regelmäßige Essenszeiten einhalten können, wird Ihr Körper es Ihnen danken. Meine Patientin tat dies und konnte gar nicht fassen, wie viel besser es ihr nach dieser Woche ging. Daraufhin begann sie mit ihren Kunden Restaurants zu besuchen, in denen es mehr gesunde Gerichte und Gemüse gab – und sie waren begeistert davon. An manchen Tagen nahm sie einfach eine Suppe und einen Salat zum Mittagessen mit ins Büro und es ging ihr dabei fantastisch.

Legen Sie Ihre Hauptmahlzeit auf den Mittag. So können Sie Ihren zirkadianen Rhythmus und Ihre Verdauung miteinander koordinieren. Sie sollten die meisten Kalorien mitten am Tag zu sich nehmen, wenn Ihre Verdauung auf Hochtouren läuft. Das muss nicht unbedingt genau um zwölf Uhr mittags sein. Nach der ayurvedischen Tageseinteilung liegt die Pitta-Phase, in der Ihre Verdauungskraft sich auf dem Höhepunkt befindet, zwischen zehn Uhr morgens und zwei Uhr nachmittags. Trotzdem empfehle ich Ihnen, Ihre Mittagsmahlzeit möglichst nah an zwölf Uhr einzunehmen – und zwar jeden Tag um die gleiche Zeit. Zum Abendessen sollten Sie nur noch einen kleinen Snack zu sich nehmen – irgendetwas, das vor Einbruch der Dunkelheit Ihren schlimmsten Hunger stillt. Das empfehle ich meinen Patienten zuallererst, bevor ich mit ihnen bespreche, wie sie sich wieder an ein reichhaltigeres Frühstück gewöhnen können, denn die meisten Menschen bekommen morgens erst dann wieder Hunger, wenn sie auf ihre große Abendmahlzeit verzichten.

Gönnen Sie sich ein nährstoffreiches Frühstück. Viele Menschen glauben, zum Frühstück Unmengen von Essen vertilgen zu dürfen, während andere ganz auf diese morgendliche Mahlzeit verzichten. Beides ist falsch. Aus ayurvedischer Sicht befinden unser Nervensystem und unsere Verdauung sich in der Zeit zwischen sechs und zehn Uhr morgens noch in der Aufwärmphase. Das ist die Zeit für Ihren ersten Stuhlgang, bei dem Ihr Verdauungstrakt die Abfallstoffe vom gestrigen Tag entsorgt. Um diese Zeit sollte man seinen Magen nicht mit Mehl, Zucker und tierischen Fetten belasten. Ein Smoothie aus viel Obst und grünem Gemüse oder ein kleines Müsli reicht normalerweise schon aus. Wenn Sie als Start in den Tag eine reichhaltigere Mahlzeit brauchen, können Sie Eier mit Gemüse oder Kartoffeln essen. Die Energie dieser Lebensmittel muss ja nur bis zum Mittagessen vorhalten. Wenn Sie morgens keinen großen Appetit haben, hat es keinen Sinn, sich um diese Zeit mit Essen vollzustopfen.

Nehmen Sie sich vor, auf Snacks zu verzichten. Sie sollten sich nach jeder Mahlzeit aufs Neue vornehmen, bis zur nächsten Mahlzeit nichts zu essen. Dieses leichte Fasten tut Ihnen und Ihrem Körper gut, denn damit gönnen Sie Ihren Verdauungsorganen eine Ruhepause, verbessern Ihre Darmflora und sorgen dafür, dass Ihr Leptin- und Ghrelinspiegel sich stabilisiert. Trinken Sie Wasser (das auch gerne heiß sein darf) oder Kräutertee, um Ihr Hungergefühl zu betäuben, während Sie Ihren Körper darauf trainieren, zu den richtigen Zeiten Essen zu erwarten. Das kann Ihnen vor allem über Hungerattacken nach dem Abendessen hinweghelfen. Sie wissen, dass Ihr Körper von Natur aus dazu neigt, Ihr Hungergefühl bis zum nächsten Morgen zu unterdrücken. Also überlassen Sie ihm ruhig die Regie! Nachts braucht man nichts zu essen. Denken Sie daran: Sie sind gerade dabei, Ihren Körper zu einem neuen Essverhalten zu erziehen. Im Lauf der Zeit werden Ihnen diese Essgewohnheiten zur zweiten Natur werden.

Nehmen Sie weniger Mahlzeiten zu sich

Ich bitte meine Patienten, in ihrem Ernährungstagebuch auch zu vermerken, wie viele Stunden pro Tag sie essen beziehungsweise fasten. Wenn Sie am Morgen zuallererst Kalorien aufnehmen (auch wenn das nur ein Stück Toast und eine Tasse Kaffee mit Sahne ist), kurbeln Sie Ihre Verdauung bereits um sechs oder sieben Uhr morgens an. Wenn Sie anschließend auch noch den ganzen Tag über immer wieder kleine Zwischenmahlzeiten zu sich nehmen und um neun Uhr bei Ihnen noch ein Abendessen auf dem Programm steht, müssen Ihre Verdauungsorgane 15 Stunden pro Tag arbeiten; und wenn Sie sich auch nach dem Abendessen bis zur Schlafenszeit noch kleine Snacks gönnen, bekommt Ihr Körper nicht viel Ruhe. Ich sage meinen Patienten immer, dass ihr Körper nachts eine Fastenzeit von zehn bis zwölf Stunden braucht und dass zwischen ihren Mahlzeiten mindestens drei Stunden liegen sollten, in denen sie nicht essen. Dieses sanfte Fasten tut Ihrem Körper gut. Das muss nicht unbedingt bedeuten, dass Sie weniger essen; Sie essen nur weniger häufig.

Viele Patienten, die zu mir in die Praxis kommen, verbringen schlicht und einfach zu viele Stunden ihres Tages mit Essen. Sie trinken morgens zuallererst eine Tasse Kaffee mit Zucker und futtern dann munter weiter bis zur Mittagszeit. Auch am Nachmittag nehmen sie immer wieder kleinere Zwischenmahlzeiten zu sich; abends gibt es ein reichhaltiges Abendessen und dann geht es mit Snacks weiter bis zum Schlafengehen. Natürlich sind diese Leute der Meinung, dass sie zu viele Kalorien aufnehmen, und wahrscheinlich stimmt das auch; aber abgesehen davon essen sie einfach viel zu oft – und das ist noch wichtiger als ihre Kalorien- oder Fettaufnahme.

Sich an feste Mahlzeiten zu halten, ist eine gute Methode, gegen das ständige Futtern zwischendurch und die Neigung zu gedankenlosem Essen anzukämpfen. Wenn Sie sich bei Ihren Mahlzeiten an einen festen Zeitplan halten und genau wissen, wann Sie etwas essen sollten und wann nicht, wird Ihr

Körper sich mit der Zeit daran gewöhnen. Ich habe ja schon von der Studie gesprochen, in der die Probanden dazu aufgefordert wurden, drei Wochen lang ihr Essen zu fotografieren. Eine der Erkenntnisse, die die Leiter dieser Studie daraus gewannen, war, dass die meisten Menschen nicht drei große Mahlzeiten pro Tag zu sich nehmen, sondern vier- bis fünfzehnmal täglich etwas essen oder trinken. Zwar betrug der Abstand zwischen den verschiedenen Nahrungsaufnahmezeitpunkten im Durchschnitt drei Stunden, doch ungefähr 50 Prozent der Probanden aßen innerhalb eines Zeitraums von ungefähr 15 Stunden pro Tag immer wieder etwas. Als Nächstes forderten die Wissenschaftler acht Versuchspersonen auf, ihr tägliches Zeitfenster für die Nahrungsaufnahme auf zehn bis elf Stunden zu beschränken. Ansonsten brauchten sie nichts an ihrer Ernährung zu ändern – und tatsächlich: Diejenigen, die den Zeitraum ihrer Nahrungsaufnahme verkürzten, nahmen innerhalb von 16 Wochen im Durchschnitt 7 Pfund ab und konnten ihr neues Gewicht ein Jahr lang halten.[32]

Am Abend sollte Ihr Körper sich auf eine natürliche Fastenphase vorbereiten, in der die Schleimhautzellen Ihrer Speiseröhre, Ihres Magens und Darms normale Reparaturarbeiten durchführen. In dieser Zeit scheiden die Zellen Stoffwechselabfälle aus und teilen sich bei Bedarf auch. Ihre Verdauung verlangsamt sich und der Stuhlgang wird unterdrückt. Aus ayurvedischer Sicht braucht Ihr Körper nachts mindestens eine zehnstündige Fastenzeit, um diese Reparaturen bewerkstelligen zu können. Auch zwischen den Mahlzeiten braucht er Zeit, um sich auszuruhen und wieder ein Hungergefühl zu erzeugen. Leider gönnen wir uns dieses angenehme Hungergefühl vor einer Mahlzeit viel zu selten! Und natürlich sollten Sie sich auch angewöhnen, Ihr Abendessen nicht zu spät einzunehmen und sich darauf trainieren, zwischen den Mahlzeiten nichts zu essen. Das ist noch viel wichtiger, als sich eine fettarme Ernährung anzugewöhnen oder bestimmte Lebensmittelkategorien zu meiden.

Warum Diäten nicht funktionieren

Vielleicht rechnen Sie jetzt damit, dass ich Ihnen sagen werde: Diäten funktionieren nicht! Dabei sage ich genau das Gegenteil: Das Problem der meisten Gewichtsreduktionsprogramme besteht darin, dass sie funktionieren. Zumindest vorübergehend. Deshalb sind sie ja auch so verlockend. Wenn Sie Ihre Kalorienaufnahme einschränken, sich eiweißreich und kohlenhydratarm ernähren, kleinere Mahlzeiten zu sich nehmen oder bestimmte Lebensmittel konsequent meiden, nehmen Sie vielleicht tatsächlich ein paar Pfund ab. Doch die meisten Diäten berücksichtigen den Zeitpunkt der Mahlzeiten nicht. Einige empfehlen sogar, die Hauptmahlzeit abends einzunehmen, obwohl die Gewichtsabnahme dadurch früher oder später zum Stillstand kommt. Und was noch viel schlimmer ist: Diäten gehen davon aus, dass Ihre Gewichtszunahme Ihr größtes Problem ist. Dabei besteht das Problem, das Sie zuallererst lösen müssen, in einem durcheinandergeratenen zirkadianen Rhythmus, der verheerende Auswirkungen auf Ihre Darmflora, Ihren Hormonhaushalt und Ihren Schlaf hat. Wenn Sie zunehmen, ist das lediglich eine Folge dieser Störungen.

Außerdem ist auch nicht jede Diät für jeden Körpertyp geeignet. Menschen mit langsamerem Stoffwechsel werden beispielsweise Erfolg mit einer starken Kalorienreduktion oder einer vegetarischen oder auch veganen Ernährung haben. Menschen mit schnellem Stoffwechsel dagegen wird eine kalorienarme Diät zum Wahnsinn treiben; dabei werden sie so großen Hunger haben, dass sie sich auf nichts mehr konzentrieren können. Auf die verschiedenen Körpertypen und die für sie jeweils am besten geeignete Ernährung gehe ich im nächsten Kapitel ein.

Bauen Sie regelmäßige Mahlzeiten in Ihren Tagesablauf ein

Bei den meisten Menschen hängt alles, was sie tun, von ihren Arbeitsabläufen ab – von der Aufstehzeit am Morgen über die Mahlzeiten bis hin zu dem Zeitpunkt, zu dem sie Sport treiben. Vielleicht denken Sie jetzt, dass Sie all meine guten Ratschläge ja doch nicht beherzigen können, weil sie sich nicht mit Ihrer Arbeit in Einklang bringen lassen.

Vielen Menschen ist nicht klar, dass ihre Arbeitszeiten die Hauptschuld an ihren Verdauungsproblemen tragen. So war es auch bei Wendy, die in meine

Praxis kam, weil sie unter Magen-Darm-Beschwerden litt und zugenommen hatte. Wendy arbeitete bei einem italienischen Restaurant in der Abendschicht und nahm ihr Abendessen immer erst um zehn Uhr ein, wenn ihre Schicht zu Ende war. Dann setzten alle Kellnerinnen und Kellner sich zusammen, aßen Pasta und tranken Wein. Das war ihre Methode, um nach einem hektischen Arbeitstag Stress abzubauen; dies führte aber dazu, dass Wendy die ganze Nacht über Magenbeschwerden hatte und sich ruhelos im Bett hin und her wälzte. Am nächsten Morgen schlief sie lange und wenn sie aufwachte, hatte sie immer noch ein flaues Gefühl im Magen. Dann aß sie den ganzen Tag über fast nichts, weil sie sich ihre Kalorien für das Ende des Tages aufsparen wollte.

Wendys Kollegen waren zwischen 20 und 30 – ein Alter, in dem man noch über einen starken zirkadianen Rhythmus verfügt und eine falsche Tageseinteilung sich nicht so negativ auswirkt. Doch Wendy war bereits Ende 40 und hatte im letzten Jahr 10 Kilo zugenommen. Sie musste einen Weg finden, sich trotz ihrer ungünstigen Arbeitszeiten gesund zu ernähren.

Viele Menschen müssen abends lange arbeiten, doch die letzte Mahlzeit erst einzunehmen, wenn sie nach Hause kommen, ist nicht gesund für sie. Manche meiner Patienten sagen, dass sie an gewissen Tagen mit ihren Kunden mittags essen gehen müssen oder dass berufliche Besprechungen während des Mittagessens stattfinden. So etwas kann man natürlich nicht einfach ablehnen. Aber es gibt ein paar Möglichkeiten, sich trotz ungünstiger Arbeitsabläufe an Ihren zirkadianen Rhythmus zu halten.

Wenn Sie abends lange arbeiten müssen: Stehen Sie morgens früh auf und treiben Sie Ihren Sport bereits vor dem Frühstück. (Mehr dazu erfahren Sie in Kapitel 8.) Dann frühstücken Sie und gönnen Sie sich gegen zwölf Uhr ein herzhaftes Mittagessen. Um sechs Uhr abends sollten Sie von Ihrem Schreibtisch aufstehen und sich ein ruhiges, ungestörtes Plätzchen für ein leichtes Abendessen suchen. Unter Umständen müssen Sie zwei Mahlzeiten mit ins Büro nehmen, um diesen Plan einhalten zu können, aber wenn Sie an Ihrem Arbeitsplatz immer einen kleinen Vorrat an Obst und vorgeschnittenem Gemüse haben, werden Sie schon einen Zeitpunkt für eine leichte Abendmahlzeit finden. Nur eines sollten Sie nicht tun: nämlich Ihr Abendessen erst zu Hause einnehmen, wenn Sie bis spät in den Abend hinein gearbeitet haben. In solchen Fällen sollten Sie lieber im Büro zu Abend essen. Wenn Sie abends nur manchmal länger arbeiten müssen, können Sie Ihr Abendessen schon ab und zu auf einen späteren Zeitpunkt verschieben, aber achten Sie darauf, dann nur noch eine ganz kleine Mahlzeit einzunehmen! Beschäftigen Sie sich nach der Arbeit nicht mehr mit Smartphone, Internet und anderen modernen technischen Errungenschaften, sondern versuchen Sie lieber Zeit für eine meditative Tätigkeit zu finden. Nach der Arbeit sollten Sie sich aktiv entspannen, ohne zu Snacks zu greifen. Dann werden Sie auch rechtzeitig zu Bett gehen und einschlafen können.

Wenn Sie aufgrund von Besprechungen oder Geschäftsessen gezwungen sind, Ihr Mittagessen zu unterschiedlichen Zeitpunkten einzunehmen: Eine meiner Patientinnen musste regelmäßig Telefonkonferenzen mit wichtigen Kunden führen, die ausgerechnet auf ihre Mittagszeit fielen. Also gewöhnte sie sich an, während dieser Telefonate eine fünfzehnminütige Pause zu machen, bei der ihre Kollegen für sie einsprangen, sodass sie etwas essen und anschließend wieder als Telefon gehen konnte. Vielleicht haben Sie nicht die Möglichkeit, Ihre Arbeitszeit so flexibel zu gestalten. Wenn Sie gezwungen sind, zu unterschiedlichen Zeiten zu Mittag zu essen, sollten Sie ganz besonders darauf achten, was Sie essen: keine schweren Kohlenhydrate und keine stärkereichen Lebensmittel! Wenn Sie den Zeitpunkt Ihres Mittagessens vorausplanen (zum Beispiel zu einer bestimmten Zeit einen Tisch im Restaurant für sich und Ihren Kunden reservieren) können, sollte diese Mittagessenszeit möglichst nah an zwölf Uhr liegen. Auch bei Ihrem Schlaf und Ihrem körperlichen Training sollten Sie sich an feste Zeiten halten.

Wenn Sie Nachtschicht arbeiten: Der größte Fehler, den Nachtschichtarbeiter machen, besteht darin, nachts zu essen, um sich wachzuhalten. Nach ihrer Schicht nehmen sie noch eine Art Frühstück ein und schlafen und essen dann den ganzen Tag hindurch. Stattdessen sollten Sie während Ihrer nächtlichen Arbeitsstunden so wenig wie möglich essen. Wenn es Ihnen schwerfällt, sich wachzuhalten, können Sie leicht gesüßten grünen Tee trinken. Wenn Sie dann am frühen Morgen nach Hause kommen, sollten Sie zunächst einmal schlafen, solange es noch dunkel ist, dann Sport treiben und erst danach etwas essen. Halten Sie sich so genau wie möglich an den natürlichen zirkadianen Rhythmus!

Zeigen Sie Heißhungerattacken die Rote Karte

Eine meiner Patientinnen arbeitete für eine große gemeinnützige Organisation. Sie veranstaltete regelmäßig große Benefizessen und erklärte mir, dass solche Fundraisingpartys ein ebenso großes Problem für sie darstellten wie Feiertage, weil bei diesen festlichen Anlässen stets köstliches Essen serviert wurde. Sie konnte den kalorienreichen Appetithäppchen, die dabei herumgereicht wurden, und der riesigen Essensauswahl am Büfett einfach nicht widerstehen, obwohl sie wusste, dass das genau die Lebensmittel waren, von denen sie eigentlich die Finger lassen sollte. Die Partys selbst machten ihr viel Spaß, doch am Morgen danach fühlte sie sich immer ganz erschöpft und aufgeschwemmt. Wenn sie innerhalb von ein oder zwei Wochen an mehreren solchen Gelagen teilnehmen musste (wie viele Menschen es auch in feiertagsreichen Zeiten wie Weihnachten oder Ostern tun), hatte sie die ganze Zeit über Heißhunger auf ungesunde Lebensmittel und nahm zu. Sie fragte mich, wie sie aus diesem Teufelskreis herauskommen könnte.

Wenn ich mit meinen Patienten über eine Umstellung ihrer Ernährung spreche, lege ich stets großen Wert auf den Unterschied zwischen Lebensmitteln, die einen angenehmen Geschmack auf der Zunge hinterlassen, und Lebensmitteln, die dem Körper gut schmecken. Viele sehr salz- und zuckerhaltige Lebensmittel schmecken gut, solange man sie im Mund hat, aber nachdem man sie gegessen hat, geht es einem schlecht. Eine Lösung dieses Problems besteht darin, bei jeder Mahlzeit möglichst viele verschiedene Geschmacksrichtungen miteinander zu kombinieren. Junkfood hat nicht nur einen hohen Fettgehalt, sondern enthält auch viel Zucker und Salz. Dadurch lernen Sie, in Zukunft immer wieder Appetit auf solche Produkte zu bekommen. Wenn Sie möglichst viele der sechs Hauptgeschmacksrichtungen – süß, sauer, salzig, bitter, scharf und herb (zusammenziehend) – in Ihre Kost einbeziehen, können Sie Ihre Zunge darauf trainieren, unterschiedliche Aromen zu mögen. Dann werden Sie nicht mehr nur Appetit auf zwei verschiedene Geschmacksrichtungen haben. Sie werden staunen, wie schnell sich Ihre Vorliebe für Junkfood legt, wenn Sie regelmäßig Lebensmittel mit anderen Aromen zu sich nehmen! Doch bis es so weit ist, müssen Sie Ihre Zunge einfach austricksen – und das ist seltsamerweise gar nicht so schwierig.

Wenn Sie schon mal an einem mehrtägigen Workshop im Chopra Center teilgenommen haben, wissen Sie, dass dort vor jeder Mahlzeit etwas Flüssigkeit in einem Schnapsglas serviert wird: eine sehr intensiv schmeckende Mischung aus Ingwer, Zitrone, Salz, Pfeffer und Honig. Ich habe schon bei vielen Veranstaltungen des Chopra-Zentrums Vorträge gehalten und kann Ihnen versichern, dass rund 50 Prozent der Teilnehmer von diesem Ingwerdrink nichts wissen wollen, vor allem, nachdem sie davon gekostet haben. Sie kräuseln angewidert die Oberlippe, ziehen Grimassen und geben offen zu, wie scheußlich sie dieses Gebräu finden. Dagegen ist auch nichts einzuwenden. Schließlich hat noch niemand behauptet, dass persönliche Weiterentwicklung vom ersten Schluck an gut schmecken muss. Doch interessanterweise fragen genau diese Leute am Ende des Workshops immer nach dem Rezept für diesen Drink. Sie haben nicht nur Gefallen an seinem Geschmack gefunden, sondern haben auch das Gefühl, dieses Getränk zu brauchen. Denn sie haben festgestellt, dass sie nach seinem Genuss weniger essen, das Aroma ihres Essens besser genießen können und nicht mehr so großen Appetit auf ungesunde Lebensmittel haben wie vorher. Wie kommt das?

Dieses Getränk besteht aus fünf Zutaten, die sämtliche Hauptgeschmacksrichtungen enthalten. In diesem kleinen Glas bekommen Sie eine Flüssigkeit, die gleichzeitig süß, sauer, salzig, bitter, scharf und herb schmeckt. Dieses komplexe Aroma weckt Ihre Geschmacksknospen auf. Mit einem einzigen Schluck haben Sie Ihre Geschmacksknospen bereits zufriedengestellt, bevor Sie auch nur den ersten Bissen Essen in den Mund schieben. So eine Wirkung sollte eine Vorspeise im Restaurant idealerweise haben. Doch was isst man normalerweise vor dem Hauptgang in einem Restaurant? Brot mit Butter oder Öl oder irgendetwas Schweres oder Frittiertes mit viel Mehl. Damit können Sie Ihre Geschmacksknospen nicht aus dem Schlaf reißen! Ganz im Gegenteil: Dabei schlafen sie höchstens ein. Auch auf Cocktailpartys werden normalerweise Platten mit schweren, fettigen und salzigen Vorspeisen herumgereicht; und wenn Sie einen Cocktail trinken, schläfert dieser Ihre Geschmacksknospen ebenfalls ein. Woher soll Ihr Körper dann wissen, wann er genügend sättigende Lebensmittel zu sich genommen hat?

Ich sage den Leuten immer wieder, dass sie einmal versuchen sollen, diesen Ingwerdrink vor jeder Mahlzeit zu trinken. Sie brauchen nicht viel davon: Nehmen Sie einfach vor jeder Mahlzeit einen Viertelteelöffel ein, um den Geschmack auf der Zunge zu spüren, und Sie werden merken, wie Ihr Essverhalten sich dadurch ändert und Ihr Heißhunger auf bestimmte Lebensmittel nachlässt. Viele Menschen berichten mir, dass ihr Essen ihnen ganz anders schmeckt, wenn sie diesen Drink ungefähr eine Woche lang regelmäßig eingenommen haben. Lebensmittel, die für sie vorher einen faden Geschmack hatten (beispielsweise Gemüse), nehmen jetzt ein köstliches, raffiniertes Aroma an und Produkte, die sie vorher mochten (zum Beispiel Süßigkeiten), schmecken plötzlich nach »Chemie«. Ein Patient berichtete mir sogar, dass er in seinen Lieblingsschokoriegel hineingebissen und den Geschmack total ekelhaft gefunden hätte.

Würziger Ingwerdrink

- 2 Teelöffel frisch gemahlener Ingwer
- 4–5 Teelöffel Honig, Vollrohr- oder Dattelzucker
- ¼ Teelöffel Himalayasalz
- ¼ Teelöffel schwarzer Pfeffer
- 2 Teelöffel Zitronensaft

Alle Zutaten in einem Glasbehälter gründlich miteinander vermischen. Im Kühlschrank bleibt dieses Getränk ungefähr einen Monat lang frisch. Nehmen Sie vor den Mahlzeiten oder morgens nach dem Aufstehen zuallererst einen Viertelteelöffel von dieser Mixtur. Falls Ihnen der Geschmack anfangs zu intensiv sein sollte, können Sie das Getränk mit etwas heißem oder warmem Wasser verdünnen.

Wie gut wirkt dieser Drink? Ich habe ihn meiner Patientin verordnet, die all die vielen Benefizessen veranstalten musste; außerdem empfahl ich ihr, sich ihr Abendessen zu Hause selbst zuzubereiten: eine sehr leichte Mahlzeit aus gedünstetem Gemüse und etwas Reis. Und ich riet ihr auch, vor jeder Party einen winzig kleinen Schluck von der Ingwermixtur zu trinken, ein leichtes Abendessen einzunehmen und dann abzuwarten, ob sie immer noch so großen

Appetit auf die bei den Benefizessen angebotenen Speisen hatte. Als sie wieder in meine Praxis kam, berichtete sie, sie habe bei diesen Festivitäten keinen einzigen der dort angebotenen kleinen Häppchen gegessen und auch gar keinen Appetit darauf gehabt.

Der richtige Essenszeitpunkt ist tatsächlich ein lange Zeit vernachlässigter Faktor, der großen Einfluss auf unsere Gewichtsabnahme und die Erreichung eines optimalen Gesundheitszustands hat. Wenn Sie ein gesundes Frühstück und ein reichhaltiges Mittagessen zu sich nehmen, stärken Sie damit den zirkadianen Rhythmus Ihres Gehirns und schützen Ihren Darmtrakt und Ihre Darmflora. Dann werden Sie Ihr Gewicht auch ohne strenge Diät normalisieren können. Aber es ist auch wichtig, sich von Lebensmitteln zu ernähren, die für Ihren Körpertyp geeignet sind. Manche Lebensmittel (beispielsweise gesunde, nahrhafte Speisen) eignen sich für jeden Körpertyp. Fastfood und abgepackte Lebensmittel sind kein rein amerikanisches, sondern ein weltweites Phänomen. Wenn ich auf meinen Indienreisen in Großstädte komme, denke ich manchmal, dass ich mich genauso gut in einem Vorort von Chicago befinden könnte, weil es dort inzwischen so viele Fastfoodrestaurants und abgepackte Produkte in den Lebensmittelgeschäften gibt. Doch mit einem gesunden Ernährungsprogramm kann man diesen ungesunden Verlockungen leichter widerstehen.

Ihre zweite Aufgabe besteht darin, die Ernährung zu finden, die für Sie am besten geeignet ist. Denn nicht jede Kost ist für alle Körpertypen gesund. Im nächsten Kapitel gehe ich darauf ein, wie Sie herausfinden können, welchen Körpertyp Sie haben und mit welchen Nahrungsmitteln Sie am besten bei optimaler Gesundheit bleiben können.

7

Welche Ernährung eignet sich am besten für Sie?

Das Problem bei typischen Gewichtsreduktionsprogrammen besteht in der Prämisse, von der sie ausgehen: dass jeder Mensch die gleiche Beziehung zum Essen hat und jeder seine Kalorienzufuhr einschränken muss, um abzunehmen und sich wieder wohler zu fühlen. Doch natürlich wissen wir alle, dass das nicht stimmt: Wenn Sie sich einmal in einem vollen Zimmer umschauen, sehen Sie, dass jeder Mensch einen anderen Körperbau und andere Probleme mit seiner Ernährung hat.

Vor kurzem kam Bruce in meine Praxis, nachdem er eine unangenehme Unterredung mit seinem Arzt gehabt hatte. Seine letzte körperliche Untersuchung und sein letztes Blutbild hatten gezeigt, dass sein Cholesterinspiegel, sein Nüchternblutzucker und sein Blutdruck gestiegen waren. Zwar waren diese Werte noch nicht so hoch, dass er Medikamente einnehmen musste, doch der Arzt warnte ihn, dass es nur eine Frage der Zeit wäre, bis er mehrere Arzneimittel brauchen würde, um sich vor einem Herzinfarkt oder metabolischen Syndrom zu schützen. »Nehmen Sie ab«, hatte der Arzt seinem Patienten zum Schluss geraten. Für Bruce war das ein frustrierender Ratschlag. Bei einem Gewicht von fast 120 Kilo wusste er natürlich, dass er abnehmen musste, aber wegen seiner Körpergröße von über eins achtzig hatte er noch vor Kurzem eher muskulös als dick gewirkt. Bruce beschreibt sich selbst als Feinschmecker und Workaholic. Er leitet ein kleines Unternehmen, das Fortbildungsprogramme zum Thema Ernährung anbietet, und reist kreuz und quer durch die USA, um den Menschen ein gesünderes Essverhalten nahezubringen. Außerdem führt er einen Blog, in dem er Restaurants aufgrund der ernährungsphysiologischen Qualität der dort angebotenen Gerichte bewertet. Dieser Mann ist ein absoluter Befürworter gesunden Essens; warum also hatte er sein eigenes Gewicht plötzlich nicht mehr im Griff?

Aus chronobiologischer Sicht hatte Bruce gleich eine ganze Reihe von Problemen. Erstens hatte er den von Natur aus schnellen Stoffwechsel seines Körpers missbraucht. Wenn man groß, muskulös oder von athletischer Statur ist, hat man normalerweise auch einen schnellen Stoffwechsel. Solange man jung ist, hat das durchaus seine Vorteile, denn dann kann man mehr essen als andere Menschen, ohne viel zuzunehmen. Es kann sehr verlockend sein, Essen und damit zusammenhängende Events zum Mittelpunkt seines Lebens zu machen. Menschen wie Bruce haben oft das Gefühl, dass man übermäßiges Essen durch die Qualität seiner Ernährung ausgleichen kann. Doch das stimmt nicht – schon gar nicht, wenn man in Restaurants riesige Portionen in sich hineinstopft und sein Essen zusätzlich auch noch mit Salz und Zucker anreichert. Viele Restaurantessen enthalten Zutaten, die gar nicht so gesund sind; und im Restaurant isst man auch leicht zu viel, selbst wenn man die Finger von Fastfood lässt.

Als Bruce 40 Jahre alt wurde, verschlimmerte sich sein Problem. Das mittlere Alter ist ein kritischer Zeitpunkt für viele Menschen, die gerne essen. Denn zu dieser Zeit verlangsamt sich der Stoffwechsel von Natur aus und dann nimmt man vielleicht zu, wenn man seine bisherigen Essgewohnheiten beibehält. Ihre Ernährung hat sich zwar nicht verändert, aber Ihr Körper. Und wenn man wenig schläft und nicht viel Zeit für Sport hat, verschlimmert sich diese Situation noch mehr. Dann werden manche Menschen plötzlich übergewichtig und haben kein geeignetes Ernährungsprogramm, um dagegen anzukämpfen. Doch welche Ernährung ist die richtige für Sie? Es ist schwer, herauszufinden, was man an seiner Ernährung ändern sollte, wenn man nicht weiß, wie der eigene Körper funktioniert. Deshalb biete ich meinen Patienten einen Körpertyp-Selbsttest an, der ihnen hilft, ihre lebenslange Beziehung zum Essen besser einzuschätzen. Dieser Test berücksichtigt auch Aspekte, die bei den meisten Diäten keine Rolle spielen: Er fragt nach Ihrer Verdauung, denn das ist ein Schlüssel zu Ihrem Körpertyp. Schließlich weiß die ayurvedische Medizin, dass es bei Ihrem Gewicht nicht nur darum geht, was Sie essen. Wie Sie Ihre Nahrung verdauen, ist genauso wichtig.

Wenn Sie die nun folgenden Fragen beantworten, können Sie sich über Ihren Körpertyp klar werden. Auch hier gibt es wiederum keine richtigen oder falschen Antworten und es macht auch nichts, wenn nicht jede Antwort, die Sie ankreuzen, hundertprozentig auf Sie zutrifft. Versuchen Sie einfach die Antworten zu finden, die am ehesten auf Sie passen.

1. **Als ich im Teenageralter war, klagten meine Eltern im Hinblick auf mein Ernährungsverhalten am meisten darüber, dass**
   a) ich beim Essen sehr wählerisch war.
   b) ich nach einer Mahlzeit fast sofort wieder Hunger bekam.
   c) ich zu viele Süßigkeiten und fettreiche Lebensmittel aß.

2. **Als ich im Teenageralter war, hätte man meinen Körperbau folgendermaßen beschreiben können:**
   a) Dünn oder klein
   b) Kräftig oder groß
   c) Stämmig (unabhängig von der Körpergröße)

3. **Wenn ich in ein Restaurant gehe, das ich noch nicht kenne, mache ich mir am meisten Sorgen über folgende Frage:**
   a) Hoffentlich gibt es dort irgendetwas, das ich essen kann!
   b) Dieses Restaurant wird in Kritiken ja über den grünen Klee gelobt. Ob es wirklich so gut ist?
   c) Hoffentlich gibt es dort auch einfache Hausmannskost und »Seelenfutter«!

4. **Wenn ich eine Mahlzeit auslassen muss oder vergesse, fühle ich mich**
   a) zerstreut oder benommen, aber nicht unbedingt immer hungrig.
   b) sehr hungrig und reizbar.
   c) okay. Manchmal fühle ich mich dabei sogar wohl.

5. **Morgens habe ich**
   a) selten Hunger.
   b) normalerweise Hunger.
   c) Morgens bin ich immer noch satt von meinem Abendessen vom Vorabend.

6. **An einem sehr stressigen oder anstrengenden Arbeitstag tue ich in der Mittagspause wahrscheinlich Folgendes:**
   a) Ich vergesse das Mittagessen oder stopfe auf die Schnelle irgendetwas in mich hinein, auch wenn das ungesund ist oder ich davon nicht richtig satt werde.
   b) Ich achte darauf, mittags etwas Richtiges zu essen; notfalls bestelle ich mir irgendetwas bei einem Lieferservice.
   c) Ich esse meine übliche Mittagsmahlzeit, bestelle oder kaufe mir aber anschließend noch etwas Süßes als Belohnung.

7. **Wenn ich einmal das Mittagessen ausfallen lasse, liegt das normalerweise daran, dass**
   a) ich das Essen vergesse oder um die Mittagszeit noch keinen Hunger habe.
   b) ich Sport treibe oder in der Mittagspause durcharbeite, weil ich einen wichtigen Termin einhalten muss.
   c) Ich lasse nur selten Mahlzeiten aus. Ich nehme mir gern Zeit zum Essen.

8. **Und wie steht es bei Ihnen mit gesundem Abendessen?**
   a) Ich habe abends oft keine Energie mehr zum Kochen.
   b) Ich setze mich gerne in Ruhe hin und genieße mein Abendessen, auch wenn es schon spät ist.
   c) Am Ende des Tages habe ich Hunger auf etwas Leckeres oder eine Süßigkeit. Abends will ich nicht an Diäten denken.

9. **Mir fällt es schwer, mich an eine Diät zu halten, weil**
   a) ich in den ersten paar Wochen zwar sehr motiviert bin, die Diät jedoch im Alltagsleben nicht lange durchhalte.
   b) ich nach einem Diättag abends so großen Hunger habe, dass ich es nicht mehr aushalte und anfange, zu naschen oder kleine Snacks zu mir zu nehmen.
   c) Ich habe ständig Heißhunger. Es fällt mir schwer, für immer auf meine Lieblingsspeisen zu verzichten.

10. **Mein größtes Problem bei einer Ernährungsumstellung ist Folgendes:**
   a) All die Details – einkaufen, Mahlzeiten planen, neue Gerichte kochen – sind zu viel für mich.
   b) Ich fürchte, dass ich dann ständig Hunger hätte.
   c) Ich kann der Versuchung, Dinge zu essen, von denen ich eigentlich die Finger lassen sollte, nicht widerstehen.

11. **Welche Ergebnisse haben Sie bei früheren Diäten erzielt?**
   a) Normalerweise nehme ich dann fünf bis sieben Pfund ab und fühle mich wohl – aber nicht so wohl, dass dieser Aufwand sich für mich lohnen würde.
   b) Ich achte darauf, mein Wunschgewicht zu erreichen, auch wenn ich dafür noch so sehr leiden muss.
   c) Mein Körper macht einfach nicht mit. Bei mir bewegt sich der Zeiger an der Waage qualvoll langsam nach unten.

12. **Wenn ich darüber nachdenke, was ich an meiner Ernährung gern ändern würde, besteht mein größtes Problem darin, dass**
   a) ich manchmal wie verrückt Kalorien zähle und es dann wieder vergesse.
   b) ich weiß, dass ich nicht den ganzen Tag über futtern sollte, doch wenn ich Hunger habe, kann ich nicht richtig denken.
   c) Wenn ich Stress habe oder deprimiert bin, fange ich an zu essen.

13. **Wenn ich ans Abnehmen denke, geht mir Folgendes durch den Kopf:**
    a) Wenn ich ein oder zwei ungesunde Lebensgewohnheiten ändere, nehme ich schon ab. Das war bisher immer so.
    b) Wenn ich mehr Sport treiben würde, könnte ich abnehmen.
    c) Ich habe schon seit Langem Gewichtsprobleme und weiß nicht, ob sich daran jemals etwas ändern wird.

14. **Wenn ich Zeitzonen überfliege, ist mein größtes Verdauungsproblem Folgendes:**
    a) Übelkeit. Ich habe zu den neuen Essenszeiten einfach keinen Hunger.
    b) Verstopfung
    c) Ich fühle mich aufgeschwemmt und leide unter Wasseransammlungen im Körper.

15. **Ich futtere hauptsächlich deshalb zwischen den Mahlzeiten, weil**
    a) mir ein bisschen langweilig ist oder ich versehentlich eine Mahlzeit ausgelassen habe.
    b) ich ständig Hunger habe.
    c) ich Trost brauche oder mich von irgendetwas ablenken möchte, was ich eigentlich tun sollte.

16. **Ich würde meinen Stuhlgang folgendermaßen beschreiben:**
    a) Manchmal trocken oder hart. Hin und wieder leide ich auch unter Verstopfung.
    b) Pünktlich auf die Minute.
    c) Manchmal glatt und gut geformt, manchmal aber auch weich oder wässrig.

Gesamtpunktzahl: A: ___ B: ___ C: ___

Auswertung

Wenn Sie die meisten Fragen mit A beantwortet haben, haben Sie das, was ich einen wechselhaften (Vata-)Stoffwechsel nenne. Wenn Sie die meisten Fragen mit B beantwortet haben, haben Sie einen starken (Pitta-) Stoffwechsel. Und wenn Sie bei den meisten Fragen C angekreuzt haben, dann haben Sie einen langsamen (Kapha-)Stoffwechsel. Keiner dieser drei Typen ist richtig oder falsch und es macht auch nichts, wenn Ihr Ernährungstyp nicht Ihrem Schlaftyp entspricht. Ihre Antworten auf diesen Selbsttest spiegeln lediglich wider, wie Ihr Körper auf Essen reagiert und wie diese Reaktionen Ihre Einstellung zum Essen und zur Gewichtszunahme beeinflusst haben.

Wechselhafter Stoffwechsel

Wenn Sie die meisten Fragen mit A beantwortet haben, haben Sie einen wechselhaften Stoffwechsel. Genau wie bei den leichten Schläfern herrscht dann bei Ihnen der Vata-Typ vor. (Vata bedeutet Luft.) Zwar haben leichte Schläfer oft auch einen wechselhaften Stoffwechsel, doch es ist durchaus möglich, dass Ihr Schlaftyp sich von Ihrem Ernährungstyp unterscheidet. Menschen mit wechselhaftem Stoffwechsel wissen nie genau, wann sie Hunger bekommen, und essen daher zu sehr unterschiedlichen Zeiten.

Als Kind waren Sie vielleicht ein wählerischer Esser oder haben von jedem Gericht immer nur ein paar Bissen genommen und niemals irgendetwas ganz aufgegessen. Vielleicht haben Sie während der Mahlzeiten die ganze Zeit geplappert oder waren so an dem Gespräch bei Tisch interessiert, dass Sie das Essen darüber vergaßen. Oder Sie träumten einfach in den Tag hinein und waren zu abgelenkt, um sich aufs Essen zu konzentrieren. Wahrscheinlich kam es in Ihrer Kindheit auch häufiger vor, dass Sie zu den Mahlzeiten keinen Hunger hatten. Vermutlich waren Sie klein und hatten einen zierlichen Knochenbau, vor allem an den Hand- und Fußgelenken. Vielleicht haben Sie als Kind gerne herumgetobt und sich mit Freunden getroffen, brauchten aber auch Zeit für sich allein, um Ihre Batterien wieder aufzuladen.

Als Teenager haben Sie wahrscheinlich nur selten richtig gegessen, sondern immer nur kleine Snacks zu sich genommen; vielleicht haben Ihre Eltern oft missbilligend festgestellt, dass Sie zu den Mahlzeiten nie Hunger, aber dafür umso mehr Appetit auf Süßigkeiten und andere Snacks hatten. Beim Mittagessen saßen Sie meistens nur lustlos herum, doch dafür bekamen Sie um zwei Uhr nachmittags einen Bärenhunger. Und wahrscheinlich haben Sie diesen Essstil bis ins Erwachsenenalter hinein beibehalten und lassen auch heute noch manchmal ganze Mahlzeiten aus oder denken, dass ein paar Nüsse zum Mittagessen völlig ausreichen, und wundern sich dann darüber, dass Sie am Nachmittag Kopfschmerzen bekommen und sich eine Tasse Kaffee und einen Müsliriegel aus dem Automaten holen müssen. Bei Menschen mit wechselhaftem Stoffwechsel kommt es gar nicht so selten vor, dass sie bei einer Mahlzeit einen Riesenhunger haben und dann für den Rest des Tages nichts mehr essen mögen. Manchmal sind Sie zwar hungrig, aber so vertieft in das, was Sie gerade tun, dass Sie sich keine Zeit zum Essen nehmen. Und wenn Sie dann doch etwas essen, sind Sie mit mehreren verschiedenen Dingen gleichzeitig beschäftigt. Das heißt, Sie essen im Stehen an der Küchentheke oder am Schreibtisch oder während Sie telefonieren. Tagsüber haben Sie immer wieder enorme Energieausbrüche, schmieden Pläne und vergraben sich so sehr in Ihrer Arbeit, dass Sie nichts anderes mehr wahrnehmen. Wenn Ihre Energie dann nachlässt und Sie keine Kraft mehr haben, holen Sie sich etwas zu essen, um den Rest des Tages durchzustehen.

Im jungen Erwachsenenalter macht dieses unregelmäßige Essverhalten sich bei Menschen mit wechselhaftem Stoffwechsel noch nicht so negativ bemerkbar. Da ein junger Körper nicht so leicht Fett speichert, nehmen sie nicht viel zu, auch wenn sie sich noch so ungesund ernähren. Natürlich träumen auch solche Menschen manchmal davon, fünf bis zehn Pfund abzunehmen, aber sie geraten nie in Gefahr, fettleibig zu werden. Sie sind so beschäftigt damit, zu reden, herumzuzappeln oder -zurennen und mehrere verschiedene Dinge auf einmal zu tun, dass sie die aufgenommenen Kalorien sofort wieder verbrennen. Menschen mit wechselhaftem Stoffwechsel haben im jungen Erwachsenenalter oft noch kaum Erfahrung mit Diäten. Wenn Sie so ein Typ sind, können Sie durchaus für ein paar Wochen einige ungesunde Lebensgewohnheiten ablegen und vielleicht auch anfangen, sich ein bisschen mehr zu bewegen und wissen, dass Ihr Gewicht sich dann etwas normalisiert. Und das ist ja auch ganz gut, denn vielleicht haben Sie gar nicht genügend Geduld für die Befolgung all der vielen Vorschriften und die aufwendige Essenszubereitung, die bei einer Diät normalerweise erforderlich ist. Viele Menschen mit wechselhaftem Stoffwechsel haben in der Vergangenheit immer wieder einmal fünf Kilo ab- und dann wieder zugenommen. Sie stürzen sich stets mit Begeisterung auf eine neue Diät oder ein neues Trainingsprogramm, aber dieser Eifer hält nie lange vor. Wenn Sie sich in dieser Beschreibung wiedererkennen, haben Sie vielleicht schon immer befürchtet, dass Sie einfach nicht genug Willenskraft für eine Diät mitbringen. Doch das stimmt nicht. Das eigentliche Problem besteht darin, dass Sie sich sehr leicht langweilen; und die meisten Diäten sind nun einmal sterbenslangweilig.

Aber wenn Sie dann ein bisschen älter sind (vielleicht schon über 30 oder gar über 40), werden Sie Ihre überflüssigen Pfunde nicht mehr so leicht los. Manche Mahlzeiten auszulassen und dann wieder zu viel zu essen, belastet Ihren Stoffwechsel und kann zu einer Insulinresistenz führen. Sie führen immer noch ein bewegtes Leben und jonglieren zwischen verschiedenen Zielvorstellungen und Projekten hin und her; und vielleicht haben Sie inzwischen auch festgestellt, dass Sie nachts nicht mehr so gut schlafen. All das führt zu einer Gewichtszunahme. Und vielleicht fällt es Ihnen jetzt auch immer schwerer, ein regelmäßiges Trainingsprogramm einzuhalten, weil Sie so beschäftigt sind. Infolgedessen fangen jetzt auch Ihre Därme an, verrückt zu spielen. Vielleicht leiden Sie unter Verstopfung und Blähungen und fühlen sich aufgeschwemmt.

Oft nehmen Menschen mit wechselhaftem Stoffwechsel auch deshalb zu, weil ihre Stimmung oder ihre persönlichen Lebensumstände sich verändert haben: Vielleicht sind sie in ein anderes Land gezogen, haben ihre Stellung verloren, eine Beziehung ist in die Brüche gegangen, sie mussten einen Job annehmen, der ihnen keinen Spaß macht, oder einen kranken Elternteil pflegen. Stress kann den Körper sehr belasten und dazu führen, dass der Stoffwechsel sich noch mehr verlangsamt.

Wenn Sie einen wechselhaften Stoffwechsel haben, können Sie Folgendes tun, um in Form und bei guter Gesundheit zu bleiben.

Halten Sie sich an regelmäßige Mahlzeiten. Sie müssen damit aufhören, Mahlzeiten auszulassen – auch wenn Sie anfangs zu den Essenszeiten vielleicht nicht immer Hunger haben. Wenn es sein muss, stellen Sie sich einen Wecker, um sich ans Essen zu erinnern. Wahrscheinlich glauben Sie, dass Sie sich die Kalorien für später aufsparen können, wenn Sie eine Mahlzeit weglassen, doch das funktioniert nicht. Sie müssen Ihren Körper dazu erziehen, zu bestimmten Zeiten Essen zu erwarten. Wenn Sie morgens ein leichtes Frühstück mit vielen Ballaststoffen (zum Beispiel ein Müsli oder einen Smoothie aus vielem grünem Gemüse und Obst) und dann ein reichhaltiges Mittagessen zu sich nehmen, werden Sie zur Abendessenszeit nicht mehr so viel Hunger haben. Dann brauchen Sie nur noch ein bisschen Suppe oder einen leichten Salat, um satt zu werden. Außerdem haben Sie dann tagsüber, wenn Sie sich in Ihre Pläne und Projekte vertiefen möchten, ein konstanteres Energieniveau. Innerhalb von ein paar Wochen werden Sie anfangen, zu diesen festen Zeiten ein Hungergefühl zu verspüren und nicht mehr dauernd zu Snacks greifen, um Ihren Magen zu füllen.

Achten Sie auf eine ballaststoffreiche Ernährung. Wer den ganzen Tag über nur von kleinen Zwischenmahlzeiten lebt, isst normalerweise nicht genügend Gemüse und ernährt sich nicht ballaststoffreich genug. Es ist nun mal sehr verlockend und bequem, immer wieder zu Snacks zu greifen, die jede Menge Zucker, Salz und Mehl enthalten, und das dann als Mahlzeit zu bezeichnen. Vielleicht leiden Sie deshalb unter Verstopfung. Zusätzlich greifen Sie vielleicht auch oft zu schweren, reichhaltigen Speisen (Teigwaren, Pizza oder Muffins), um wieder herunterzukommen, wenn Sie zerstreut sind und das Gefühl haben, dass Ihnen alles über den Kopf wächst. Doch solche Gerichte verlangsamen Ihren Stoffwechsel und rauben Ihnen Ihre Energie. Ihre Mahlzeiten sollten hauptsächlich aus Gemüse, Obst und Vollkornprodukten bestehen. Wenn Sie Fleisch essen, sollten Sie das um die Mittagszeit tun, weil Ihr Körper es dann am besten verdauen kann.

Führen Sie Ihrem Körper genügend Flüssigkeit zu. Wenn Ihr Energieniveau ständig hin und her schwankt, haben Sie auch mit Dehydrierung zu kämpfen – selbst wenn Ihnen das vielleicht nicht bewusst ist. Sie sollten unbedingt mehr Wasser trinken. Wenn Sie die Anzahl der Kilos, die Sie wiegen, halbieren und mit 30 Millilitern multiplizieren, wissen Sie, wie viel Wasser Sie pro Tag trinken sollten. An Ihrem Arbeitsplatz sollte stets eine Flasche Wasser griffbereit stehen; Sie werden bald feststellen, dass Ihre Stimmung und Ihr Denkvermögen sich dadurch verbessern. Wenn Sie mehr Wasser trinken, bringen Sie auch Ihre Verdauung auf Trab und nehmen leichter ab. Die meisten Menschen mit wechselhaftem Stoffwechsel sollten außerdem nicht so viele dehydrierende Getränke zu sich nehmen: also weniger Koffein, Alkohol oder Limonade und mehr Kräutertees oder heißes Wasser mit Zitronensaft. Auch Ihre Beziehung zu getrockneten Lebensmitteln und Snacks sollten Sie überdenken. Meiden Sie salzige Produkte wie Chips, Brezeln und Popcorn – so etwas trocknet Ihren Körper nur aus.

Keine Angst vor Fetten! Da Ihr Stoffwechsel so starke Höhen und Tiefen hat, brauchen Sie sich wahrscheinlich nicht fettarm zu ernähren, um abzunehmen oder Ihr Gewicht zu halten. Sie haben Glück! Die meisten meiner Patienten mit wechselhaftem Stoffwechsel, die sich fettarm ernährten, bekamen dadurch trockene Haut und litten auch unter ziemlichen Stimmungsschwankungen. Im Gegensatz zu Menschen mit langsamerem Stoffwechsel dürfen Sie ruhig Fleisch essen. Aber hüten Sie sich vor zu großen Portionen – Ihr Verdauungsfeuer ist nicht stark genug, um das viele Fleisch zu verbrennen. Aus den gleichen Gründen können Sie auch Milchprodukte essen, sollten aber auf Eis verzichten, denn gefrorene Lebensmittel schwächen Ihre Verdauung. Sie dürfen aber jede Menge Nüsse und gesunde Öle zu sich nehmen, ohne Angst vor einer Gewichtszunahme haben zu müssen. Vata-Typen dehydrieren leicht: Ihr Organismus ist wie Löschpapier, das diese Öle aufsaugt und zur Ernährung ihrer Gelenke und Gewebe verwendet. Sie brauchen also kein fettfreies Dressing an Ihren Salat zu geben. Genießen Sie einfach wie bisher die gesunden Fette, die Ihre Haut, Ihr Gehirn und Ihre Gelenke ernähren.

Hören Sie vor und nach dem Essen in Ihren Körper hinein. Das sollten wir eigentlich alle tun, doch Menschen mit wechselhaftem Stoffwechsel laufen besonders leicht Gefahr, einfach gedankenlos irgendetwas in sich hineinzustopfen. Sie essen während der Arbeit am Schreibtisch, im Stehen oder beim Herumlaufen. Setzen Sie sich lieber in Ruhe hin und konzentrieren Sie sich darauf, Ihr Essen zu genießen! Sie sollten nie – wirklich niemals – an Ihrem Arbeitsplatz essen. Sie können sich Ihr Mittagessen von zu Hause mitbringen und draußen im Freien verzehren oder ins Restaurant gehen und einen Teller Suppe essen. Bevor Sie den ersten Bissen in den Mund nehmen, sollten Sie sich erst einmal ruhig hinsetzen und darüber nachdenken, wie Ihr Körper sich anfühlt. Das dauert nur ein paar Sekunden. Stellen Sie eine Verbindung zwischen Ihren Gefühlen und Ihrem Essen her. Das ist auch dann sinnvoll, wenn Sie etwas essen, von dem Sie wissen, dass es nicht ganz so gesund ist: Hören Sie in sich hinein, bevor Sie es zu sich nehmen, essen Sie es und hören Sie danach noch einmal genau auf Ihren Körper. Wie fühlen Sie sich jetzt? Speisen, die sich auf der Zunge gut anfühlen, müssen Ihrem Körper deshalb noch lange nicht guttun. Deshalb sollten Sie vor und nach dem Essen darauf achten, wie Sie sich fühlen, um in Zukunft bessere Entscheidungen treffen zu können.

Starker Stoffwechsel

Wenn Sie die meisten Fragen mit B beantwortet haben, haben Sie das, was ich als starken (Pitta-)Stoffwechsel bezeichne. (Pitta bedeutet Feuer.) Ihr Körper ist eine wahre Kalorienverbrennungsmaschine und das war schon immer so. Ihr Organismus und Ihre Emotionen heizen sich sehr leicht auf. Sie gehören zu den Menschen, die viel essen können und das auch brauchen, um ihr Energieniveau aufrechtzuerhalten und konzentriert zu bleiben. Wenn Sie eine Mahlzeit auslassen, sind Sie hinterher oft gereizt und können sich nicht mehr richtig konzentrieren.

Als Kind waren Sie beim Essen nie wählerisch. Vielleicht hatten Sie bestimmte Lieblingsspeisen und es gab auch Gerichte, die Sie nicht so gerne mochten, doch Sie konnten so gut wie alles essen und verdauen, was man Ihnen vorsetzte. In Ihrer Kindheit gab es vielleicht Phasen, in denen Sie ein bisschen pummelig waren, aber dann bekamen Sie wieder einen Wachstumsschub und schossen in die Höhe. Als Teenager waren Sie immer als Erster mit dem Essen fertig, holten sich noch eine zweite Portion und fragten schon nach einer Stunde, wann es denn die nächste Mahlzeit gäbe. Oder Sie schlichen sich nach

Mitternacht noch in die Küche, um sich ein belegtes Brot zu machen, oder plünderten vor dem Zubettgehen die Speisekammer, weil Ihr Hunger Ihnen einfach keine Ruhe ließ. Vielleicht nahmen Sie auch viele Sportgetränke, Limonaden und fettreiche Desserts zu sich, um Ihrem im Wachstum begriffenen Körper die Kalorien zuzuführen, die er brauchte. Wahrscheinlich waren Sie mittelgroß und muskulös oder für einen Teenager vielleicht sogar groß. Vermutlich würden Sie sagen, dass Ihr Magen so gut wie alles verträgt und dass Sie regelmäßig Stuhlgang haben. Ihr Körper verdaut seine Nahrung, so schnell er kann. Sie waren schon immer aktiv, bewegungsfreudig, leistungsorientiert und perfektionistisch. Vielleicht haben Sie auch schon Mannschafts- oder Ausdauersport betrieben und sind von Natur aus ein konkurrenzorientierter Mensch; und Ihre vielen Aktivitäten machen Sie noch hungriger. Viele Menschen dieses Typs haben sich schon im Teenager- und jungen Erwachsenenalter angewöhnt, möglichst viel Essen in sich hineinzustopfen. Sie haben gelernt, das nagende Gefühl des Heißhungers zu fürchten und das Gefühl der Sättigung mit Zufriedenheit, Sicherheit und Geborgenheit zu assoziieren.

Als junger Erwachsener haben Sie vielleicht weiterhin üppige Mahlzeiten zu sich genommen und auch zwischendurch immer wieder zu Sportgetränken, Energieriegeln und Proteinshakes gegriffen. Und wahrscheinlich haben Sie Ihr Gewicht in erster Linie durch Sport unter Kontrolle gehalten. Vielleicht haben Sie sich gesagt, dass Sie essen können, was Sie wollen, solange Sie sich als Ausgleich dazu viel bewegen – und im jungen Erwachsenenalter stimmte das vermutlich auch noch.

Auch Menschen mit starkem Stoffwechsel probieren hin und wieder eine Diät aus. Pitta-Typen sind geborene Perfektionisten und fühlen sich durchaus von der Vorstellung eines perfekten Körpers oder gesunder Ernährung angesprochen. Vielleicht motiviert sie dabei nur die Zahl der Kilos auf ihrer Waage; und eine Zeitlang können sie sich tatsächlich kasteien und den Hunger und die Gereiztheit, die damit einhergehen, ertragen, nur um dieses Ziel zu erreichen. Solche Menschen treiben auch gern Ausdauersport, denn ein festes Trainingsprogramm mit einem vorgegebenen Ziel erlaubt es ihnen, weiterhin alles zu essen, was sie wollen, ohne sich um ihr Gewicht Sorgen machen zu müssen. Eine Zeitlang geht das auch gut, doch dann lenken andere Ziele und Stressfaktoren sie von ihrem Training ab.

Menschen, die eine starke Verdauung haben, essen für ihr Leben gern. Sie genießen raffinierte Gerichte im Restaurant oder entwickeln kunstvolle Rituale rund ums Essen. Sie assoziieren Nahrungsaufnahme mit Genuss, wobei sie aber leider oft vergessen, dass Ernährung mit zwei verschiedenen Genüssen einhergeht: dem Genuss auf der Zunge und dem Genuss, den wir nach dem Essen in unserem Körper spüren.

Ihren hohen Kalorienbedarf durch Ihre Sportbegeisterung auszugleichen, funktioniert bis zum mittleren Alter noch ganz gut, aber dann beginnt Ihr Stoffwechsel sich zu verlangsamen. Außerdem zieht man sich in diesem Alter auch leichter Sportverletzungen zu. Vielleicht haben Sie Ihre Sehnen oder Gelenke überlastet und können daher nicht mehr ins Fitnessstudio gehen oder zumindest nicht mehr so intensiv trainieren wie früher; und spätestens dann nehmen auch Sie langsam, aber sicher zu. Irgendwann kommt der Zeitpunkt, an dem selbst intensives Training die Uhr Ihres Stoffwechsels nicht mehr zurückdrehen kann. In diesem Stadium haben viele Menschen dieses Typs im Lauf mehrerer Jahre bereits 15 Kilo oder noch mehr zugenommen.

So erging es auch Bruce. Er redete sich ein, so viel essen zu können, wie er wollte, solange er sich gesund ernährte. Wie viele Menschen seines Körpertyps hatte er sich angewöhnt, auch dann noch weiterzuessen, wenn er bereits satt war: Er hörte erst auf, wenn er so voll war, dass kein Bissen mehr in seinen Magen hineinpasste. Irgendwie war dieses Völlegefühl für ihn ein Erfolgserlebnis. Wenn man gerne isst, hat man das Bedürfnis, diesem Hobby nicht nur im Restaurant, sondern auch zu Hause zu frönen. Sich in den eigenen vier Wänden etwas zu kochen, hat den Vorteil, Essen in Hülle und Fülle griffbereit zu haben, ohne ein mehrgängiges Menü bestellen zu müssen. Außerdem können Sie sich zu Hause größere Portionen kochen.

Wenn Sie einen solchen Körpertyp haben, sollten Sie sich an folgende Strategien halten, um abzunehmen und sich trotzdem Ihr starkes Verdauungsfeuer zu bewahren.

Ernähren Sie sich gesund. Da Ihr Körper Kalorien und Nahrungsmittel verbrennt wie ein Hochofen, müssen Sie ihn mit sauberem Brennstoff füttern. Also: kein rotes Fleisch, kein Schweinefleisch und keine Schalentiere! Auch auf reichhaltige Saucen, frittierte Speisen und das meiste Junkfood sollten Sie verzichten. Nehmen Sie stattdessen lieber Eiweiß in Form von weißem Fleisch, Eiklar und Tofu zu sich. Auch Käse ist erlaubt – allerdings nur mit niedrigem Salzgehalt, damit sich nicht zu viel Natrium in Ihrem Körper ansammelt. Essen Sie zu den Mahlzeiten hauptsächlich Obst und Gemüse, dann werden Sie satt, ohne Ihren Körper mit Saucen und schwer im Magen liegenden Fetten vollzustopfen, die Sie nur matt und träge machen und vermutlich auch Ihren Schlaf stören.

Nehmen Sie Ihre Hauptmahlzeit mittags ein. Das ist natürlich für alle Menschen wichtig, für Typen mit starkem Stoffwechsel aber unverzichtbar. Wenn Sie Ihre reichhaltigste Mahlzeit am Ende des Tages einnehmen, arbeiten Sie Ihrem von Natur aus schnellen Stoffwechsel entgegen. Denn wenn Sie nach der Arbeit noch viele Kalorien aufnehmen, können Sie Ihre überflüssigen Pfunde nicht verlieren. Außerdem trägt das zu nächtlichen Verdauungsstörungen, Sodbrennen und Wasseransammlungen im Körper bei. Wenn Sie Ihre Hauptmahlzeit auf einen früheren Tageszeitpunkt legen, können Sie Ihre Gewichtsabnahme viel schneller in Gang bringen.

Lernen Sie, den Unterschied zwischen echtem Hunger und Heißhungerattacken zu erkennen. Wenn Sie schon seit Jahren üppige Mahlzeiten und zwischendurch auch noch viele Snacks essen, ist Ihr Körper daran gewöhnt, ständig einen hohen Blutzuckerspiegel zu haben. Immer wenn dieser Spiegel ein bisschen absinkt, gerät er in Panik und gaukelt Ihnen vor, dass Sie am Verhungern sind, auch wenn das gar nicht stimmt. Doch keine Sorge: Ihr Körper kann lernen, zwischen echtem Hunger und Heißhungerattacken zu unterscheiden. Während Sie dabei sind, Ihren Körper an regelmäßige Essenszeiten zu gewöhnen, sollten Sie immer eine Thermoskanne mit Grüntee neben sich stehen haben, der mit Honig gesüßt ist. Diesen Tee können Sie statt Kaffee den ganzen Vormittag über schluckweise trinken; das wird Sie davon abhalten, sich einen Schokoriegel oder eine Tüte Chips aus dem Lebensmittelautomaten zu holen. Nachmittags sollten Sie statt des Tees Wasser mit Zitronensaft trinken; das trägt dazu bei, Ihren Blutzuckerspiegel zu regulieren und Ihr Hungergefühl zwischen den Mahlzeiten zu betäuben.

Heißhungerattacken lassen sich schon mit ein paar Schlucken Wasser bekämpfen.

Kühlen Sie Ihr Verdauungsfeuer. Genau wie Ihre Emotionen läuft auch Ihr Stoffwechsel auf Hochtouren. Deshalb sollten Sie würzige Gerichte meiden, die bei Ihnen leicht zu Hitzewallungen und Schweißausbrüchen führen. Sie können aber auch Sodbrennen und Wasseransammlungen im Körper verursachen. Ihr Körper braucht mildere Speisen. Wenn Sie künftig auf die Snacks verzichten möchten, die Ihnen nicht guttun, sollten Sie stattdessen viel Rohkost und Obst zu sich nehmen; das hat eine abkühlende Wirkung und trägt dazu bei, Ihren Hunger zu stillen. Solche Lebensmittel halten auch länger vor als salzige Snacks und Süßigkeiten.

Essen Sie nur Süßigkeiten mit komplexen Aromen. Wenn Sie Süßigkeiten mögen, essen Sie vielleicht den ganzen Tag über immer wieder Desserts oder andere Leckereien. Viele Menschen mit starkem Stoffwechsel sind geborene Naschkatzen. Aber man darf dabei nicht vergessen, dass es verschiedene Arten von Zucker gibt. Sie müssen nicht auf alle Zuckerarten verzichten, sondern sich nur für die richtigen entscheiden! Durch raffinierten Zucker und Weißmehl wird Ihr Appetit auf Süßes noch größer. Obst dagegen enthält verschiedene komplexe Aromen. Ein Apfel zum Beispiel schmeckt zwar süß, aber gleichzeitig auch säuerlich und fühlt sich knackig an. Wählen Sie Lebensmittel mit einer Vielfalt komplexer Aromen und Konsistenzen. Das stillt Ihren Hunger besser.

Langsamer Stoffwechsel

Wenn Sie die meisten Fragen mit C beantwortet haben, so haben Sie wahrscheinlich einen langsameren Stoffwechsel. In der ayurvedischen Typenlehre bezeichnet man diesen Typus als Kapha, was so viel wie Wasser bedeutet. Wenn Sie eine solche Konstitution haben, neigt Ihr Körper zur Speicherung von Flüssigkeit und Fett. Vom Körperbau her sind Sie vielleicht eher stämmig und grobknochig mit kräftigen Gelenken. Solche Menschen haben oft große Augen, dichtes Haar und glatte Haut, die sich kühl anfühlt. Wenn Sie ein Kapha-Typ sind, können Sie dank Ihrem langsamen Stoffwechsel härter und länger an einem Projekt arbeiten als jeder andere Mensch. Und Sie können auch besser mit Stress und Meinungsverschiedenheiten am Arbeitsplatz umgehen als Ihre Kollegen. Im Gegensatz zu anderen Körpertypen sind Sie Ihren Stimmungen nicht wehrlos ausgeliefert und können länger gesund bleiben.

Als Baby waren Sie wahrscheinlich ein richtiger Wonneproppen: Sie haben gut geschlafen und waren meistens zufrieden. Später entwickelten Sie sich zu einem unkomplizierten, neugierigen, glücklichen Kleinkind. Wenn Sie einmal etwas gelernt hatten, konnten Sie es sich für immer merken. Beim Essen waren Sie niemals wählerisch und sind schnell gewachsen und gediehen. Doch als Kind oder im Teenageralter haben Sie dann vielleicht ein etwas gespannteres Verhältnis zum Essen entwickelt. In einer Kultur, die Schlankheit zur Priorität erhebt und sogar fast schon einen Kult der Magerkeit betreibt, hätten Sie als junger Mensch wahrscheinlich lieber eine andere Figur gehabt. Denn mit Ihrem eher groben, stämmigen Knochen- und Körperbau konnten Sie diesem Schlankheitsideal niemals gerecht werden. Trotzdem haben Ihre Eltern Ihnen wahrscheinlich immer gepredigt, dass Sie schlanker sein und weniger essen sollten. Frauen werden in dieser Hinsicht besonders stark unter Druck gesetzt, doch auch Jungen bringt man heutzutage schon bei, dass sie eine schlanke Taille und gut definierte Muskeln haben sollten. Aber so einen Körperbau hatten Sie nie. Wenn Ihre Geschwister oder Freunde einem anderen Körpertyp entsprachen, haben Sie sich vielleicht oft gefragt, warum diese Leute mehr essen konnten als Sie und trotzdem schlank blieben. Denn wahrscheinlich haben Sie auch nicht mehr gegessen und genascht als Ihre Freunde und Geschwister. Menschen mit langsamem Stoffwechsel schlagen sich vor allem in ihren ersten 20 Lebensjahren häufig mit solchen negativen Gedanken herum, denn in dieser Lebensphase speichert der Körper von Natur aus Fett und Flüssigkeit, um zu wachsen.

Da Ihr Körper ganz besonders zu Flüssigkeitsansammlungen neigt, sind Sie im Winter vielleicht anfällig für Erkältungen. Ihre Atemwege erzeugen mehr Schleim und reagieren empfindlich auf Pollen und Giftstoffe in der Luft. Im Frühjahr, wenn das Wetter feucht und schwül ist, nehmen Sie besonders leicht zu; und wenn Sie in eine Gegend ziehen, in der häufig schwüles Klima und hohe Luftfeuchtigkeit herrschen, sammeln sich bei Ihnen vielleicht sogar noch mehr überflüssige Pfunde an.

Im jungen Erwachsenenalter haben Sie wahrscheinlich oft Diät gehalten. Meine Patienten mit diesem Körpertyp haben schon alle möglichen Modediäten ausprobiert und es sogar ein- oder zweimal mit einem extremen Trainingsprogramm versucht, um ihren Körper in die Form zu bringen, die er ihrer Meinung nach haben sollte. Das Problem mit extremen Diäten und sogenannten Diätprodukten (beispielsweise Drinks und Riegeln, die anstelle von Mahlzeiten eingenommen werden sollen) ist jedoch, das sie synthetische Nährstoffe enthalten; und kalorienarme Lebensmittel sind mit künstlichen Süßstoffen angereichert. Solche Produkte enthalten also gar nichts, was den Körper oder Gaumen zufriedenstellt. Ganz im Gegenteil: Sie können sogar dazu führen, dass man später Heißhungerattacken bekommt. Das ist der Grund für den berüchtigten Jo-Jo-Effekt, der bei solchen Diäten besonders häufig auftritt: Man hungert, ohne Sättigung und Befriedigung im Verzehr naturbelassener Lebensmittel zu finden und verfällt dann, wenn man es nicht mehr länger aushält, in Fressattacken.

Es gibt aber auch das andere Extrem: Menschen, die den Glauben an Diäten aufgegeben haben. Sie sind verständlicherweise frustriert, denn bei einer Diät müssen sie sich genau an bestimmte Vorgaben halten, um abzunehmen. Gleichzeitig scheinen die Menschen um sie herum sich aber nahezu unbegrenzt an Süßigkeiten und ungesunden Lebensmitteln gütlich tun zu können, ohne zuzunehmen. Und was noch schlimmer ist: Sie haben das Gefühl, dass andere Menschen, die mehr essen als sie und sich oft furchtbar ungesund ernähren, ohne dafür irgendwelche unangenehmen Konsequenzen in Kauf nehmen zu müssen, auf sie herabsehen.

Falls Sie zu den Typen mit langsamem Stoffwechsel gehören, den Glauben an die Wirksamkeit von Diäten und körperlichem Training aufgegeben haben und sich genauso ernähren wie Ihre Freunde und Familienangehörigen, nehmen Sie wahrscheinlich jedes Jahr fünf bis zehn Pfund zu. Auf diese Weise sind Sie womöglich bereits vor Erreichung des mittleren Alters fettleibig. Ich sage meinen Patienten mit langsamem Stoffwechsel immer, dass es durchaus Diäten gibt, mit denen man ein gesundes Gewicht halten kann. Sie brauchen eine Diät, die Giftstoffe aus Ihrem Körper beseitigt und Wasseransammlungen entgegenwirkt.

Kapha-Typen können am ehesten abnehmen, wenn sie folgende Regeln beherzigen.

Entgiften Sie zunächst einmal Ihren Körper. Da Ihr Körper zur Speicherung von Flüssigkeit und Fettzellen neigt, scheidet er Giftstoffe, die Sie durch den Verzehr ungesunder Lebensmittel aufgenommen haben, nicht aus. Im Ayurveda bezeichnet man solche Toxine als Ama. Man erkennt sie an folgenden Zeichen: Wasseransammlungen im Körper, einem weißlichen oder gelblichen Zungenbelag am Morgen oder einfach nur einem Gefühl des Aufgeschwemmtseins oder der Schwere morgens oder nach dem Essen. Wenn sich Ama in Ihrem Körper angesammelt hat, wiegen Sie morgens vielleicht mehr als am Vorabend. Diese Flüssigkeit müssen Sie mithilfe einer Entgiftungsdiät aus Ihrem Körper herausschwemmen, bei der Haushaltszucker, Weißmehl und die meisten Fleischsorten und Milchprodukte verboten sind. Das klingt zwar nach einer sehr strengen Diät, doch wenn Menschen mit langsamem Stoffwechsel auf Mehl und Milchprodukte verzichten, reagiert ihr Körper fast sofort darauf. Milchprodukte sind berüchtigt dafür, Schleimansammlungen im Körper zu verursachen. Die meisten Menschen mit diesem Körpertyp merken, dass ihre Verdauungsorgane negativ auf Fleisch- und Milchprodukte reagieren und sie kurz nach dem Verzehr solcher Lebensmittel vielleicht sogar Sodbrennen bekommen oder sich aufgeschwemmt fühlen. Vielen meiner Patienten bekommt eine vegetarische oder vegane Ernährung sehr gut, solange sie weitgehend auf Teigwaren, Weizenmehlgebäck und Reis verzichten. Wenn Sie schnell abnehmen möchten, können Sie die auf Seite 163 beschriebene Entgiftungsdiät machen, müssen sie aber vielleicht drei bis vier Wochen lang durchhalten und dann darauf achten, wie Ihr Körper sich anfühlt. Die meisten Menschen staunen darüber, wie gut ihnen diese Kost bekommt.

Fragen Sie sich vor dem Essen, ob Sie auch wirklich Hunger haben. Das ist zwar für alle Menschen empfehlenswert, für Kapha-Typen aber ganz besonders wichtig. Ich stelle immer wieder fest, dass Menschen mit diesem Körpertyp gar keinen so großen Hunger haben, wie sie glauben. Sie haben ihren Körper einfach nur dazu erzogen, dreimal täglich oder noch öfter zu essen, aber wenn sie dann in sich hineinhören, stellen sie fest, dass ihr Appetit in Wirklichkeit gar nicht so groß ist. Sie futtern sich eher genussvoll und gemächlich durch eine Mahlzeit hindurch, statt ihr Essen hinunterzuschlingen, wie andere Menschen es tun. Wenn Sie zu den Menschen mit langsamem Stoffwechsel gehören, haben Sie sich bisher vielleicht immer eingeredet, dass Sie einfach nicht die nötige Willenskraft zum Abnehmen haben oder dass man bei einer Diät unbedingt leiden muss, obwohl das auf Sie eigentlich gar nicht unbedingt zutrifft. Ihr Körper ist sehr weise und kennt seine Bedürfnisse ziemlich genau. Wenn Sie vor und nach jeder Mahlzeit in sich hineinhören und sich fragen: **Wie fühle ich mich?**, können Sie erstaunlich viel daraus lernen. Ihr Körper kommt mit sehr viel weniger Essen aus, als die meisten Menschen bei unserer typischen westlichen Ernährung zu sich nehmen. Wenn Sie sich gesund ernähren und nur dann etwas essen, wenn Sie wirklich Hunger haben, wird Ihr Körper es Ihnen danken, denn dann werden Sie wieder mehr Energie haben und klarer denken können. Es kann zwar ein paar Wochen dauern, bis Sie Ihre Geschmacksknospen durch so eine gesunde Ernährung umerzogen haben, doch das ist durchaus machbar. Viele meiner Patienten haben es schon geschafft!

Praktizieren Sie sanftes Fasten. Der größte Vorteil dieses Körpertyps besteht darin, dass er auch hin und wieder auf Essen verzichten kann, ohne darunter zu leiden. Wenn Sie das Abendessen weglassen, bekommen Sie keinen Schwächeanfall wie Menschen mit wechselhaftem Stoffwechsel und werden auch nicht reizbar und übellaunig wie die Pitta-Typen, die einen starken Stoffwechsel haben. Sie sind immer noch genauso freundlich und konzentriert wie immer. Andere Menschen können nicht ohne weiteres auf eine Mahlzeit verzichten, weil sie dann schwach und zittrig werden und nicht mehr klar denken können. Dieses Problem haben Sie nicht. Viele meiner Patienten mit diesem Körpertyp lassen das Abendessen an manchen Tagen pro Woche weg und es geht ihnen dadurch sogar besser: Sie fühlen sich leichter und haben das Gefühl, dass ihr Körper und ihr Gehirn besser funktionieren als je zuvor.

Essen Sie viele bittere und herbe (zusammenziehende) Lebensmittel. Andere Körpertypen sollten um Kaffee wahrscheinlich lieber einen großen Bogen machen, aber Menschen mit langsamerem Stoffwechsel haben Glück:

Ihnen tut schwarzer Kaffee gut! Denn das ist ein natürliches Diuretikum, das Flüssigkeit aus Ihrem Körper ausschwemmt. Sie dürfen morgens auch viel schwarzen und grünen Tee trinken, um Ihren Stoffwechsel auf Trab zu bringen und überschüssige Flüssigkeit auszuscheiden. Auch bei Obst dürfen Sie alles essen, was zusammenziehend wirkt: Äpfel, Preiselbeeren, Grapefruits und die meisten Trockenfrüchte (allerdings nur in Maßen). Sie sollten sich angewöhnen, weniger Süßes zu essen und mehr andere Geschmacksrichtungen in Ihren Speisezettel aufzunehmen. Heißes Wasser mit Ingwer und Zitronensaft tut Ihrem Körper besonders gut. Davon sollten Sie jeden Tag so viel wie möglich trinken! Das hilft Ihnen auch beim Umerziehen Ihrer Geschmacksknospen zu anderen Aromen.

Würzen Sie Ihr Essen nach Herzenslust! Wenn Sie aromatische Gerichte mögen, dürfen Sie so viele Gewürze verwenden, wie Sie möchten. Diesem Körpertyp tun alle scharfen, würzigen Lebensmittel gut, denn sie schwemmen Schleimansammlungen aus dem Körper heraus. Ich empfehle Kapha-Typen, alles zu essen, was sie als wärmend oder entwässernd empfinden: zum Beispiel vegetarische Chilis und alle heißen Flüssigkeiten. Thailändisches Essen ist beispielsweise hervorragend für solche Menschen geeignet. Bestellen Sie sich einen scharfen Gemüsecurry ohne Reis! Er ist würzig, schmeckt gut und macht satt. Sie sollten möglichst viele Lebensmittel essen, die die Atemwege öffnen und Ihnen die Atmung erleichtern.

Die Entgiftungsdiät

In diesem Buch geht es vor allem darum, Ihren Körper wieder mit seinem zirkadianen Rhythmus in Einklang zu bringen, damit Sie besser schlafen können und auf natürlichem Weg abnehmen. Doch manche Patienten, die zu mir in die Praxis kommen, müssen sich erst einmal von einer jahre-oder vielleicht sogar jahrzehntelangen falschen Ernährung erholen. Wenn Sie mehr als 15 Kilo abnehmen müssen, braucht Ihr Körper vielleicht mehr als eine bloße Wiederanpassung an seinen zirkadianen Rhythmus, auch wenn diese noch so wichtig ist. Um sich

Ihrem Körpertyp entsprechend ernähren zu können, müssen Sie Ihren Körper womöglich erst wieder darauf trainieren, seine Nahrung besser zu verdauen, und Ihren Geschmacksknospen beibringen, gutes, gesundes Essen schätzen zu lernen.

Wenn Menschen mit ernsthaften Gewichtsproblemen zu mir kommen, verordne ich ihnen zunächst einmal für ein paar Wochen eine Entgiftungsdiät. Dieses Ernährungsprogramm ähnelt den allgemein bekannten kohlenhydratarmen Diäten, die auch als Slow-Carb-Diäten bezeichnet werden. Dadurch, dass Sie bei dieser Diät alle Nahrungsmittel weglassen, die Giftstoffe in Ihrem Körper binden, können Sie nicht nur mit Volldampf in Ihre Gewichtsabnahme starten, sondern werden auch wieder besser schlafen und mehr Energie für Ihr körperliches Training haben. Aber denken Sie daran, dass diese Diät nur vorübergehend durchgeführt werden sollte! Und es braucht sie auch nicht jeder. Sie eignet sich am besten für Menschen, die so viel zugenommen haben, dass sie ihre täglich aufgenommene Nahrung gar nicht mehr richtig verdauen können und bei denen die üblichen Diäten daher auch nicht wirken.

Wenn Sie einen wechselhaften Stoffwechsel haben, sollten Sie diese Diät nicht länger als ein bis zwei Wochen lang machen. Menschen mit starkem Stoffwechsel können sie bis zu vier Wochen lang praktizieren. Wenn Sie einen langsamen Stoffwechsel haben, dürfen Sie so lange bei dieser Entgiftungsdiät bleiben, wie Sie möchten, sollten dabei aber vielleicht ab und zu eine Pause einlegen und dann zum Jahreszeitenwechsel wieder damit anfangen. In Übergangsjahreszeiten wie Frühjahr oder Herbst sammeln sich besonders leicht Giftstoffe im Körper an, deshalb ist das eine gute Zeit, um mit einer Entgiftungsdiät wie dieser zu beginnen.

Die ayurvedische Erklärungslehre empfiehlt, möglichst viele intelligente Nahrungsmittel zu essen – also solche, die Phytonährstoffe enthalten –, weil sie voller Leben und Energie stecken. Man sollte sich grundsätzlich von Lebensmitteln ernähren, die in der Natur gewachsen sind und nicht bearbeitet wurden. Das gilt erst recht, wenn man seinen Körper entgiften möchte. Das Problem bei einer Ernährung mit vielen verarbeiteten und raffinierten Lebensmitteln ist, dass Ihr Körper diese Zutaten nicht richtig verdauen kann. Sie hinterlassen Rückstände im Verdauungstrakt. Naturbelassene Lebensmittel dagegen können sehr gut verdaut werden und erzeugen dabei keine Abfallstoffe. Ich sage meinen Patienten immer, dass der Verdauungstrakt wie ein Teppich ist:

Die Rückstände ungesunder Lebensmittel bleiben im Teppich ihres Körpers haften. Ein weiterer Vorteil meiner Entgiftungsdiät besteht darin, dass man dabei eigentlich kaum zu viel essen kann.

Sie sollten bei dieser Entgiftungsdiät also hauptsächlich naturbelassene, besonders leicht verdauliche Lebensmittel zu sich nehmen.

Gemüse: Davon können Sie gar nicht genug essen – und zwar am besten roh oder nur leicht gedämpft. Das wird während dieser Entgiftungsdiät der Hauptbestandteil Ihres Mittag- und Abendessens sein. Wenn Sie eine Sauce dazu brauchen, verwenden Sie eine Essigsauce mit sehr wenig Öl. Sprossen zählen ebenfalls als Gemüse, sind sehr gesund und haben eine entgiftende Wirkung. Sie können auch Gemüsesaft trinken, aber keinen Mohrrübensaft! Die einzigen Gemüsesorten, die Sie meiden sollten, sind schwere, stärkereiche Gemüse wie Kartoffeln oder Süßkartoffeln.

Gewürze: Bei dieser Diät dürfen Sie Gewürze nach Herzenslust verwenden, um Ihrem Gemüse ein abwechslungsreiches Aroma zu verleihen. Die einzige Ausnahme ist Salz: Das sollten Sie nur in kleinen Mengen verwenden, da es den Körper aufschwemmen kann.

Vollkorngetreide: Die meisten Menschen wissen, dass Weißmehl nicht gut ist, wenn man seinen Körper entgiften und abnehmen möchte. Also lassen Sie die Finger von Brot, Gebäck und Teigwaren! Hafergrütze ist in kleinen Mengen erlaubt; auf Milchprodukte sollte man in dieser Entgiftungsphase völlig verzichten. Dafür dürfen Sie viele Vollkornprodukte essen: zum Beispiel Gerste oder Basmatireis, den Sie zu gleichen Teilen mit Mungbohnen vermischen und daraus eine Art Linsensuppe (Kitchari) kochen können. Basmatireis eignet sich hervorragend für diese Entgiftungsphase, weil er so leicht verdaulich ist.

Nüsse: Rohe Nüsse und Kerne (beispielsweise Sonnenblumenkerne, Kürbiskerne und Sesamsamen) sind hin und wieder erlaubt. Sie eignen sich gut zum Bestreuen von Müslis oder Gemüsegerichten.

Auf bestimmte Lebensmittel sollten Sie während Ihrer Entgiftungsdiät verzichten, auch wenn sie Ihnen gut schmecken. Sogar einige Nahrungsmittel, die Sie vielleicht für gesund halten, sind in dieser Phase tabu.

Mehl: Den meisten Menschen ist gar nicht bewusst, welche wichtige Rolle mehlhaltige Produkte in ihrer Ernährung spielen. Maischips, Fladenbrot, Frühstücksflocken, ja sogar Vollkornbrot enthalten eine Menge raffiniertes Getreide, das Ihre Gewichtsabnahme- und Entgiftungsziele zunichtemacht. Solche Getreideprodukte lassen Ihren Blutzucker in die Höhe schießen und führen dazu, dass Sie nach einiger Zeit noch mehr Hunger bekommen. Sie füllen zwar den Magen, haben aber keinen großen Nährwert.

Milchprodukte: Milch und Milchprodukte führen zur Schleimbildung im Organismus. Das gilt vor allem für pasteurisierte Milch. Joghurt wird oft als gesundes Nahrungsmittel bezeichnet, doch die Joghurtarten, die die meisten Menschen kaufen, sind mit zu viel Zucker angereichert und enthalten nur sehr wenige gesunde Bakterienkulturen. Insofern sind sie auch nicht gesünder als andere Milchprodukte. Es ist besser, während Ihrer Entgiftungsdiät ganz auf Joghurt zu verzichten. Joghurt gilt nur deshalb als gesundes Lebensmittel, weil es – frisch zu Hause zubereitet – viele lebende Bakterien enthält, die gut für Ihren Verdauungstrakt sind. Von diesen gesunden Bakterienkulturen könnte jeder Mensch ein bisschen mehr gebrauchen, aber die können Sie Ihrem Körper auch zuführen, indem Sie Kimchi essen oder Kombucha trinken. Sie können sogar Nahrungsergänzungsmittel mit dem Milchsäurebakterium Lactobacillus acidophilus einnehmen. Obwohl die meisten Milchprodukte während Ihrer Entgiftungsdiät tabu sind, dürfen Sie ungesalzene ayurvedische Buttermilch oder geklärte Butter (Ghee) in kleinen Mengen zu sich nehmen.

Fleisch: Tierische Produkte führen oft zur Ansammlung von Giftstoffen im Körper, darum sollten Sie während dieser Entgiftungsphase auf jede Form von Fleisch (auch Fisch und Schalentiere) verzichten. Falls Sie das Gefühl haben, mehr Eiweiß zu brauchen (zum Beispiel, wenn Sie Sportler sind), dürfen

Sie in kleinen Mengen Hühner- und Putenfleisch essen, doch im Allgemeinen gilt: Finger weg von allen Fleischsorten und -produkten!

Obst: Früchte sind normalerweise sehr gesund, doch in der Entgiftungsphase Ihrer Diät sollten Sie sie nur als Nachtisch oder gelegentlichen Leckerbissen genießen. Vor allem auf sehr zucker- oder fettreiches Obst wie Bananen und Avocados, aber auch auf die meisten Fruchtsäfte sollten Sie verzichten. Wenn überhaupt, sollten Sie in erster Linie zu Obst mit herbem (zusammenziehendem) Aroma wie beispielsweise Äpfel, Zitrusfrüchte, Preiselbeeren und Granatäpfel greifen.

Bohnen: Bohnen haben zwar einen sehr hohen Ballaststoffgehalt, können aber andererseits zu Blähungen führen und Ihren Körper aufschwemmen. Deshalb sollten Sie in Ihrer Entgiftungsphase auch auf Bohnen (mit Ausnahme von Mungbohnen) verzichten. Linsen und Mungbohnen sind kleiner und leichter verdaulich, daher verursachen sie weniger Blähungen und schwemmen nicht so auf wie größere Bohnen. Viele meiner Patienten, die eine Entgiftungskur machen möchten, essen während dieser Zeit hauptsächlich Linsensuppe mit viel Gemüse. Das wird für sie während ihrer Diät zu einer Art Nervennahrung und »Futter für die Seele«.

Die meisten Fette: Ungesunde Fette sind schwer verdaulich und führen außerdem zu Schleimbildung im Organismus. In diese Kategorie fallen natürlich alle frittierten Speisen, aber auch Butter, Margarine, Käse und tierische Fette. Kalt gepresstes, unraffiniertes Öl in geringen Mengen ist dagegen erlaubt. Dazu gehört zum Beispiel auch geklärte Butter (Ghee), ein sehr gesundes Fett.

Zucker: Haushaltszucker gehört zu den toxischsten Lebensmitteln und sollte daher während dieser Diät unbedingt gemieden werden. Wenn Sie ein Süßungsmittel brauchen, können Sie stattdessen zu Honig greifen; allerdings sollten Sie ihn nicht erwärmen und auch nicht zum Kochen verwenden. Honig ist ein delikates Lebensmittel, das aus der Essenz vieler verschiedener Pflanzen besteht. Obwohl er klebrig, schwer und süß ist, führt er nicht zu

Entzündungen oder Schleimansammlungen im Körper. Ganz im Gegenteil: Erstaunlicherweise hat er sogar eine trocknende Wirkung auf den Organismus, wenn man ihn bei Zimmertemperatur verzehrt. Doch wenn man ihn zum Kochen verwendet, verändern sich seine Eigenschaften: Dann verliert er seine antioxidative Wirkung und auch sein feines Aroma. Also verwenden Sie Honig niemals zum Backen oder Kochen!

Kalte Getränke: Ihr Ziel besteht darin, Ihr Verdauungsfeuer zu stärken; und mit kalten Getränken erreicht man genau das Gegenteil: Dadurch werden die sauren Verdauungssäfte im Magen gekühlt. Außerdem tut dieser Kälteschock Ihrem Körper nicht gut. Heißes Wasser mit Zitronensaft trägt zur Reinigung Ihres Organismus während der Entgiftungsdiät bei. Verzichten Sie auf Kaffee; stattdessen können Sie grünen Tee trinken, wenn Sie Koffein brauchen.

Statt es mit irgendeiner Standarddiät zu versuchen, sollten Sie lieber herausfinden, welche Ernährungsprinzipien für Ihren Körper die richtigen sind. Wenn Sie sich zusätzlich zu den Essens- und Schlafenszeiten, die Ihrem zirkadianen Rhythmus entsprechen, auch noch angewöhnen, die für Ihren Körpertyp richtigen Lebensmittel zu sich nehmen, wird es Ihnen leichter fallen als je zuvor, ein gesundes Gewicht zu halten. Sobald Sie auf lange Fernsehabende und abendliche Snacks verzichten und stattdessen ein kleines, nahrhaftes Frühstück, ein reichhaltigeres gesundes Mittagessen und ein leichtes Abendessen zu sich nehmen, werden Sie ganz neue Energiequellen in Ihrem Leben entdecken und sich auch wieder besser konzentrieren können.

Der letzte wichtige Faktor für eine gesunde Lebensweise ist körperliche Betätigung. Darauf gehe ich im nächsten Kapitel ein. Und damit meine ich nicht, dass Sie sich stundenlang im Fitnessstudio abstrampeln sollen. Stattdessen werde ich Ihnen ein vernünftiges tägliches Trainingsprogramm vorstellen, das auf Ihrem bisherigen Fitnessniveau aufbaut. Schließlich ist körperliche Aktivität eine der wichtigsten Methoden zur Entgiftung des Körpers. Außerdem fällt es einem auch leichter, sich gesund zu ernähren und tief und erholsam zu schlafen, wenn man sich regelmäßig bewegt!

8

Der richtige Sport zur richtigen Zeit

Ich gehe jede Wette ein, dass Sie wissen: Sport ist gut für Sie – auch wenn Sie manchmal versuchen, darum herumzukommen. Was Sie wahrscheinlich aber noch nicht wissen, ist, dass körperliche Aktivität im Ayurveda als heiliges tägliches Ritual und eine der wirksamsten Methoden gilt, um seinen Körper funktionsfähig zu erhalten. Das Sanskritwort für körperliche Betätigung lautet *vyayama* und beinhaltet so viele verschiedene Nuancen, dass ich mehrere Absätze bräuchte, um es richtig zu definieren. Einfach ausgedrückt, bedeutet es, durch bestimmte Bewegungen seinen Kreislauf und die Kommunikation zwischen seinen Körpersystemen zu verbessern. Wir alle wissen, dass Sport das Herz-Kreislauf-System anregt: Das Herz schlägt schneller, die Lungen arbeiten auf Hochtouren. Doch das ist nicht das einzige System Ihres Körpers, das nach physischer Aktivität verlangt. In den *Veden,* den heiligen Lehren, werden die Körpersysteme als Kanäle beschrieben. Das Verdauungssystem ist ein hohler Kanal, durch den Nährstoffe in den Körper eintreten und durch ihn hindurchgehen. Das Atmungssystem ist ein Kanal zum Transport von Sauerstoff und Kohlendioxid. Auch Lymph-, Nerven- und Herz-Kreislauf-System sind Kanäle, durch die Nährstoffe, Flüssigkeiten, Signale und Abfallstoffe durch den Körper wandern. Ihr Körper ist zwar so konstruiert, dass er all diese erstaunlichen Prozesse gut bewältigen kann, aber er braucht trotzdem ein bisschen Hilfe dazu.

Im Lauf eines Tages können diese Kanäle nämlich verkleben, verschleimen oder blockiert werden. Diese Blockade ist ein ganz normaler Nebeneffekt unseres täglichen Lebens, doch genauso, wie wir regelmäßig unsere Zähne putzen müssen, damit sich dort kein Belag ansammelt, ist es auch wichtig, diese Blockaden tagtäglich zu beseitigen. Das tut man mithilfe von *prana*. Das Wort prana bedeutet so viel wie Lebenskraft, kann aber auch als Atem übersetzt werden. Und das mit gutem Grund! Denn wenn Sie sich bewegen und Sport treiben, atmen Sie tiefer und dadurch werden die Kanäle Ihres Körpers von Blockaden befreit. Körperliche Aktivität ist deshalb so wichtig, weil sie zu einer tiefen Atmung führt und chemische und hormonelle Veränderungen auslöst, die Ihr Körper braucht, um gesund zu bleiben. Durch körperliche Betätigung verbessert sich die Kommunikation zwischen Ihren Körpersystemen, sodass diese in harmonischem Einklang miteinander arbeiten können. Außerdem wärmen Sie dadurch Ihren Körper auf, erzeugen *agni* (»Feuer«) – und schüren somit auch Ihr Verdauungsfeuer. Sport schenkt Ihnen Energie, Leidenschaft und Begeisterung für das Leben und verhilft Ihnen zu klarem Denken. Auch wenn Sie ihn noch so gerne aus Ihrem Terminkalender streichen würden, sollten Sie doch unbedingt regelmäßig Sport treiben, denn er bringt Sie emotional wieder ins Gleichgewicht, verleiht Ihnen Energie, hebt Ihre Stimmung und entgiftet Ihren Körper.

In unserem heutigen Leben, das uns viel zu wenig Zeit für Bewegung lässt, ist Sport sogar noch wichtiger geworden. Berufspendler sitzen morgens im Auto oder Zug, um zur Arbeit zu fahren, dann sitzen sie den ganzen Tag am Schreibtisch und abends hocken sie vor dem Fernseher oder Computer. Es ist schwierig, nachts erholsam zu schlafen, wenn man den ganzen Tag über nichts getan hat, um seine Muskeln zu ermüden; und auch Ihr Verdauungssystem kann nur schwer in Bewegung bleiben, wenn Sie es nicht durch physische Aktivität unterstützen. Ayurveda ist die Kunst, Ihren Körper ins Gleichgewicht zu bringen. Wenn Ihnen kalt ist, müssen Sie ihn erwärmen, um wieder einen ausgewogenen Zustand herzustellen. Wenn Sie den ganzen Tag sitzen und die ganze Nacht schlafen, brauchen Sie Bewegung, um sich ins Gleichgewicht zu bringen. Und der beste Zeitpunkt für Ihre erste intensive körperliche Aktivitätsphase ist der Morgen, nachdem Sie sieben oder acht Stunden lang geschlafen haben.

Prana baut Energie auf

Im Ayurveda sind Herz und Gehirn die beiden wichtigsten Organe. Nur prana – Ihr Atem – verbindet die beiden miteinander. Wenn Sie tief durchatmen, stellen Sie dadurch sofort eine Verbindung zwischen Herz und Gehirn her. Das können Sie gleich jetzt tun: Holen Sie einmal langsam tief Luft. Genießen Sie es; und wenn Sie möchten, nehmen Sie danach noch einen tiefen Atemzug. Vielleicht spüren Sie dabei schon, wie ein Teil Ihres Stresses von Ihnen abfällt. Langsame, tiefe Atemzüge sind ein Grundpfeiler von Meditation und Yoga, aber Sie können sich auch durch jede noch so leichte körperliche Aktivität sofort in diesen Zustand versetzen. Durch bewusste Bewegung schieben Sie Ihre Alltagsprobleme in den Hintergrund; gleichzeitig wirkt diese Aktivität belebend auf Herz und Gehirn. Gibt es etwas, womit Sie schneller etwas für Ihre Gesundheit tun können? Bei einer sitzenden Lebensweise atmen Sie normalerweise nur flach. Das belastet das Herz und auch Ihr Gehirn erhält dabei nicht genügend Sauerstoff.

Doch prana bedeutet mehr, als einfach nur tief durchzuatmen oder bewusst auf Ihre Atmung zu achten. Dieses Sanskritwort bezeichnet auch die Energie, die uns am Leben erhält. Ohne tägliche Bewegung atmen Sie nicht tief genug; dadurch verlieren Sie Ihre Energie. Und da Sie keinen Kontakt zu Ihrem Körper haben, fällt Ihnen das nicht einmal auf. Sie glauben, am Ende eines Tages, den Sie am Schreibtisch sitzend verbracht haben, einfach nur müde oder gelangweilt zu sein, doch in Wirklichkeit steckt viel mehr dahinter: Ihrem Gehirn und Ihren Geweben fehlt es an Sauerstoff. Sie sind blockiert und nicht mehr richtig funktionsfähig. Energiemangel lässt Sie den ganzen Tag über immer wieder zur Kaffeetasse greifen, um Ihr Gehirn in Gang zu halten.

Diese Sichtweise der Energie findet man nicht nur im Ayurveda. Auch neue wissenschaftliche Untersuchungen zeigen, dass selbst leichte körperliche Aktivität Erschöpfungssymptome beseitigen kann, wenn man sie täglich praktiziert.[33] Schon ein kurzer Morgenspaziergang bringt Ihr Gehirn in Schwung und holt prana in Ihren Körper hinein. Dadurch können Sie nachts besser schlafen und bringen sich mit dem 24-Stunden-Rhythmus Ihres Körpers in Einklang. Außerdem werden Sie dann morgens mehr Hunger auf Ihr Frühstück haben und sich tagsüber besser konzentrieren können.

Statt einmal täglich Sport zu treiben, versuchen viele Menschen zwei bis drei intensive Trainingssitzungen in ihrer Arbeitswoche unterzubringen. Es gibt ärztliche Empfehlungen zu der Frage, wie viele Minuten pro Woche man körperlich aktiv sein sollte. Wenn Sie zwei- bis dreimal pro Woche ins Fitnessstudio gehen, wundern Sie sich vielleicht darüber, dass Ihre Taille dadurch nicht schlanker wird und Sie auch nicht mehr Energie haben. Im Gegenteil: Nach einer langen, intensiven Trainingssitzung fühlt man sich oft ausgelaugt und erschöpft. Dann hat man hinterher sogar weniger Energie und wird daher an stressigen Tagen (an denen man am dringendsten körperliche Aktivität braucht) eher auf den Besuch im Fitnessstudio verzichten.

Einer meiner Patienten ist Vermögensverwalter und muss zweimal im Monat geschäftlich kreuz und quer durch die USA reisen. Er fliegt also alle zwei Wochen von Bundesstaat zu Bundesstaat. Natürlich weiß dieser Mann, dass er zu viel isst und zu wenig schläft; um also etwas gegen seine abnehmende Energie und seinen zunehmenden Taillenumfang zu tun, begann er mit einem intensiven Training. Er kaufte sich ein Heimfahrrad und nahm außerdem zwei- bis dreimal pro Woche an einem Onlinetrainingskurs teil, wobei er jedes Mal eine intensive einstündige Trainingseinheit absolvierte. Obwohl er dadurch ordentlich ins Schwitzen geriet und ein bisschen von seinem Frust abbauen konnte, nahm er nicht ab; und auch seine Schlafstörungen, Kopfschmerzen und sexuellen Probleme wurden nicht besser. Da mein Patient keine Lust hatte, die kleine blaue Tablette zu schlucken, kam er zu mir in die Praxis. Zwar hatte er verschiedene Probleme mit seinem Lebensrhythmus (zum Beispiel chronischen Jetlag und die Gewohnheit, spätabends noch zu essen und am Computer zu arbeiten). Trotzdem nahm ich zunächst einmal sein Trainingsprogramm ins Visier, denn letzten Endes ging es bei all seinen Problemen darum, dass es ihm an Energie fehlte. Wenn man überlastet und ausgelaugt ist, leidet man unter Schlafstörungen, Energiemangel, Reizbarkeit und Kopfschmerzen; bei extremen Erschöpfungszuständen kommen auch noch sexuelle Funktionsstörungen hinzu. Dann müssen Sie Ihren Kreislauf tagtäglich in Schwung bringen, tief durchatmen und die Kanäle Ihres Körpers reinigen.

Der Berater in mir hätte diesem Patienten am liebsten gleich empfohlen, in seinen Körper hineinzuhören und sich zu fragen, wie er sich während des Essens und bei der Arbeit fühlte, doch dann hätte ich ihn auch dazu auffordern müssen, zu meditieren oder regelmäßig seinen Puls zu fühlen, und ich wusste, dass er das nicht tun würde. Aber er konnte eine Frühsportsitzung in seinen Tagesablauf einbauen. Als ich diesem unter ständigem Stress stehendem Vermögensverwalter vorschlug, morgens einen Yogakurs zu besuchen, in dem er tief durchatmen, seine Muskeln dehnen und seinen Körper spüren konnte, den er während der restlichen 23 Stunden des Tages ignorierte, wies er das zunächst weit von sich. Schließlich predigt die gesamte Fitnessindustrie uns ständig, dass wir uns bei jedem Training bis zur Grenze unserer Leistungsfähigkeit fordern müssen, alles andere sei kein richtiger Sport.

Kein extrem leistungsorientierter Mensch hört gerne, dass er weniger tun soll; und doch sollten viele meiner Typ-A-Patienten diesen Rat beherzigen: Körperliche Aktivität soll etwas Anregendes sein. Auch wenn Ihnen das auf den ersten Blick vielleicht unlogisch erscheint: Weniger intensive, aber dafür tägliche Trainingssitzungen werden Ihnen mehr Energie schenken; außerdem ist es wichtig, zu einem früheren Tageszeitpunkt zu trainieren, damit Sie abends besser schlafen können. Wenn Sie sich gar nicht körperlich betätigen, wissen Sie bereits, wo Ihr Problem liegt. Wenn Sie dagegen zu viel oder den falschen Sport treiben, ist es viel schwieriger, die Wurzel des Übels zu erkennen. Wenn Ihr körperliches Training Ihnen nicht alle physischen und emotionalen Vorteile bringt, die es eigentlich sollte, ist es nicht das Richtige für Sie. Wenn Sie trotz Ihres Trainingsprogramm nachts nicht besser schlafen können, Ihre Stimmung sich nicht hebt und Sie sich weiterhin schlapp und energielos fühlen, sollten Sie etwas an diesem Programm ändern. Der bereits erwähnte Vermögensverwalter besuchte am Ende doch zweimal pro Woche einen Yogakurs und die tiefe Atmung, die mit diesen Übungen einherging, tat ihm ungeheuer gut. Ich erklärte ihm, das sei so etwas Ähnliches wie eine Meditation, nur eben nicht mit dem Geist, sondern mit dem Körper; und diese Vorstellung gefiel ihm, denn die traditionelle Sitzmeditation war ihm zu langweilig. Diesem Mann war seine Multitaskingmentalität schon so in Fleisch und Blut übergegangen, dass er auch beim Meditieren körperlich aktiv sein musste. An den übrigen fünf Wochentagen macht er einen kurzen Spaziergang oder geht joggen, und seitdem ist sein Energieniveau rapide in die Höhe geschnellt. Es mag verlockend sein, körperliche Aktivität nur als Weg zu mehr Fitness oder einer Gewichtsabnahme zu betrachten, doch in Wirklichkeit geht es dabei darum, sich wieder lebendiger in seinem Körper zu fühlen.

Sport und zirkadianer Rhythmus

Wie Schlaf (oder Schlafmangel) sich auf den zirkadianen Rhythmus unseres Körpers auswirkt, habe ich bereits beschrieben; und ich bin auch darauf eingegangen, wie wichtig unsere Essenszeiten für unsere innere Uhr sind und dass wir den Zeitraum unserer Nahrungsaufnahme einschränken sollten. Ein dritter Mechanismus, anhand dessen der Körper feststellt, wie spät es ist, ist unsere Aktivität. Wenn Sie körperlich aktiv sind, geht Ihr Körper logischerweise davon aus, dass es Tag ist. Das ist einer der Gründe, warum ich dringend empfehle, gleich nach dem Aufstehen (und zwar noch vor dem Frühstück oder bevor man irgendetwas anderes tut) Sport zu treiben: Damit geben Sie Ihrem Körper ein eindeutiges Signal, dass der Tag begonnen hat.

Dieser Frühsport trägt übrigens auch zu einem besseren Nachtschlaf bei. In einigen Studien schliefen Mäuse, denen man eine Phase körperlicher Aktivität ermöglichte, zeitiger ein und wachten auch früher auf als diejenigen, die sich nicht bewegten. Schon eine einzige intensive körperliche Aktivitätsphase kann den zirkadianen Rhythmus einer Maus verändern. Bei entsprechenden Studien mit Menschen waren die Ergebnisse zwar nicht so drastisch, doch auch da zeigte sich eindeutig, dass Menschen, die sich regelmäßig bewegen, abends besser einschlafen können. In einer Studie lebten Menschen eine Zeit lang unter isolierten Bedingungen, sodass sie nicht wussten, wie spät es war. Diese Versuchspersonen sollten versuchen, jeden Abend etwas früher einzuschlafen als am Abend zuvor, sodass ihre Tage sich mit der Zeit immer mehr verkürzten. Im Grunde genommen war das nichts anderes als ein über mehrere Tage verteilter kleiner Jetlag. Einige dieser Probanden sollten sich körperlich betätigen, andere nicht. Nach ungefähr sechs Tagen konnten diejenigen, die körperlich aktiv waren, sich viel schneller an die ständige schrittweise Veränderung ihres Schlaf-Wach-Zyklus anpassen als diejenigen, die keinen Sport trieben.[34] Dieser Anpassungsprozess lief in ihrem Gehirn ab: Dort wurde mehr Melatonin (Sie wissen ja, unser körpereigenes »Schlafmittel«) gebildet. Außerdem schüttete das Gehirn dieser Menschen das Melatonin auch zeitiger aus, sodass sie früher einschlafen konnten.

Und jetzt wird die Sache interessant: Man forderte diese Probanden nämlich auch auf, zu unterschiedlichen Tageszeiten zu trainieren; und bei denjenigen, die nachmittags oder abends Sport trieben, begann die Melatoninproduktion nicht früher. Im Gegenteil: Durch intensives Training kurz vor dem Schlafengehen verschob ihre Melatoninausschüttung sich sogar nach hinten, sodass sie beim Löschen des Lichts schlechter einschlafen konnten.[35] Körperliche Aktivität zur falschen Tageszeit bringt unsere innere Uhr im Gehirn (und damit auch die Zellen und Systeme unseres Körpers) also durcheinander.

Diese Erkenntnis ist vor allem für Menschen wichtig, die abends nach der Arbeit gern ins Fitnessstudio gehen. Für viele Menschen ist Training etwas, das sie am liebsten abends nach der Arbeit noch irgendwie in ihren Terminkalender hineinquetschen. Jeder, der schon einmal ewig warten musste, bis ein Platz auf dem Laufband frei wurde, weiß, dass im Fitnessstudio zwischen sechs und acht Uhr abends Hochbetrieb herrscht. Das bedeutet, dass die meisten Menschen den größten Teil des Jahres über nach Einbruch der Dunkelheit trainieren – also zu einer Zeit, in der ihr Körper seine Systeme bereits herunterfährt und sich auf den Schlaf vorbereitet. Intensive körperliche Aktivität um diese Tageszeit kann dazu führen, dass Sie zu wach und überhitzt sind, um anschließend einschlafen zu können.

Vor Kurzem lernte ich eine Frau kennen, die alles richtig zu machen schien. Sie war Anfang 30, begeisterte Sportlerin und ernährte sich so gesund, dass jeder sie darum beneiden würde. Diese Frau trieb bereits ihr ganzes Leben lang Sport; sie gehörte zu den Menschen, die anstrengendes Training brauchen, um ihren Stress besser bewältigen zu können. Ihr einziges Problem bestand darin, dass sie nachts nicht schlafen konnte, obwohl sie alles beherzigte, was man tun sollte, um abends abzuschalten und zur Ruhe zu kommen.

Als ich mir ihren Tagesablauf ein bisschen genauer anschaute, stellte ich fest, dass sie abends um acht ins Fitnessstudio ging, also den größten Teil des Jahres über während der Ruhephase ihres Körpers trainierte. Wenn sie dann nach Hause kam, war ihr Körper hellwach; sie war verschwitzt und hatte obendrein auch noch Hunger. Aber sie wusste, dass sie nach dem Sport nichts mehr essen sollte, und versuchte daher, gleich ins Bett zu gehen. Ihrer Figur sah man an, dass das intensive Training ihr tatsächlich eine Menge brachte, doch andererseits hatte sie sich dadurch eine Schlafstörung eingehandelt. Außerdem war sie am nächsten Tag lethargisch und konnte nicht richtig denken. Früher hatte sie nie Probleme mit dem Schlafen gehabt; wahrscheinlich hatte ihr Trainingsprogramm sich in jungen Jahren (zwischen 20 und 30) noch nicht so negativ auf ihren Schlaf ausgewirkt. Doch mit über 30 beginnt der Körper sich zu verändern und wird anfälliger für Schlafstörungen. Diese Frau gewöhnte sich an, früher aufzustehen und ihr intensives Training auf den Morgen zu verlegen. Dadurch programmierte sie ihren Körper darauf, tagsüber während der Arbeit wacher und am Ende des Tages weniger wach zu sein und auch weniger Hunger zu haben.

Frühsport wirkt sich vor allem in höherem Alter positiv auf den zirkadianen Rhythmus aus. Mit Ende 40 und Anfang 50 müssen Sie beginnen, Ihrem Körper morgens stärkere Signale dafür zu geben, dass der Tag angefangen hat, um nachts gut schlafen zu können. Das wirkt den hormonellen Veränderungen um die Lebensmitte entgegen, die Schlafstörungen verursachen. Eine neuere Studie untersuchte die Auswirkungen körperlicher Aktivität auf das Krebsrisiko bei älteren Frauen. Glücklicherweise wurden den Teilnehmerinnen im Rahmen der Studie auch Fragen zu ihrem Schlaf gestellt. Daher wissen wir jetzt, dass Frauen nach den Wechseljahren, die Frühsport trieben, seltener über Schlafstörungen klagten. Bei den Probandinnen handelte es sich um Frauen zwischen 50 und 65 Jahren. Diejenigen, die morgens fünfmal pro Woche 45 Minuten lang ein moderates Training betrieben, schliefen nachts besser. Selbst bei den Frauen, die morgens nur leichte Dehnübungen machten, war der Nachtschlaf ein bisschen besser. Die Probandinnen, die abends Sport trieben, litten dagegen häufiger unter Schlafstörungen.[36] Wenn Sie Ihren Körper morgens nach dem Aufstehen sofort auf Trab bringen, wird es Ihnen abends vor dem Schlafengehen also leichter fallen, abzuschalten und sich zu entspannen!

Uhrengene und Stoffwechsel

Die allerneueste Forschung geht der Frage nach, was bei intensiver sportlicher Aktivität in den Zellen unserer Skelettmuskulatur passiert. Bei körperlicher Betätigung niedriger Intensität (zum Beispiel einem gemütlichen Spaziergang rund um den Häuserblock) nutzen Ihre Muskeln Sauerstoff als Brennstoff. Wenn Sie dagegen joggen oder rennen, fangen Sie an zu keuchen, weil Ihre Muskeln ihren Sauerstoffvorrat jetzt erschöpfen. Dann beginnen sie, Zucker als Brennstoff für ihre Arbeit zu verwenden. Die Wissenschaftler, die diese Veränderungen im Muskelstoffwechsel untersuchten, stellten auch fest, dass unsere Skelettmuskeln genau wie alle anderen Zellen unseres Körpers Uhrengene enthalten. Und diese Uhrengene spielen für den Stoffwechsel eine wichtigere Rolle, als Sie glauben: Sie signalisieren den Zellen nämlich, ab einer gewissen Intensität Ihres körperlichen Trainings von Sauerstoff- auf Zuckerverbrennung umzuschalten.[37]

Sie wissen sicherlich noch, dass Uhrengene Ihren Zellen Signale für deren Aktivitäten geben und dass diese Aktivitäten tagsüber andere sind als nachts. Genau wie alle anderen Systeme Ihres Körpers sind auch Ihre Muskeln während der 24 Stunden des Tages unterschiedlich gut dazu in der Lage, sich auf körperliche Aktivität einzustellen und Energie zu verwerten. Tagsüber arbeiten Ihre Muskelzellen effizienter. Das heißt, dass sie sich dann besser kontrahieren und ihren Stoffwechsel von Sauerstoff- auf Zuckerverbrennung umstellen können. Deshalb ist intensives Training für Ihren Stoffwechsel grundsätzlich besser, wenn es zu einer früheren Tageszeit stattfindet, dann kann es auch zur Kontrolle Ihres Blutzuckerspiegels beitragen. Diese Untersuchung erklärt übrigens auch, warum völliger Bewegungsmangel sich so negativ auf unseren Stoffwechsel auswirkt. Körperliche Aktivität ist eine so zuverlässige Strategie zur Kontrolle des Blutzuckerspiegels, dass wir vielleicht bald zu der Erkenntnis kommen werden, dass eine sitzende Lebensweise der Hauptrisikofaktor für Typ-2-Diabetes ist.

Aber es könnte sogar noch mehr Vorteile haben, morgens gleich nach dem Aufwachen zu trainieren. In Kapitel 2 dieses Buches habe ich eine Studie erwähnt, die zeigte, dass Männer die negativen Auswirkungen einer fettreichen Ernährung ausgleichen konnten, indem sie vor dem Frühstück Sport trieben. Wie durch ein Wunder nahmen diese Männer nicht zu, wenn sie vor ihrer ersten Mahlzeit trainierten; trieben sie dagegen erst später Sport, nachdem sie bereits ein oder zwei Mahlzeiten eingenommen hatten, nahmen sie zu. Diese neuen Untersuchungen zu der Frage, wie Uhrengene unseren Stoffwechsel beeinflussen, haben wichtige Konsequenzen für unsere Tagesgestaltung: Wenn Sie vor dem Frühstück Sport treiben, befindet Ihr Körper sich noch im Fastenmodus. Wenn Sie um diese Zeit intensiv genug trainieren, um Ihre Muskeln dazu zu bringen, dass sie von Sauerstoff- auf Zuckerverbrennung umschalten, enthält Ihr Blut weniger Zucker als Brennstoff für Ihre Muskulatur. Folglich ist der Körper gezwungen, auf seine Fettspeicher zurückzugreifen.

Das Gute daran ist, dass Sie vor dem Frühstück gar nicht so intensiv zu trainieren brauchen, um diesen Effekt zu bewirken. 20 bis 25 Minuten reichen völlig aus. Sie können zum Beispiel auf dem Laufband oder draußen im Freien trainieren. Wenn Sie noch nicht lange sportlich aktiv sind und daher auch noch keine so gute Kondition haben, können Sie es mit Intervalltraining versuchen, bei dem man eine Minute lang so schnell geht, wie man kann, und dann zwei Minuten lang in langsamerem Tempo weitergeht. Oder Sie können abwechselnd joggen und gehen oder mit unterschiedlicher Intensität am Rudergerät trainieren. Man muss sich nicht bis zur äußersten Erschöpfung verausgaben! Das Ziel besteht lediglich darin, so lange intensiv zu trainieren, bis Ihre Atmung sich verändert. Sobald Sie das Gefühl haben, durch den Mund ausatmen zu müssen, sollten Sie Ihr Tempo verlangsamen beziehungsweise Ihre Trainingsintensität verringern. Sich auf dem Laufband abzustrampeln, bis man keine Luft mehr bekommt, ist kein richtiges Training, sondern setzt den Körper nur unnötig unter Stress. Sie sollten sich mit Ihrem Sport lieber am Rande Ihrer Kapazität bewegen und abwechselnd intensiv trainieren und dann wieder eine Phase einlegen, in der Sie es ein bisschen langsamer angehen lassen. Wenn Sie so vorgehen, trainieren Sie innerhalb einer 25-minütigen Frühsportsitzung sieben Minuten lang intensiv. Das reicht aus, um die erforderlichen Stoffwechselveränderungen in Gang zu setzen und von Tag zu Tag fitter zu werden.

Es kommt darauf an, die wirksame Trainingsminimaldosis für sich und Ihren Körper zu finden. Auf die richtige Sportart für Ihren Körpertyp werde ich im nächsten Kapitel noch näher eingehen (wie Sie ja inzwischen wissen, braucht nicht jeder Körper die gleiche Art von Training), doch vorab möchte ich Ihnen schon mal ein paar allgemeine Tipps geben, wie Sie Ihren Körper wieder mit Ihrem zirkadianen Rhythmus in Einklang bringen und die Stoffwechselveränderungen in Gang setzen zu können, die Sie brauchen, um Ihr Gewicht in den Griff zu bekommen. Viele meiner Patienten gewöhnen sich mit der Zeit so sehr an ihren Frühsport, dass er ihnen sogar Spaß macht, weil er ihnen leichter fällt als alle anderen Trainingsprogramme, die sie bisher ausprobiert haben, und weil sie dadurch wacher werden als durch eine Tasse

Kaffee. Der Sinn der Sache besteht darin, morgens gleich nach dem Aufstehen Ihre Kanäle zu öffnen, tief durchzuatmen und ein bisschen ins Schwitzen zu geraten.

Wie viel körperliche Aktivität braucht man pro Tag?

Diese Frage ist gar nicht so leicht zu beantworten, weil viele Menschen sich körperliches Training so vorstellen, dass man dann Sportkleidung anzieht und ins Fitnessstudio oder zu irgendeinem Kurs geht, anschließend nach Hause kommt, duscht und sich erneut umzieht. Doch aus ayurvedischer Sicht ist jede Form von Bewegung körperliche Aktivität (also auch, wenn Sie den Boden putzen, den Rasen mähen, nach dem Abendessen einen Spaziergang machen oder mit Ihren Kindern Fangen spielen). All das versetzt Ihren Körper in Bewegung und öffnet seine Kanäle und das können Sie zu jeder Tageszeit machen. Wenn Sie sich zum Beispiel einen Fitnesstracker gekauft und plötzlich wie besessen angefangen haben, Ihre Schritte zu zählen, haben Sie Ihre körperliche Aktivität aus ayurvedischer Perspektive betrachtet: Jedes bisschen Bewegung summiert sich. Der Körper braucht Aktivitäts- und Ruhephasen. Deshalb ist intensiver Frühsport am Morgen so wichtig. Dadurch beginnen Sie gleich morgens nach dem Aufstehen mit diesem zyklischen Wechsel von Aktivität und Ruhe. Sie werden während des Tages immer wieder einen Drang nach Bewegung verspüren, also achten Sie darauf, regelmäßig aufzustehen und einen kurzen Spaziergang oder ein paar leichte Dehnübungen zu machen oder Treppen zu steigen. Insgesamt brauchen Sie pro Tag etwa eine Stunde solcher körperlicher Aktivität. Die meisten Menschen denken nicht einmal darüber nach, wie viel sie sich bewegen und wie viele Stunden pro Tag sie im Vergleich dazu sitzend verbringen.

Ein vor Kurzem veröffentlichter Bericht fasste Daten aus 16 verschiedenen Studien über die Auswirkungen körperlicher Aktivität auf die Lebenserwartung zusammen – mit faszinierenden Ergebnissen. Je nach dem Grad ihrer körperlichen Betätigung wurden die Teilnehmer (insgesamt eine

Million Menschen) in verschiedene Gruppen unterteilt: Diejenigen, die 60 Minuten pro Tag körperlich aktiv waren, konnten die negativen Auswirkungen einer sitzenden Lebensweise dadurch vollständig wettmachen und lebten sehr viel länger als diejenigen, die sich kaum oder gar nicht bewegten.[38] Doch das Interessante daran war, dass diejenigen Menschen, die sich in diesen Studien am meisten bewegten, nicht unbedingt jeden Tag ins Fitnessstudio gingen oder irgendeinen anderen intensiven Sport trieben. Sie gerieten bei ihrer körperlichen Betätigung auch kaum ins Schwitzen. Ihre moderate körperliche Aktivität bestand darin, dass sie ungefähr fünfeinhalb Kilometer pro Tag in nicht sehr anstrengendem Tempo gingen. Manche fuhren in einer Geschwindigkeit von 15 Stundenkilometern Rad. Man profitiert schlicht und einfach davon, dass man seinen Körper bewegt. Ob die Teilnehmer dieser Studien dieses körperliche Training am Stück oder über den Tag verteilt absolvierten, geht aus dem Bericht nicht hervor. Meiner Erfahrung nach haben Menschen, die einen Weg finden, jeden Tag auf natürliche Weise körperlich aktiv zu sein, indem sie gehen, Yoga betreiben oder irgendeinem anderen leichten Training nachgehen, die größten Chancen, gesund alt zu werden und länger zu leben.

Wenn Sie Tagebuch darüber führen, wie viel Sie sich pro Tag bewegen, sollten Sie auch aufschreiben, welcher körperlichen Aktivität Sie vor dem Frühstück nachgehen und sich genau notieren, wie oft Sie während des Tages aufstehen und sich bewegen. Denn den ganzen Tag am Schreibtisch zu sitzen, macht träge und lethargisch. Sicherlich haben Sie auch schon festgestellt, dass Ihre Aufmerksamkeit vormittags und nachmittags abschweift und Ihr Energieniveau sinkt. Dann rennen die meisten Leute zur Kaffeemaschine oder zum Lebensmittelautomaten, um ihrer nachlassenden Energie wieder einen neuen Schub zu geben. Dabei verlangt ihr Körper in Wirklichkeit nach Bewegung. Das ist der Grund, warum Sie plötzlich müde werden, Rücken- oder Gliederschmerzen bekommen. Betrachten Sie diesen immer wiederkehrenden Drang, sich einen Kaffee oder Müsliriegel zu holen, als das Warnsignal, das er in Wirklichkeit ist, und bewegen Sie sich! Steigen Sie Treppen hinauf und wieder hinunter. Gehen Sie einmal rund um den Häuserblock. Sie können auch ein paar einfache Gymnastikübungen an Ihrem Schreibtisch machen, um sich die tiefen Atemzüge zu verschaffen, die Ihr Körper braucht. Denken Sie daran:

Prana erzeugt Energie. Es liegt an Ihnen, Ihren Körper den ganzen Tag über immer wieder zu bewegen und dadurch die tiefe Atmung in Gang zu setzen, die er braucht.

Aber soll man denn nicht so viel wie möglich trainieren?

Wenn Sie beim Training an nichts anderes denken als daran, wie viele Minuten Sie sich auf dem Laufband abgerackert haben, fragen Sie sich vielleicht auch, ob Sie möglichst viel Sport treiben sollten, um noch mehr davon zu profitieren. Diese Frage – ob mehr nicht zwangsläufig besser ist – haben Wissenschaftler sich auch schon gestellt. Einem weitverbreiteten Irrglauben zufolge muss man pro Tag sogar eine Stunde lang Ausdauersport treiben, um abzunehmen! Diese Vorstellung wurde jedoch durch eine vor Kurzem veröffentlichte Studie infrage gestellt, an der übergewichtige, aber ansonsten gesunde Männer teilnahmen, die keinerlei Sport trieben. Eine Gruppe dieser Männer sollte jeden Tag eine halbe Stunde lang so intensiv trainieren, dass sie zu schwitzen anfing. Die zweite Gruppe trainierte jeden Tag eine Stunde lang intensiv. Am Ende der Studie hatten die Männer in beiden Gruppen abgenommen, doch diejenigen mit dem kürzeren Training hatten etwas mehr Gewicht verloren als diejenigen, die eine ganze Stunde auf dem Laufband verbrachten.[39] Für dieses Ergebnis hatten die Wissenschaftler keine plausible Erklärung, denn natürlich hatten sie damit gerechnet, dass intensiveres Training den Probanden mehr bringen würde – obwohl sie klug genug waren, zu wissen, dass sie dadurch natürlich nicht doppelt so viel abnehmen würden. Nun mussten sie feststellen, dass es sogar ein bisschen weniger wirksam war, doppelt so viel Zeit und Energie in intensives Training zu investieren. Die Forscher, die die Studie durchgeführt hatten, vermuteten daraufhin, dass Menschen, die mehr Sport treiben, tagsüber vielleicht auch mehr essen, weil sie beim Training so viele Kalorien verbrennen. Das kann durchaus sein, aber ich weiß, dass Menschen, die erst vor Kurzem mit ihrem Training begonnen haben und dementsprechend stark motiviert sind, oft über den Punkt hinausgehen, bis zu dem ihre körperliche Aktivität noch eine belebende Wirkung auf sie hat: Sie trainieren so lange, bis sie total kaputt sind; der Grund dafür: Ihre Körpersysteme kommunizieren nicht mehr richtig miteinander, sondern befinden sich in einer Krise. Doch das ist die falsche Strategie: Ihr Körper muss sich auch noch ein bisschen Energie für die Stunden nach dem Training aufsparen. Wenn Sie völlig ausgelaugt und kaputt aus dem Fitnessstudio kommen, tun Sie Ihrem Körper also vielleicht nicht so viel Gutes, wie Sie gehofft haben.

Letzten Endes ist ein kürzeres intensives Training pro Tag vielleicht am besten; und wahrscheinlich braucht es nicht einmal so lange zu dauern, wie Sie denken. Solange Sie sich tagsüber auch sonst immer wieder bewegen, reicht ein 30-minütiges Training wahrscheinlich aus. Das Problem bei den meisten Trainingsprogrammen besteht darin, dass sie nach dem Grundsatz »Alles oder nichts« funktionieren: Sie beschließen, sich besser in Form zu bringen, treten einem Fitnessstudio bei und fangen an, hart zu trainieren – bis Ihr Training irgendwann nicht mehr in Ihren Terminplan hineinpasst und Sie ein paar Trainingssitzungen auslassen; und irgendwann gehen Sie dann vielleicht gar nicht mehr hin. Ein paar Wochen oder Monate später fängt das gleiche Spiel wieder von vorn an. Millionen Menschen lassen ihre Mitgliedschaft im Fitnessstudio auf diese Weise verfallen. Die Inhaber dieser Studios wissen genau, dass sich jeden Januar Hunderte neuer Mitglieder bei ihnen anmelden, ein paar Wochen oder Monate lang regelmäßig trainieren und sich dann nie wieder blicken lassen.

Den meisten medizinischen Empfehlungen zufolge brauchen Menschen zweieinhalb bis vier Stunden Sport pro Woche. Wenn man das auf sieben Tage umrechnet, sollte man pro Tag 20 bis 25 Minuten Sport treiben. Manche Menschen verlegen ihr ganzes körperliches Training aufs Wochenende, um auf diese zweieinhalb bis vier Stunden zu kommen. Während der Woche führen sie ihr übliches sitzendes Leben, am Wochenende nehmen sie dann an mehreren verschiedenen Fitnesskursen teil und joggen zusätzlich vielleicht auch noch oder machen Radtouren; und dann wundern sie sich, warum ihre Taille durch diesen Sport nicht schmaler wird und sie sich weiterhin schlapp und energielos fühlen. Doch Tage, an denen man sich nicht bewegt, lassen sich durch Marathon-Trainingssitzungen nicht wettmachen. Dadurch verausgabt man sich höchstens und überlastet seine Sehnen und Gelenke.

Den meisten Menschen fällt es schwer, mit einem Trainingsprogramm zu beginnen und sich dann auch konsequent daran zu halten. Das Erfolgsrezept besteht darin, sich jeden Tag ein bisschen körperlich zu betätigen. Falls Sie schon seit vielen Jahren keinen Sport mehr getrieben haben, lassen Sie es lieber langsam angehen: Machen Sie jeden Morgen einen flotten Spaziergang, auch wenn er nur zehn bis fünfzehn Minuten dauert! Wenn Sie sich zusätzlich nach dem Mittag- und Abendessen noch einen Spaziergang in etwas gemütlicherem Tempo gönnen, bewegen Sie sich insgesamt 30 bis 45 Minuten pro Tag. Auf diese Weise befreien Sie Ihren Körper jeden Morgen von seinen Blockaden, atmen tief durch und bekommen einen klaren Kopf. Einige meiner Patienten beginnen ihr neues Trainingsprogramm damit, dass sie morgens einfach ein paar Yogaübungen machen – mehr nicht. Meine Frau geht morgens gern am Strand spazieren. Eine Zeit lang ging sie jeden Tag ins Fitnessstudio, fühlte sich danach aber nur erschöpft und ausgelaugt. Sie braucht jeden Tag einen Spaziergang in schöner Landschaft, um Kraft und innere Ruhe für den Tag zu schöpfen.

Wenn Sie gerade erst anfangen, sich körperlich zu betätigen, tun Sie morgens einfach so viel, wie Sie können. Mit der Zeit können Sie Ihre Trainingsintensität dann steigern, um noch mehr von Ihrer körperlichen Aktivität zu profitieren. Beispielsweise können Sie zusätzlich zu Ihren Dehnübungen auch noch ein paar isometrische Übungen machen oder ein bisschen joggen. Natürlich können Sie am Wochenende trotzdem immer noch Ihre Lieblingsfitnesskurse besuchen, doch dann haben Sie dabei wenigstens nicht mehr das Gefühl, den unter der Woche versäumten Sport nachholen zu müssen. Regelmäßigkeit gepaart mit Konsequenz ist der Schlüssel zum Erfolg! Zusätzlich zu Ihrem Frühsport sollten Sie sich den ganzen Tag über immer wieder ein bisschen bewegen; dazu zählen auch leichte Haus- oder Gartenarbeit. Einem Ehepaar riet ich, nach dem Abendessen immer einen kurzen Spaziergang zu machen, statt sich vor den Fernseher zu setzen. Dadurch wurde der Abend bald zu ihrer Lieblingstageszeit, in der sie wieder Kontakt zu ihrem Körper (und zueinander) fanden.

Und woher soll ich die Zeit für meinen Frühsport nehmen?

Diese Frage bekomme ich fast jeden Tag zu hören. Die Menschen haben so viele gute Gründe dafür, warum sie unmöglich ein bisschen früher aufstehen und sich vor dem Frühstück erst einmal bewegen können: Sie müssen dafür sorgen, dass die Kinder rechtzeitig in die Schule kommen. Es dauert so lange, morgens zur Arbeit zu fahren. Sie haben ein Baby im Haus, das um diese Zeit noch schläft. In den meisten Monaten des Jahres ist es zu kalt oder zu regnerisch, um morgens ins Freie zu gehen. Es macht so viel Mühe, seinen Trainingsanzug anzuziehen und ins Fitnessstudio zu fahren. Tatsächlich dauert ein Trainingskurs oder Besuch im Fitnessstudio bei den meisten Menschen mehrere Stunden: Man muss sich erst einmal umziehen, dorthin fahren, trainieren – und das ganze Prozedere dann noch einmal in umgekehrter Reihenfolge durchlaufen. Denken Sie daran: Körperliche Aktivität, die prana erzeugt und Ihnen Energie schenkt, muss nicht unbedingt so aufwendig sein. Machen Sie an Tagen, an denen Sie Zeit dazu finden, morgens einen flotten Spaziergang und finden Sie an den übrigen Tagen andere Möglichkeiten für eine kurze Phase intensiver körperlicher Aktivität, indem Sie zum Beispiel zu Hause Seil hüpfen oder ein paar isometrische Übungen machen. Das reicht völlig aus. Anfangs müssen Sie dazu vielleicht ein bisschen kreativ sein, doch es wird Ihnen enorme gesundheitliche Vorteile bringen – vor allem die zentrale innere Uhr in Ihrem Gehirn profitiert davon. Sie können sich auch ein Sportgerät anschaffen: beispielsweise eine kleine Rudermaschine oder ein Heimfahrrad, das Sie in irgendeine Ecke stellen. Trainieren Sie jeden Morgen 20 Minuten lang auf diesem Gerät; wenn Sie möchten, können Sie das auch im Schlafanzug tun. Meine Patienten, die das praktizieren, sagen, dass dieser Frühsport sie wacher macht als Kaffee!

Wenn Sie mehrere gesundheitliche Probleme haben (also beispielsweise unter Schlafstörungen und Energielosigkeit leiden, zugenommen haben und sich ungesund ernähren), müssen Sie sich jeden Tag körperlich betätigen. Nichts lässt Ihren Körper schneller wieder zu Kräften kommen als tägliche Bewegung. Dadurch wird sich Ihr ganzes Leben verändern. Manche Menschen sagen, dass Meditation der Schlüssel zu Stressbewältigung und einer gesunden Lebensweise ist. Da bin ich völlig ihrer Meinung. Doch wenn man zehn Kilo Übergewicht hat und sich morgens hinsetzt und meditiert, fängt man garantiert innerhalb von zwei Minuten an zu schnarchen. (Deshalb wird ja auch so oft empfohlen, vor der Meditation zuerst einen Sonnengruß zu machen oder tief durchzuatmen: Man muss seinen Körper erst einmal aufwecken, bevor man seine Gedanken klärt.)

Viele Menschen sagen, gesunde Ernährung sei der Schlüssel zu einer Gewichtsabnahme. Auch dieser Aussage stimme ich zu. Doch wenn Ihr Körper sich matt und schwer anfühlt, bräuchten Sie schon die Kraft eines Herkules, um sich den ganzen Tag über gesünder zu ernähren. Körperliche Aktivität dagegen bringt Ihr Leben schnell wieder in Einklang mit Ihrem natürlichen Schlaf-Wach-Rhythmus und erzeugt Energie im Körper; außerdem hebt sie die Stimmung und öffnet Ihre Kanäle, sodass Sie den ganzen Tag über gesündere Ernährungsentscheidungen treffen können. Zudem können Sie auch besser und intensiver meditieren, wenn Sie sich vorher sportlich betätigt haben.

Körperliche Aktivität im Lauf des Alterungsprozesses

Wenn Sie älter werden, reagiert Ihr Körper anders auf sportliche Aktivität. Das bedeutet aber nicht, dass Sie sich nach Ihrem 50. oder 60. Geburtstag nicht mehr bewegen sollen. Ganz im Gegenteil! Im mittleren Alter beginnt der natürliche zirkadiane Rhythmus Ihres Körpers sich abzuschwächen. Gerade dann brauchen Sie körperliche Betätigung, um Ihre innere Uhr zu stärken.

Wenn Sie älter werden, müssen Sie auch stärker auf Entzündungsprozesse in Ihrem Körper achten. Chronische Schmerzen können ein Zeichen für solche Entzündungen sein. Wenn Patienten zu mir in die Praxis kommen und über Gelenkprobleme klagen, frage ich mich sofort, wie viel Sport sie wohl treiben. Wenn Sie sich gar nicht körperlich betätigen, sind altersbedingte Schmerzen und Beschwerden vorprogrammiert; und wenn Sie zu viel oder zu intensiv trainieren, rühren Ihre Schmerzen womöglich von einer systemischen Entzündung her. Das richtige Maß an körperlicher Aktivität zu finden, ist ein schwieriger Balanceakt. Deshalb sollten Sie während des Sports und danach darauf achten, wie Sie sich fühlen – und zwar auch dann, wenn das Training Ihnen Spaß macht.

Vor ein paar Jahren kam eine Frau zu mir, die wegen der Schmerzen in ihren Kniegelenken viele rezeptfreie Schmerzmittel einnahm. Diese Frau hatte ihr Leben lang Tennis gespielt, nahm auch mit ihren 61 Jahren immer noch regelmäßig an Tennisturnieren teil und schnitt dabei auch ziemlich gut ab. Sie trainierte zweimal pro Woche und nahm einmal pro Woche an einem Turnier teil – für ihr Alter eine erstaunliche Leistung. Doch leider hatte sie wegen ihrer Knieschmerzen begonnen, vor und nach jedem Spiel Ibuprofen einzunehmen. Ihre systemische Entzündung hatte sich in ihren Kniegelenken festgesetzt. Dort spürte sie die Schmerzen, doch in Wirklichkeit erstreckte sich der Entzündungszustand auf ihren ganzen Körper.

Rezeptfreie Schmerzmittel schädigen auf die Dauer Verdauungssystem und Leber und verursachen häufig Verdauungsstörungen und Sodbrennen, ohne die Ursache des Problems zu beheben. Wenn Ihre Schmerzen von zu intensivem Training herrühren, sollten Sie sich angewöhnen, seltener Sport zu treiben, und sich während des Erholungsprozesses mit leichtem Training begnügen, das Ihren Körper nicht überanstrengt. Nach einem intensiven Training oder Wettkampf brauchen Sie vielleicht mehrere Tage, um sich zu erholen. Außerdem müssen Sie die Hitze in Ihrem Körper verringern, indem Sie kalt duschen, denn Hitze nach dem Training trägt zu Entzündungsprozessen im Körper bei. Duschen Sie einfach wie immer und schalten Sie während der letzten Minuten auf kühles Wasser um.

Wenn Sie unter Gelenkschmerzen leiden, sollten Sie auch über Ihre Ernährung nachdenken, da diese ebenfalls zu Entzündungen beitragen kann. Vielleicht sollten Sie weniger schwere Saucen, würzige Speisen und Natrium zu sich nehmen, damit die überschüssige Hitze aus Ihrem Körper entweichen kann. Eine gesunde Ernährung aus mageren Eiweißquellen, viel Gemüse und ein bisschen Vollkorngetreide hilft beim Abbau von Giftstoffen im Körper und kühlt Ihren Körper von innen heraus. Wenn Sie an Sportwettkämpfen teilnehmen, sollten Sie vor und nach jedem Wettkampf eine besonders gesunde Mahlzeit zu sich nehmen. Das gilt übrigens für alle Sportler und nicht nur für diejenigen, die das 60. Lebensjahr bereits überschritten haben: Vor und nach jeder extremen Belastung braucht Ihr Körper sauberen Brennstoff.

Dank dieser Vorgehensweise kam meine Patientin im Lauf der Zeit mit weniger Schmerzmitteln aus und konnte trotzdem immer noch an vielen Tennisturnieren teilnehmen. Für mich ist sie ein gutes Beispiel dafür, wie man gesund alt werden und dabei immer noch alles tun kann, was einem Spaß macht.

In den Veden gibt es eine alte Geschichte von einem König, der stark zugenommen hatte. Er ernährte sich zu üppig und war zu träge zum Regieren geworden. Er hatte einfach keine Energie mehr und konnte sich nicht richtig konzentrieren. Also bat er seinen ayurvedischen Leibarzt um eine Diagnose und einen Behandlungsvorschlag. Nachdem der Arzt ihn untersucht hatte, empfahl er ihm, seine Krone abzusetzen, den Palast zu verlassen und stattdessen in einem abgelegenen Dorf zu wohnen. Er solle genauso leben wie die Dorfbewohner, das Gleiche essen wie sie und den gleichen täglichen Beschäftigungen nachgehen. »Wenn Ihr drei Monate lang so lebt, könnt Ihr wieder zurückkehren und König sein«, versicherte ihm der Arzt. Überraschenderweise stimmte der König seinem Vorschlag zu. Er lebte drei Monate lang von einfachem Essen und hob den ganzen Tag über Brunnen aus; und als er wiederkam, hatte er seine frühere Kraft zurückgewonnen und war auch wieder schlank. Wahrscheinlich hatte ihm diese erzwungene Auszeit auch einige wichtige Erkenntnisse über seine früheren Lebensgewohnheiten gebracht.

Natürlich will ich damit nicht sagen, dass jeder Mensch in einer Hütte wohnen und den ganzen Tag lang Erdschächte graben soll. Aber ich prophezeie meinen Patienten immer wieder, dass ihr Leben sich verändern wird, wenn sie sich einen anderen Tagesablauf angewöhnen und den Bedürfnissen ihres Körpers oberste Priorität einräumen. Bewegung ist eines der wichtigsten Bedürfnisse unseres Körpers. Sie ist ein Grundpfeiler guter Gesundheit, weil sie Herz und Gehirn miteinander verbindet und den Stoffwechsel in Schwung hält. Unser modernes Leben ist dem jenes Königs aus alten Zeiten sehr ähnlich: Wir essen zu viel und zu üppig und liegen zu lange im Palast herum. Im nächsten Kapitel werde ich Ihnen erklären, wie Sie die beste Sportart für Ihren Körpertyp finden. Wenn Sie das wissen, können Sie endlich loslegen und körperlich aktiv werden, so wie es uns von Natur aus bestimmt ist.

9

Welches Training eignet sich am besten für Sie?

Die meisten Menschen denken beim Thema Sport nur an Muskelaufbau oder Gewichtsabnahme. Viele Leute zählen die Minuten, die sie auf dem Laufband trainieren, als sei der Sport für sie eine Strafe für falsches Essverhalten. Dabei ist körperliche Aktivität so viel mehr: Sie bietet Ihnen eine Chance, endlich wieder einmal richtig tief durchzuatmen, Ihre Muskeln arbeiten zu lassen und aufzubauen und Fett zu verbrennen – allerdings nur, wenn Sie zur richtigen Tageszeit aktiv sind. Und natürlich kann man es mit dem Sport auch übertreiben! Wenn Ihr Trainingsprogramm für Ihren Körpertyp zu intensiv ist, laufen Sie Gefahr, sich eine Entzündung oder Verletzung zuzuziehen.

Eine meiner Patientinnen war bei einer Bank tätig und musste jeden Tag so lange arbeiten und so viele Besprechungen führen, dass ihr unter der Woche keine Zeit mehr für körperliche Aktivität blieb. Bei ihrem ersten Besuch in meiner Praxis erklärte sie mir, dass sie Sport hasste, sich aber trotzdem am Wochenende zu langen Trainingssitzungen zwang, um fit zu bleiben und abzunehmen. Daraufhin klärte ich sie darüber auf, dass das eine weitverbreitete Fehlvorstellung von körperlicher Aktivität ist: Man kann nicht abnehmen, indem man sich einfach nur körperlich betätigt. Wahrscheinlich verbrennen Sie während eines langen, erholsamen Nachtschlafs sogar mehr Energie als im

Fitnessstudio. Das wunderte die Frau sehr. »Also kann ich mit dem Training aufhören?«, fragte sie mich. Doch das war natürlich auch keine Lösung.

Wir alle brauchen jeden Tag Bewegung – aber nicht alle in der gleichen Menge und Intensität. Und es gibt auch noch andere individuelle Unterschiede: Manche Menschen trainieren am liebsten in einem Kurs oder einer Gruppe, wo sie gleichzeitig auch noch soziale Kontakte pflegen können; außerdem fällt es ihnen leichter, sich auf ihren Sport zu konzentrieren, wenn sie ihn gemeinsam mit anderen Menschen betreiben. Andere brauchen einsame Spaziergänge oder Joggingrunden, um ihren Kopf freizubekommen. Und einige wenige Menschen haben ein starkes Bedürfnis nach Wettbewerb oder sehr intensivem Training. Es gibt keine richtigen oder falschen Sportarten. Die Frage ist nur: Welche Art von Training brauchen Sie? Um das richtige Fitnessprogramm für sich finden zu können, müssen Sie zunächst einmal Ihren Körpertyp kennenlernen und wissen, wie Sie in physischer und psychischer Hinsicht auf körperliche Aktivität reagieren.

Um herauszufinden, wie Ihr Körper auf Bewegung reagiert, können Sie den folgenden kurzen Selbsttest machen. Dabei geht es um Ihre natürliche Reaktion auf körperliche Aktivität und zwar aus Ihrer eigenen Erfahrung. Kreuzen Sie bei jeder Frage die Antwort an, die am ehesten auf Sie zutrifft.

1. **Wie viel Sport haben Sie als Teenager getrieben?**
   a) Ich habe ein paar Tanzkurse belegt, aber nicht richtig trainiert oder Sport getrieben. Ich war viel zu beschäftigt mit anderen Dingen.
   b) Ich liebte Mannschaftssport. Eigentlich war ich ständig draußen im Freien und habe bei irgendwelchen Spielen mitgemacht.
   c) Ich war körperlich nicht besonders aktiv. Ich habe lieber Kontakte gepflegt, gelesen oder einfach herumgehangen.

2. **Wenn Sie als Kind an Sportwettkämpfen teilgenommen (oder einfach nur ein bisschen im Hof herumgekickt) haben: Was hat Ihnen dabei am besten gefallen?**
   a) Jedes Spiel war anders und interessant. Ich habe mich während des Spielens gerne mit meinen Kameraden unterhalten.
   b) Mir war es am wichtigsten, zu gewinnen und zu sehen, wie hart ich um den Sieg kämpfen konnte.

c) Mir hat der soziale Aspekt des Sports am besten gefallen. Das war für mich eine wunderbare Möglichkeit, mit anderen Kindern zusammen zu sein; und hinterher gab es oft etwas zu essen.

3. **Wie viel Zeit investieren Sie pro Woche für Sport?**
   a) Das ist von Woche zu Woche unterschiedlich – je nachdem, wie motiviert ich bin.
   b) Ich halte mich gern an einen regelmäßigen Zeitplan und treibe mindestens dreimal pro Woche Sport.
   c) Ich bin kein großer Sportler.

4. **Was hält Sie davon ab, regelmäßig ins Fitnessstudio zu gehen?**
   a) Das Trainieren an Geräten langweilt mich. Außerdem bin ich auch nicht immer in der richtigen Stimmung dafür.
   b) Ich habe andere Wege gefunden, intensiv zu trainieren: Zum Beispiel mache ich Radtouren, laufe und nehme an Sportwettkämpfen teil.
   c) Ich geniere mich im Fitnessstudio wegen meiner Figur.

5. **Was geht Ihnen im Fitnessstudio am meisten auf die Nerven?**
   a) Ich brauche beim Trainieren Musik oder irgendjemanden, mit dem ich mich unterhalten kann, sonst wird es mir schnell zu langweilig.
   b) Mich nervt es am meisten, wenn ich an einem Gerät trainieren möchte und schon jemand anders dran ist. Ich hasse es, bei meinem Training aufgehalten zu werden.
   c) Ich finde es nervig, von lauter Menschen umgeben zu sein, die nichts anderes als ihre Fitness und ihren Körper im Kopf haben.

6. **Wenn Sie früher schon einmal trainiert und dann wieder damit aufgehört haben: Was war der Grund dafür?**
   a) Sobald das Training zur Routine wird, gehe ich nicht mehr regelmäßig hin.
   b) Das Einzige, was mich vom Trainieren abhält, sind meine vielen beruflichen Termine.

c) Wenn es irgendetwas anderes gibt, was mir mehr Spaß macht, verliere ich die Motivation zum Trainieren.

7. **Wie dokumentieren Sie Ihre Fortschritte beim Sport?**
   a) Ich habe keine Lust, mir die Anzahl meiner Wiederholungen oder zurückgelegten Kilometer und so weiter genau aufzuschreiben. Ich zähle einfach nur die Anzahl der Tage, an denen ich ins Fitnessstudio gehe, oder die Zahl der Fitnesskurse, die ich pro Woche belege.
   b) Ich muss unbedingt über meine Fortschritte Buch führen und trage alle Wiederholungen, zurückgelegten Kilometer und so weiter genau in mein Tagebuch ein. Ich übertreffe mich gerne selbst.
   c) Ich möchte nicht über meine Trainingserfolge Buch führen müssen. Das erscheint mir irgendwie zwanghaft.

8. **Falls Sie schon mal an Fitnesskursen teilgenommen haben: Welche Erfahrungen haben Sie dabei gemacht?**
   a) Es ist viel einfacher, an einem Kurs teilzunehmen, als sich ganz allein ein Trainingsprogramm aufzubauen. Mir macht es nichts aus, wenn mir jemand sagt, was ich tun soll und wann das Training zu Ende ist.
   b) Ich mag es nicht, wenn mir jemand vorschreibt, was ich zu tun habe; und ich finde es auch nicht sinnvoll, in einer Gruppe zu trainieren, in der alle die gleichen Übungen machen müssen.
   c) Ich trainiere nicht gern in der Gruppe, weil ich nicht dazu gezwungen sein möchte, mich mit anderen zu vergleichen.

9. **Falls Sie schon mal ein intensives Trainingsprogramm ausprobiert haben: Hatten Sie dabei Probleme?**
   a) Ja. Intensives Training ist etwas Wunderbares – aber nur, solange ich mich dabei nicht verletze. Denn dann kann ich monatelang nicht trainieren.
   b) Nein. Je intensiver, desto besser. Wenn ich mich nicht anstrengen muss, habe ich das Gefühl, dass das Training mir nichts bringt.
   c) Ja. So etwas ist mir zu schnell und intensiv, das halte ich nicht durch.

10. **Wie fühlen Sie sich nach einem Training, das intensiver war als sonst?**
    a) Total kaputt und erschöpft. Danach muss ich mich erst mal hinlegen und ein bisschen schlafen.
    b) Dadurch finde ich mein emotionales Gleichgewicht wieder und kann etwas von meiner Wut und Frustration abbauen.
    c) Ich fühle mich danach leichter und konzentrierter.

11. **Was hindert Sie daran, regelmäßig Sport zu treiben?**
    a) Ich bin einfach zu beschäftigt, also höre ich früher oder später wieder damit auf.
    b) Sport hat für mich stets absolute Priorität. Ich würde lieber auf das Mittagessen verzichten als auf mein Training.
    c) Bei mir besteht das Problem nicht darin, dass ich zu viel zu tun habe; mir fehlt einfach die Motivation zum Sport.

12. **Wie fühlen Sie sich, wenn Sie ein paar Tage lang auf Ihr Training verzichten müssen?**
    a) Eigentlich auch nicht viel anders als sonst. Deshalb ist es für mich leider sehr verlockend, das Training hin und wieder ausfallen zu lassen.
    b) Frustriert. Außerdem befürchte ich dann, hinterher weniger fit zu sein. Dann war alles, was ich bisher mit meinem Training erreicht habe, umsonst.
    c) Matt, schwer und aufgeschwemmt – vor allem morgens.

13. **Was tun Sie, wenn Sie einmal nicht zu Ihrer gewohnten Zeit trainieren konnten?**
    a) Ich verschiebe das Training so lange, bis ich Zeit dafür finde. Und wenn ich bis zum Abend nicht zum Trainieren komme, verzichte ich einfach darauf.
    b) Ich möchte unbedingt trainieren, egal wie spät es ist. Deshalb komme ich manchmal erst spätabends ins Fitnessstudio.

c) Wenn ich zur üblichen Zeit keine Lust zum Trainieren habe, lasse ich es einfach. Ich versuche mir nicht einzureden, dass ich dann später noch ins Fitnessstudio gehen werde.

14. **Ist körperliche Aktivität Ihre wichtigste Strategie zum Abnehmen?**
   a) Ja, aber eigentlich brauche ich gar nicht so viel abzunehmen.
   b) Ja. Ich weiß, dass ich mehr essen kann, wenn ich regelmäßig ins Fitnessstudio gehe.
   c) Nein, aber ich weiß, dass ich mehr Sport treiben sollte, wenn ich abnehmen möchte.

15. **Das beste Training ist für mich Folgendes:**
   a) Wenn ich danach nicht erschöpft bin, sondern mehr Energie habe als vorher.
   b) Wenn ich mich dabei genügend auspowere und schwitze, um fit zu werden und einen muskulösen, durchtrainierten Körper zu bekommen.
   c) Wenn ich mich zuerst nur schwer dazu aufraffen kann, aber hinterher das Gefühl habe, etwas geschafft zu haben.

16. **Worüber machen Sie sich am meisten Sorgen, wenn Sie mit einem neuen Trainingsprogramm beginnen?**
   a) Werde ich mich dabei womöglich verletzen oder unter Schmerzen leiden?
   b) Ist das Training intensiv genug, sodass es mir auch etwas bringt?
   c) Werde ich motiviert genug sein, mein Trainingsprogramm durchzuhalten?

17. **Wie würden Sie Ihren Körpertyp beschreiben?**
   a) Klein oder schlank, mit zierlichen Hand- und Fußgelenken.
   b) Ich habe kräftige Knochen und einen starken Muskeltonus.
   c) Ich bin eher ein grobknochiger, stämmiger Typ.

18. **Wenn Menschen Ihnen Komplimente über Ihre bewundernswertesten Eigenschaften machen, was sagen sie dann über Sie?**
   a) Dass ich kreativ und intuitionsbegabt bin.
   b) Dass ich konzentriert und zielstrebig bin und Visionen habe.
   c) Dass ich wie ein Fels in der Brandung bin und gut zuhören kann.

19. **Wenn Menschen etwas an Ihnen auszusetzen haben (auch wenn das vielleicht unfair ist), was sagen sie dann?**
   a) Dass ich alle möglichen Sachen anfange und nichts zu Ende führe.
   b) Dass ich Fehler nicht verzeihen kann.
   c) Dass ich keine Entscheidungen treffen kann oder will.

Gesamtpunktzahl: A: 13 B: _____ C: _____

Auswertung

Zur Auswertung des Selbsttests zählen Sie Ihre Antworten in den drei Kategorien zusammen. Wenn Sie die meisten Fragen mit A beantwortet haben, sind Sie ein wechselhafter Sportler. Wenn Sie hauptsächlich B-Antworten angekreuzt haben, sind Sie ein starker Sportler und wenn Ihre Antworten hauptsächlich in die Kategorie C fallen, sind Sie ein leichter Sportler.

Wechselhafte Sportler

Wenn Sie die meisten Fragen mit A beantwortet haben, sind Sie ein typischer wechselhafter Sportler: Sie möchten zwar gerne fit sein – nur leider kommt Ihnen beim Sport oft etwas dazwischen. In der ayurvedischen Terminologie bezeichnet man diesen Körpertyp als *Vata,* was so viel wie Luft bedeutet: Genau wie die Luft sind Sie wechselhaft und verfolgen immer wieder neue Pläne, Ambitionen und Impulse, die einander manchmal widersprechen. In Wirklichkeit verbrennen Sie den größten Teil Ihrer Energie dadurch, dass Sie ständig in Bewegung sind – herumzappeln, reden wie ein

Wasserfall oder von einer Aufgabe zur anderen hetzen. Sie tanzen immer auf mehreren Hochzeiten und dank Ihrer angeborenen Kreativität und Intuition gelingt Ihnen das auch irgendwie. Also verläuft wahrscheinlich auch Ihre sportliche Aktivität ziemlich schubweise: Sie haben immer wieder einmal mit Trainingsprogrammen oder Modesportarten angefangen, die Ihnen ein paar Wochen oder Monate lang Spaß machten, doch irgendwann haben Sie sich dann verletzt oder angefangen, sich zu langweilen und das Training wieder aufgegeben.

Als Sie noch jünger waren, war Tanzen für Sie vielleicht ein hervorragendes Ventil für Ihre überschüssige Kraft, denn dabei konnten Sie Kurse besuchen und einer kreativen Tätigkeit nachgehen. Mit Mitte 20 oder Mitte 30 hat es Sie vielleicht fasziniert, für ein Radrennen zu trainieren, weil Ihnen das ein Ziel gab, auf das Sie hinarbeiten konnten. Und wenn ich Ihnen beim Training im Fitnessstudio zuschauen könnte, würde ich wahrscheinlich jemanden sehen, der dabei Musik hört, ein Buch liest und gleichzeitig auch noch auf die an der Wand hängenden Bildschirme starrt. Sie würden alles tun, um der Langeweile zu entrinnen, die es für Sie bedeutet, sich auf einem Laufband oder an einem Trainingsgerät abzustrampeln. Langeweile ist beim Sport Ihr Hauptproblem: Sie brauchen ein Trainingsprogramm, bei dem nicht nur Ihr Körper, sondern auch Ihr Geist beschäftigt ist.

Auch wegen Ihres stark schwankenden Energieniveaus fällt Ihnen körperliche Aktivität manchmal schwer. Ihre Energie ist wie der Wind: Sie kommt in Schüben und schlafft dann ohne Vorwarnung plötzlich wieder ab. Wechselhafte Sportler, die intensiv trainieren, sind danach vielleicht total kaputt und auch in emotionaler Hinsicht erschöpft. Während andere Körpertypen durch intensives Training neue Energie gewinnen, fühlen Sie sich hinterher eher ausgelaugt und brauchen oft anderthalb Stunden oder noch länger, um wieder neue Energie für die Konzentration auf andere Ziele zu schöpfen. Das ist ein weiterer Grund, warum wechselhafte Sportler manchmal das Gefühl haben, dass ihr Training sie von der Arbeit abhält. Wenn Sie zu intensiv trainieren, rächt sich das garantiert! Außerdem riskieren Sie dabei Verletzungen. Wenn Sie auch früher schon hartnäckige Sportverletzungen hatten, haben Sie wahrscheinlich zu viel des Guten getan. Ihre trockenen Gelenke entzünden sich leicht, wenn Sie Ihrem Körper nicht genügend gesunde Öle zuführen.

Es gibt aber auch eine gute Nachricht: Ihr Körpertyp braucht kein intensives Training, um fit zu werden oder zu bleiben. Es genügt, wenn Sie beim Sport tief durchatmen, Ihre Herzfrequenz steigt und Ihr ganzer Körper in Bewegung gerät. Wenn Menschen dieses Körpertyps einen Personal Trainer engagieren, der ihnen zu viel abverlangt, wird das Training für sie zum Problem. Viele Fitnessprogramme wurden von Menschen mit einem bestimmten Körpertyp entwickelt, die sich beim Sport gerne total verausgaben und schwitzen. Auf manche Körpertypen wirkt so etwas stärkend und belebend – aber nicht auf Sie.

Solchen Menschen gebe ich folgende Empfehlungen für ihr Training.

Ihr Sport sollte auch Ihren Geist anregen. Sie müssen ein Trainingsprogramm finden, bei dem nicht nur Ihr Körper, sondern auch Ihr Geist beschäftigt ist. Zum Beispiel könnten Sie an einem Fitnesskurs teilnehmen, bei dem Sie sich zu Musik bewegen oder Anweisungen folgen müssen. Auch Yoga eignet sich gut für Sie, weil es Ihre ständig kreisenden Gedanken beruhigt und Geist und Körper miteinander in Kontakt bringt. Auf dem Laufband zu trainieren und dabei gleichzeitig auch noch zu lesen und fernzusehen, ist dagegen nicht sinnvoll, weil Sie dann nicht darauf achten, wie Ihr Körper sich während des Trainings fühlt. Dadurch steigt das Risiko, dass Sie sich verletzen oder bis zur totalen Erschöpfung trainieren. Suchen Sie sich lieber ein abwechslungsreiches, nicht zu intensives Trainingsprogramm! Sie können zum Beispiel an manchen Tagen walken oder isometrische Übungen machen, dann wieder einen Yoga- oder Tanzkurs besuchen und sich an den übrigen Tagen ausruhen. Abwechslung ist für Sie der Schlüssel zur Motivation!

Widmen Sie sich morgens zuallererst Ihrem Training. Ich empfehle zwar allen Menschen, sich schon vor dem Frühstück körperlich zu betätigen, doch diese morgendliche Aktivität ist für jeden aus anderen Gründen wichtig. Als Vata-Typ brauchen Sie einen geordneten Tagesablauf. Sie müssen einen festen Zeitplan haben, um Ihre Ziele zu erreichen. Wechselhafte Sportler neigen dazu, ihr Training vor sich herzuschieben. Indem Sie morgens zuallererst Sport treiben, erheben Sie Ihre körperliche Aktivität zur obersten Priorität.

Suchen Sie sich irgendeine Aktivität, die Sie tagtäglich praktizieren können – und tun Sie das dann auch wirklich jeden Tag. Morgens Sport zu treiben, ist für Sie auch noch aus einem anderen Grund wichtig: Vielleicht haben Sie das Gefühl, morgens leicht aufzuwachen, aber in Wirklichkeit ist Ihre Gedankenwelt ein ständiges Hin und Her aus lauter einander widersprechenden Zielen. Frühsport ist für Sie wie eine Art Meditation. Durch die tiefe Atmung und das leichte Schwitzen bringen Sie Ihren Körper und Ihren Geist miteinander in Einklang. Und wenn Sie morgens ein bisschen Sport getrieben haben, werden Sie sich bei der Arbeit auch besser konzentrieren können.

Weniger ist mehr! Übungen in langsamerem Tempo, die die Beweglichkeit erhöhen und bei denen man innerlich zur Ruhe kommt, eignen sich sehr gut für Sie: zum Beispiel Yoga, Pilates, Tai Chi, Spazierengehen, Wandern oder Radfahren. Machen Sie sich keine Gedanken darüber, ob Ihr Sport anstrengend genug ist und ob Sie dabei auch genügend schwitzen. Wenn Sie intensiver trainieren, sollten Sie während des Sports und danach unbedingt in sich hineinhören und sich fragen, wie es Ihnen dabei geht. Idealerweise sollten Sie sich während und nach Ihrem Trainingsprogramm innerlich ruhig und gleichzeitig energiegeladen fühlen. Wenn Ihnen stattdessen schwindelig ist, Sie sich ausgelaugt fühlen oder unter Muskelkrämpfen leiden, haben Sie wahrscheinlich zu viel des Guten getan. Für Ihren Körpertyp eignet sich Intervalltraining besonders gut, weil sich dabei kurze, intensive Trainingsphasen mit längeren Ruhepausen abwechseln. Sie sollten nicht die meiste Zeit Ihres Trainings nach Luft schnappen müssen oder sich bis zum Äußersten fordern, denn dadurch versetzen Sie Ihren Körper in den Stressmodus – und das ist das Gegenteil von Fitness.

Nehmen Sie sich Zeit zum Aufwärmen. Andere Körpertypen können sich schon nach minimaler Aufwärmzeit in ein intensives Trainingsprogramm stürzen – aber nicht Sie. Sie müssen Ihr Training langsam angehen lassen und vorher erst einmal Dehnübungen machen und tief durchatmen – vor allem im Winter, denn um diese Jahreszeit haben wechselhafte Sportler mit Erkältungen und Durchblutungsstörungen zu kämpfen, die zu kalten Händen und Füßen führen. Achten Sie darauf, ausgiebige Dehnübungen zu machen und erst einmal mindestens fünf bis zehn Minuten lang zu gehen oder leicht zu joggen, um Ihren Kreislauf und Ihre Lungen in Schwung zu bringen, bevor Sie mit dem Training beginnen.

Führen Sie Ihrem Körper den ganzen Tag über genügend Flüssigkeit zu. Ihr Körpertyp neigt besonders stark zu Dehydrierung, was teilweise daran liegt, dass Menschen wie Sie ständig herumrennen. Außerdem vergessen Sie womöglich das Essen und Trinken, wenn Sie sich in eine Aktivität vertiefen. Während und nach dem Training kann diese Dehydrierung gefährlich werden; also trinken Sie davor, währenddessen und danach Wasser! Außerdem müssen Sie wahrscheinlich auch den Anteil natürlicher Fette in Ihrer Ernährung erhöhen, indem Sie mehr Nüsse und Kerne essen. Das ist vor allem nach dem 40. Lebensjahr wichtig und Sie müssen auch keine Angst haben, dadurch zuzunehmen. Im Gegenteil: Die in Nüssen und Kernen enthaltenen Öle befeuchten Ihre Gelenke und bringen Ihre Haut zum Strahlen. Ich habe schon viele wechselhafte Sportler beraten, die gar nicht verstehen konnten, warum sie sich so schlapp und energielos fühlten, doch wenn ich mir dann ihr intensives Trainingsprogramm und ihre fettarme Ernährung anschaue, sehe ich sofort, wo das Problem liegt. Wenn Sie die Intensität Ihres Trainings steigern und sich daraufhin matt und erschöpft fühlen, liegt das wahrscheinlich daran, dass Sie dehydriert sind.

Jeder Körpertyp neigt zu anderen Verletzungen

Ihren Trainingskörpertyp zu kennen, kann Ihnen auch bei der Vermeidung von Verletzungen helfen. Jeder Körper reagiert anders auf physische Anstrengung.

Vata: Sie sind von Natur aus schlank, haben einen zierlichen Knochenbau und schlanke Muskeln und neigen zu trockenen Sehnen und Bändern. Durch Sport können Sie Ihre Knochen stärken und einen muskulösen Körper bekommen, aber bei zu intensivem Training fangen Ihre Gelenke an zu knacken.

Wenn Ihre Knie-, Fuß- oder Schultergelenke beim Bewegen knackende oder knirschende Geräusche machen, wissen Sie, dass Sie zu viel des Guten getan haben! Nach anstrengendem Training wie beispielsweise Hot Yoga oder CrossFit fühlen Sie sich hinterher oft völlig ausgelaugt und Ihr Körper kann in eine Krise geraten. Nehmen Sie nicht an Kursen oder Trainingsprogrammen teil, bei denen Sie mit anderen Menschen konkurrieren oder sich zu sehr anstrengen müssen, denn dabei ziehen Sie sich leicht Muskel-, Sehnen- oder Bänderzerrungen zu. All die vielen Trainings-DVDs für sportlich extrem aktive Menschen sind für Ihren Körper eine Katastrophe. Machen Sie einen großen Bogen um Übungsleiter, die Sie dazu drängen, über Ihre Schmerzgrenze hinaus zu trainieren – diese Trainer kennen Ihren Körpertyp nicht und haben kein Verständnis für Ihre Fitnessziele. Das gilt vor allem für Vata-Typen jenseits des 40. Lebensjahrs: Sie sollten eher ein sanftes, achtsames Training betreiben.

Pitta: Sie haben einen starken Knochenbau, eine kräftige Muskulatur und jede Menge Konkurrenzgeist. Solche Menschen brauchen intensives Training, um emotional im Gleichgewicht zu bleiben. Ihr Problem besteht darin, dass Ihr Gewebe und Ihre Gelenke sich durch die in Ihrem Körper herrschende Hitze leicht entzünden. Wenn Sie ein Pitta-Typ sind, trainieren Sie oft bis über die Schmerzgrenze hinaus, um ein Fitnessprogramm oder Spiel bis zum Ende durchzuziehen. Das kann zu Verletzungen führen. Wenn Sie während des Sports nicht auf Ihren Körper achten, nehmen Sie die Verletzung erst hinterher wahr: Dann spüren Sie nach dem Sport plötzlich bohrende Schmerzen in Körperregionen, die an Ihrem Training anscheinend gar nicht beteiligt waren, zum Beispiel im Rücken. Wenn Sie immer mehr rezeptfreie entzündungshemmende Medikamente einnehmen müssen, wissen Sie, dass Sie es mit Ihrem Training übertreiben: Dann kühlen Sie Ihren Körper zwischen den Trainingssitzungen nicht richtig ab. Nach einem intensiven Training sollten Sie wie üblich duschen, aber in den letzten Minuten auf kaltes Wasser umstellen. Das lindert Entzündungen im ganzen Körper und beschleunigt die Regeneration vor der nächsten Trainingssitzung. Wenn Sie älter werden, ist das ganz besonders wichtig, denn dann kann Ihre Freude am Sport durch Verletzungen und überlastete Sehnen, Bänder und Gelenke erheblich geschmälert werden. In fortgeschrittenerem Alter sollten Sie sich bei Ihrer sportlichen Aktivität mäßigen, mehr trainingsfreie Tage einlegen und sich an manchen Tagen mit einem moderaten Training begnügen, statt immer gleich aufs Ganze zu gehen.

Kapha: Vielleicht beginnen Sie erst in fortgeschrittenerem Lebensalter mit intensivem Training, doch Ihnen wird das eher guttun als den meisten anderen Menschen. Außerdem haben Sie die nötige Ausdauer, um so gut wie alles zu schaffen, was Sie sich vorgenommen haben. Sie haben einen starken Knochenbau und kräftige Muskeln und können daher schon einiges an Anstrengung vertragen. Wenn Sie beim Sport so richtig ins Schwitzen geraten, bekommen Sie einen klaren Kopf und Giftstoffe werden aus Ihrem Körper herausgeschwemmt. Problematisch wird es nur dann, wenn Sie versuchen, Ihr Training zu vereinfachen. Falsche Techniken beim Krafttraining, Hot Yoga oder Zumba können eine Katastrophe für Sie sein! Denn wenn man zu viele Pfunde mit sich herumschleppt, ist schon allein das eine Belastung für die Gelenke; und wenn Sie sich dann auch noch schnell bewegen, wirkt eine starke kinetische Kraft auf Ihren Körper ein, durch die Muskeln gezerrt werden oder reißen können. Kapha-Typen haben ein höheres Verletzungsrisiko aufgrund falscher Trainingstechniken als die anderen beiden Körpertypen. Seien Sie also bei jedem neuen Trainingsprogramm vorsichtig und steigern Sie Ihre Gewichte und die Anzahl Ihrer Wiederholungen oder Minuten auf dem Laufband ganz langsam. Immer wenn Sie während des Trainings ein scharfer oder stechender Schmerz durchfährt, sollten Sie eine kurze Pause machen und Ihre Körperhaltung überprüfen. Beim Krafttraining müssen Sie dann vielleicht so lange mit leichteren Gewichten arbeiten, bis Sie den Bewegungsablauf richtig beherrschen. Schließlich wollen Sie sich ja keine Verletzung zuziehen, die Ihre ganzen Fortschritte wieder zunichtemacht!

Starke Sportler

Wenn Sie die meisten Fragen mit B beantwortet haben, sind Sie ein starker Sportler und halten sich wahrscheinlich an die Devise: »Ohne Fleiß kein Preis!« Dagegen ist auch gar nichts einzuwenden, denn im Großen und Ganzen kommen Sie damit ganz gut zurecht. Wahrscheinlich stand Sport schon fast

Ihr ganzes Leben lang weit oben auf Ihrer Prioritätenliste. Nichts bringt Sie besser in Form und beschert Ihnen einen klareren Kopf als der tägliche Besuch im Fitnessstudio, wo Sie Kraft-und Ausdauertraining betreiben können. Oder vielleicht haben Sie ja auch ein Faible für CrossFit oder eines der vielen DVD-Trainingsprogramme entwickelt, die Ihnen versprechen, dass man davon stählerne Muskeln bekommt und fit genug wird, um an Wettkämpfen teilnehmen zu können. Nach der ayurvedischen Terminologie sind Sie ein *Pitta*-Typ und Pitta bedeutet Feuer. Sie haben ein starkes Bedürfnis nach intensivem Training, bei dem man so richtig ins Schwitzen gerät und schnell Fortschritte macht. Wenn Sie gerade nicht im Fitnessstudio trainieren, sitzen Sie wahrscheinlich auf dem Fahrrad, spielen Tennis oder schwimmen Bahnen im Freibad. Für Sie ist es beim Training das Wichtigste, zu wissen, dass Sie dadurch von Tag zu stark stärker und fitter werden. Wenn ich Sie im Fitnessstudio sähe, würde ich Sie an dem Eifer erkennen, mit dem Sie Ihren Sport betreiben. Sie bewegen sich entweder zielstrebig von Gerät zu Gerät oder halten Ihre Fortschritte in einem Notizbuch fest, um auch wirklich ganz sicherzugehen, dass Ihre Muskelkraft und Fitness bei jeder Trainingssitzung zunehmen. Für Sie ist es kein Problem, Ihr Training in Ihrem Arbeitstag unterzubringen, da ein streng geregelter Tagesablauf Ihnen ohnehin sehr wichtig ist. Selbst im Urlaub versuchen Sie aus jedem Tag so viel wie möglich herauszuholen.

Sie waren schon immer sehr aktiv. Als Kind waren Sie fast ständig mit Ballspielen beschäftigt; vielleicht konnten Sie sich am besten entspannen, wenn Sie Bälle in einen Korb warfen oder mit Ihren Freunden im Hof herumkickten. Als Teenager haben Sie wahrscheinlich in vielen Mannschaften mitgespielt und es hat Ihnen Spaß gemacht, sich zu sportlichen Spitzenleistungen anzuspornen. Mit Mitte 20 oder Mitte 30 haben Sie vielleicht verschiedene Fitnessmodetrends mitgemacht; Sie waren immer auf der Suche nach Möglichkeiten zum Aufbau von Kraft und Ausdauer. Starke Sportler haben normalerweise einen gesunden Appetit, denn ihre Verdauung ist ebenso auf Spitzenleistungen eingestellt wie ihre ganze Persönlichkeit. Deshalb hielten Sie Sport wahrscheinlich schon immer für einen hervorragenden Ausgleich zu Ihrer Esslust.

Viele starke Sportler verfolgen mit ihrer körperlichen Aktivität gleichzeitig das Ziel, abzunehmen. Krafttraining baut Muskeln auf und verbrennt das Fett, das sich bei Ihrer unregelmäßigen Ernährung sonst wahrscheinlich schon sehr bald an Bauch und Hüften ansammeln würde. Und einen starken Körper und ebenso starken Stoffwechsel zu haben, bewahrt Sie auch tatsächlich vor einer Gewichtszunahme – allerdings nur bis zum mittleren Alter. In dieser Lebensphase müssen leider auch viele starke Sportler feststellen, dass ihr Stoffwechsel sich verändert und ihre Muskulatur sich nicht mehr so schnell aufbaut wie früher. Wenn Sie dann auch noch das Pech haben, dass Ihre Sehnen, Bänder oder Gelenke durch intensives Training überlastet sind, nehmen Sie jetzt vielleicht sehr schnell zu und haben keine Möglichkeit mehr, sich die überflüssigen Pfunde wieder abzutrainieren. Daher empfehle ich Patienten mit diesem Körpertyp dringend, vor Erreichung des 40. Lebensjahrs ihre Ernährung in den Griff zu bekommen, damit sie schlank bleiben und einigermaßen gesund alt werden.

Dieser Typus sollte beim Sport Folgendes beherzigen.

Machen Sie sich Ihren Eifer und Konkurrenzgeist zunutze. Aufgrund Ihres kräftigen Körperbaus und Ihrer Muskelmasse brauchen Sie ein intensiveres Training, um Ihre Muskulatur in Form zu halten und Ihre angestaute Energie abzureagieren. Sie sind von Natur aus dynamisch und lieben die Herausforderung; daher hilft ein anstrengendes Training Ihnen, innerlich wieder zur Ruhe zu kommen. Dadurch bauen Sie Ihren Frust darüber ab, nicht alles im Leben unter Kontrolle zu haben. Sie sollten Sportarten betreiben, die Wettbewerb mit körperlichem Training verbinden, wie beispielsweise Basketball, Racquetball oder Kampfsport. Jede sportliche Aktivität, bei der Sie Ihre Fortschritte genau verfolgen müssen (also beispielsweise auch CrossFit oder Radtouren), fördert Ihre Motivation. Auch beim Wintersport können Sie zu Hochform auflaufen, da Kälte Ihrem Körper nichts ausmacht. Golf kann allerdings Ihr Stressniveau erhöhen; wenn das so ist, lassen Sie lieber die Finger davon. Vorsichtig sollten Sie mit Abenteuersportarten wie BMX-Biking, Extremski und Snowboarden sein, da diese den Körper stark belasten und auch die Verletzungsgefahr dabei ziemlich hoch ist.

Trainieren Sie nicht um die Mittagszeit! Da Sie beruflich oft total überlastet sind, ist die Versuchung für Sie vielleicht groß, erst am späteren Abend oder in der Mittagspause zu trainieren und dafür aufs Mittagessen zu verzichten.

Doch Sport um die Mittagszeit zieht Blut aus Ihrem Verdauungstrakt ab und führt zu Magenproblemen, falls Sie dann doch etwas essen. Ihr Magen produziert zu den Mahlzeiten mehr Säure als bei anderen Körpertypen. Wenn Sie Ihrem Körper dann kein richtiges Essen zuführen, bleibt diese Säure im Magen, wird von den Schleimhäuten wieder aufgenommen und erzeugt noch mehr Hitze und Entzündung in Ihrem Organismus. Morgendliches Training macht Sie dagegen ausgeglichener, sodass Sie den Tag ruhiger und konzentrierter bewältigen können.

Führen Sie Buch über Ihre Fortschritte. Wenn Sie eine Zeit lang keinen Sport getrieben haben und jetzt wieder damit anfangen, sollten Sie Ihre Trainingszeit auf dem Laufband, die Anzahl Ihrer Wiederholungen beim Gerätetraining oder die Kilometer, die Sie gelaufen sind, in eine Tabelle oder ein kleines Notizbuch eintragen. Wenn Sie möchten, können Sie auch über Ihre Nahrungs- und Flüssigkeitsaufnahme Buch führen. Sie sind ein sehr detailorientierter Mensch und lieben feste Abläufe mehr als jeder andere Körpertyp. Wenn Sie Ihre Fortschritte schriftlich festhalten, wird es Ihnen leichter fallen, sich während des Trainings auf Ihre Ziele zu konzentrieren; und auch Ihre Energie wird dann nicht so leicht nachlassen.

Halten Sie Ihren Körper kühl. Als Pitta-Typ verfügen Sie über natürliches Feuer und haben daher auch eine hohe Körpertemperatur. Beim Sport schwitzen Sie sehr stark und das ist auch kein Problem; allerdings müssen Sie darauf achten, Ihren Körper nicht zu überhitzen, denn zu viel Hitze verstärkt Entzündungsprozesse und erhöht das Verletzungsrisiko. Also denken Sie daran, Ihrem Körper genügend Flüssigkeit zuzuführen! Wahrscheinlich tut Ihnen nach einer intensiven Trainingssitzung auch eine kühle Dusche gut. Ihr natürliches Feuer zeigt sich übrigens auch in Ihren starken Emotionen. Bei Wettkämpfen neigen Sie dazu, sich zu überfordern. Dann kann es zu Verletzungen kommen. Manchmal versuchen Sie, zu schwere Gewichte zu heben oder Ihren Körper zu etwas zu zwingen, das er nicht kann. Dagegen hilft nur eines: nicht nur einen kühlen Körper, sondern auch einen kühlen Kopf zu bewahren. Achten Sie während des Trainings genau auf Ihren Körper! Seien Sie neugierig darauf, wie Sie sich während der einzelnen Übungen fühlen. Schwimmen ist die ideale Sportart für Ihren Körpertyp (vor allem, wenn Sie sich beim Training übernommen haben), denn es hält den Körper kühl; außerdem können Sie dabei Ihre Gelenke bewegen, ohne sie zu belasten.

Gönnen Sie sich nach dem Sport ausreichende Erholungsphasen. Achten Sie nach jedem intensiven Training darauf, wie Ihr Körper sich anfühlt: Entspannen Sie sich und hören Sie in sich hinein. Diese Abkühlphase ist in fortgeschrittenerem Alter noch wichtiger. Nach dem 50. Lebensjahr werden Sie längere Ruhephasen zwischen Ihren Trainingssitzungen einlegen müssen, um Ihren Körper nicht zu überlasten. Wenn Sie jeden Tag Schmerzmittel einnehmen müssen, bedeutet dies, dass Sie zu oft und zu intensiv trainieren und sich danach nicht lange genug abkühlen.

Versuchen Sie es einmal mit entspannenden Übungen. Wenn ich Menschen dieses Körpertyps empfehle, doch mal an einem Yogakurs teilzunehmen, weisen sie das oft weit von sich, weil sie nicht glauben, dass bestimmte Körperpositionen oder langsame Bewegungen ihnen etwas bringen können. Sie halten Yoga für Zeitverschwendung. Ich habe ja durchaus Verständnis dafür, dass Sie gerne schwitzen und sich anstrengen, doch jeder Mensch sollte sich um einen Zustand harmonischer Ausgewogenheit bemühen. Sie brauchen nicht nur intensives Training, sondern auch entspannende Übungen, damit Sie lernen, auf Ihren Körper zu achten. Sie könnten zum Beispiel ein paarmal pro Woche einen Strand- oder Waldspaziergang machen oder es einmal mit einem Yoga- oder Tai-Chi-Kurs versuchen.

Leichte Sportler

Wenn Sie die meisten Fragen mit C beantwortet haben, fällt es Ihnen vielleicht schwer, sich genügend gesunde Bewegung zu verschaffen. Es kann schon sein, dass Sie hin und wieder ins Fitnessstudio gehen, aber besonders hohe Priorität hatte das für Sie noch nie. In der ayurvedischen Terminologie bezeichnet man Ihren Körpertyp als Kapha- oder Wassertyp. Sie sind viel zu locker und entspannt, um sich übermäßige Gedanken um Ihren Körper zu machen oder an Wettkämpfen teilzunehmen. Und das ist auch gut so. Aber Bewegung brauchen Sie trotzdem, denn sonst sammelt sich in Ihrem Körper zu viel Flüssigkeit an und Sie fühlen sich träge und schlapp. Von allen drei Typen reagiert Ihr Körper am besten auf Sport, weil Sie niemals ermüden und sich nur selten verletzen. Intensives Training schenkt Ihnen Kraft und ein gesundes, strahlendes Aussehen.

Das wird Sie vielleicht wundern, denn viele leichte Sportler halten sich für übergewichtig. Ihr Körpertyp baut seine Knochen und Gewebe bereits in der Jugend auf. Vielleicht hatten Sie schon als Teenager und junger Erwachsener Gewichtsprobleme. Vermutlich neigen Sie unabhängig von Ihrer Ernährung zum Zunehmen. Als Kind haben Sie sich mehr für Bücher und Geselligkeit interessiert als für Sport; und als junger Erwachsener sind Sie vermutlich deshalb nicht ins Fitnessstudio oder zu Trainingskursen gegangen, weil Sie sich für Ihre Figur schämten. In einer Gesellschaft, in der fast schon ein übertriebener Schlankheitskult getrieben wird, fühlt man sich nicht wohl in seiner Haut, wenn man anders aussieht. Und wenn Sie sich nicht richtig in Form fühlen, trauen Sie es sich vielleicht auch nicht zu, mit einem Trainingsprogramm zu beginnen. Wahrscheinlich finden Sie es sehr positiv, dass man im Fitnessstudio andere Menschen kennenlernt; trotzdem fällt es Ihnen schwer, regelmäßig zu trainieren. Versuchen Sie stattdessen lieber, spazieren zu gehen oder zu Hause auf dem Laufband zu trainieren! Dann können Sie spüren, wie gut Sport Ihrem Körper tut und wie viel klarer Sie hinterher denken können, ohne sich Gedanken darüber machen zu müssen, ob Sie optisch in ein Fitnessstudio hineinpassen oder nicht.

Hier ein paar Tipps für den Aufbau eines geeigneten Trainingsprogramms.

Trainieren Sie am besten gleich morgens. Denken Sie daran: Körperliche Aktivität bringt Ihnen mehr Energie – vor allem, wenn sie gleich nach dem Aufstehen stattfindet. Wenn es Ihnen schwerfällt, in den ersten Stunden nach dem Aufwachen so richtig in die Gänge zu kommen und sich zu konzentrieren, können Sie das durch Frühsport ändern. Dann werden Sie sich morgens viel leichter fühlen und auch bessere Laune haben. Um Ihr Gehirn in Schwung zu bringen, müssen Sie Ihre Energiespeicher anzapfen. Vor allem Ihre Lungen brauchen morgens als Erstes ein bisschen Training: Alles, was

Sie tief durchatmen lässt, ist gut für Sie. Einige meiner Patienten sagen, dass Frühsport sie wacher macht als Kaffee, weil sie sich danach so lebendig und konzentriert fühlen.

Treiben Sie Ausdauersport. Als Kapha-Typ haben Sie besonders viel Ausdauer. Das liegt an Ihrem kräftigen Körperbau und Ihren starken Knochen. Sie können ewig trainieren, ohne zu ermüden oder sich große Sorgen um Verletzungen machen zu müssen. Power-Walking, Wandern, Rudern, Langstreckenläufe oder Radfahren (eigentlich alle Sportarten, die Ausdauer erfordern) sind gut für Sie. Selbst wenn Sie zunächst einmal mit Walking beginnen, werden Sie mit der Zeit immer längere Strecken zurücklegen und schließlich zwischen Walken und Joggen abwechseln können. Nach einiger Zeit können Sie zusätzlich auch noch mit Krafttraining beginnen oder irgendeinen Kurs mit intensivem Training wie beispielsweise Spinning oder Aerobic belegen. Sobald Sie Ihre anfängliche Trägheit überwunden haben, können Sie härter und länger trainieren als jeder andere Kursteilnehmer!

Achten Sie darauf, richtig ins Schwitzen zu kommen. Kapha-Typen neigen zu Wasseransammlungen im Körper. Deshalb fühlen Sie sich morgens vielleicht öfters aufgeschwemmt oder träge und schwerfällig. Diese überschüssige Flüssigkeit müssen Sie durch Sport herausschwitzen. Ich empfehle solchen Menschen immer, erst einmal 25 Minuten lang auf dem Laufband zu trainieren und dann einen Saunagang einzulegen. Durch das Laufen kommen Sie ins Schwitzen und in der Sauna halten Sie diesen Prozess, bei dem Ihr Körper sich von überschüssiger Flüssigkeit befreit, weiter in Gang. Wenn Sie schon lange keinen Sport mehr getrieben haben, reicht es völlig aus, erst mal mit einer halben Stunde flottem Gehen zu beginnen, doch dann sollten Sie Ihre Trainingsintensität allmählich immer mehr steigern, damit Sie dabei jedes Mal gehörig ins Schwitzen geraten.

Achten Sie auf die richtige Technik. Wenn Sie schon lange keinen Sport mehr getrieben haben, fangen Sie am besten erst einmal an, jeden Tag spazieren zu gehen. Schon diese leichte körperliche Anstrengung wird dazu führen, dass Sie tief durchatmen und in Schweiß ausbrechen. Zwingen Sie sich dazu,

Ihre Trainingsintensität von Woche zu Woche ein bisschen mehr zu steigern, aber achten Sie dabei stets auf die richtige Technik! Wenn Sie überflüssige Pfunde mit sich herumschleppen, sollten Sie ungewohnte Bewegungen nicht überhastet ausführen und auch nicht gleich mit zu schweren Gewichten trainieren, denn das belastet die Gelenke. Hot Yoga eignet sich gut für Sie, aber führen Sie die Bewegungen langsam aus! Auch CrossFit ist gut für Sie, solange Sie sich genügend Zeit dafür nehmen, in Ruhe eine Übung nach der anderen zu erlernen. Sie sollten bei Ihrem Training sehr achtsam sein, um sich nicht zu verletzen.

Hören Sie in sich hinein! Es ist wichtig, darauf zu achten, wie Sie sich während und nach dem Training fühlen. Viele leichte Sportler wissen gar nicht mehr, wie wunderbar intensives Training sich anfühlt. Sie haben vergessen, wie leicht man sich dabei fühlt und was für einen klaren Kopf man dadurch bekommt. Achten Sie auf den Zustand natürlicher Euphorie, den körperliche Aktivität erzeugt! Das wird Sie dazu motivieren, Ihren Sport auch weiterhin konsequent zu betreiben.

Essen und Schlafen muss man, um am Leben zu bleiben. Beim Sport ist das ein bisschen anders: Dazu muss man sich jeden Tag aufs Neue aufraffen, um fit und vital zu bleiben. Nun, da Sie sich über die besonderen Trainingsbedürfnisse Ihres Körpertyps klar geworden sind, können Sie sich etwas angewöhnen, das Ihre Schlafqualität verbessert und die positiven Auswirkungen einer gesunden Ernährung verstärkt: Sport! Sie finden ganz bestimmt eine Sportart, die Ihnen Energie schenkt und gleichzeitig auch Spaß macht. Das ist vor allem in einer Zeit wichtig, in der viele Menschen den ganzen Tag über am Schreibtisch arbeiten und sich abends auf der Couch entspannen.

Nun, da Sie wissen, was man tun muss, um besser zu schlafen, sich achtsamer zu ernähren und seinen Körper durch Sport zu beleben und zu stärken, wollen wir uns als Nächstes darüber unterhalten, wie der zirkadiane Rhythmus Ihres Körpers sich im Lauf der Jahreszeiten verändert.

10

Ihr Körper im Verlauf der Jahreszeiten

Genau wie der Körper sich an den wechselnden Lichtverhältnissen im Tagesverlauf orientiert, verändert er sich auch im Wechsel der Jahreszeiten: Er reagiert auf die Änderungen der Lichtverhältnisse und Temperaturen im Verlauf des Kalenderjahrs. Ob Ihnen das nun bewusst ist oder nicht: Ihr Blutdruck und Ihr Cholesterinspiegel verändern sich in Abhängigkeit von der Jahreszeit. Das Gleiche gilt auch für die Bedürfnisse Ihres Körpers nach Nahrung, Aktivität und Schlaf. Ich frage meine Patienten oft, was sie in Abhängigkeit von der Jahreszeit an ihrer Ernährung, ihren Schlafgewohnheiten oder ihrer körperlichen Aktivität verändern. Normalerweise erklären sie mir daraufhin, dass sie gar nichts ändern, obwohl ihr Körper und ihre Emotionen sehr unterschiedlich auf die wechselnden Jahreszeiten reagieren. Viele Menschen sagen zum Beispiel, dass sie den Sommer lieben; und wenn ich sie frage, warum, antworten sie: Weil ich dann in Urlaub fahre. Erst wenn ich weiterfrage, wie sie sich denn im Sommer während der Zeit fühlen, in der sie nicht im Urlaub sind, wird ihnen bewusst, dass sie die Hitze sehr unangenehm finden. Oder sie erklären mir, dass der Winter mit seinen vielen Feiertagen eine schöne Jahreszeit ist, doch in Wirklichkeit leiden sie in den Wintermonaten meistens unter gedrückter Stimmung und verstopfter Nase. Das ist wichtig, denn Sie können Ihren Tagesablauf so ändern, dass Sie besser mit den Problemen zurechtkommen, die die Jahreszeiten für Ihren Körper und Ihr Gefühlsleben mit sich bringen.

Auch wenn Sie merken, dass es im Winter kälter wird oder die Tage im Frühjahr länger werden, ändern Sie vielleicht trotzdem nichts an Ihrem Tagesablauf, um sich auf diese Veränderungen einzustellen. Wenn meine Patienten mir erzählen, dass sie das ganze Jahr über jeden Morgen einen Fruchtsmoothie oder einen Joghurt mit Beeren zu sich nehmen, muss ich sie fragen: »Warum tun Sie das?« und stelle dann fest, dass die Leute das völlig normal finden. Obst ist doch schließlich gesund, oder nicht? Doch Blaubeeren sind eine kühlende Frucht. Mutter Natur schenkt Ihnen diese Früchte im Sommer, um der Hitze entgegenzuwirken – in einer Jahreszeit, in der der Körper Fruktose (Fruchtzucker) besser verarbeiten kann. Andere Patienten berichten mir, dass sie im Winter auf Sport verzichten, weil sie dann nicht draußen joggen oder sich nicht dazu überwinden können, morgens bei Dunkelheit ins Fitnessstudio zu gehen. Doch gerade in den Wintermonaten braucht Ihr Körper die Wärme und Energie, die tägliches Training ihm schenkt. Während dieser Jahreszeit sollten Sie mittags auch keine kalten Sandwiches oder Salate mehr essen, da diese Ihren Körper jetzt nicht mehr ausreichend nähren und erwärmen. Sie müssen Ihre Ernährung, Ihre körperliche Aktivität und Ihren Schlaf an den Wechsel der Jahreszeiten anpassen und Sie sollten auch darauf achten, wie Ihr Körper sich in jeder Jahreszeit fühlt, um die richtigen Veränderungen an Ihrer Lebensweise vornehmen zu können.

Denken Sie einmal darüber nach: Mitten im tiefsten Winter, wenn sich der Schnee um Sie herum auftürmt und die Heizung drinnen den ganzen Tag über auf Hochtouren läuft, fühlen Sie sich vielleicht dehydriert und leiden unter Konzentrationsproblemen. Die kurzen Tage können Ihre Stimmung beeinträchtigen und Ihre Sportbegeisterung dämpfen. Womöglich greifen Sie jetzt öfters zu Süßigkeiten oder anderem »Seelenfutter«, um diese Tage zu überstehen; und wahrscheinlich nehmen Sie auch zu. Im Frühjahr nutzt die Natur das Schmelzwasser des Schnees und den Regen für ihr Wachstum und überall schließen Pflanzen aus dem Boden. Trotzdem spüren Sie vielleicht immer noch eine gewisse Schwere oder Trägheit in den Gliedern. Vom späten Frühjahr bis in den Frühsommer hinein erstrahlt die ganze Natur in leuchtendem Grün, Sie hören Vogelgezwitscher und andere Tiergeräusche, Ihr Energieniveau steigt und Ihre Stimmung hebt sich wieder. Im Sommer sollten Sie möglichst viel

Zeit im Freien verbringen und aktiv sein – aber natürlich nur, wenn es nicht zu heiß ist. Vielleicht haben Sie jetzt auch das Gefühl, mehr essen zu können, ohne zuzunehmen, doch in Wirklichkeit liegt das wahrscheinlich eher daran, dass Sie jetzt mehr frisches Obst und Gemüse und somit auch mehr Ballaststoffe zu sich nehmen als in anderen Jahreszeiten. An besonders heißen Tagen fühlen Sie sich aber vielleicht auch matt und träge oder frustriert. Im Herbst nach der Ernte werden die Tage wieder kürzer und die trockene Jahreszeit beginnt. Wenn die Tage kürzer und kühler werden, kommen Ihnen vielleicht besonders viele Ideen und Visionen; es kann aber auch sein, dass der Herbst, in dem die Natur sich in den Zustand der Winterruhe zurückzieht, auf Ihre Stimmung drückt. An all diesen Reaktionen sollten Sie sich bei der Umstellung Ihrer Ernährung und Ihres Tagesablaufs orientieren. Vielleicht schreiben Sie sie einfach nur der veränderten Außentemperatur zu, aber in Wirklichkeit steckt viel mehr dahinter.

Ihr Körper und die Jahreszeiten

Wissenschaftler beobachten schon seit Jahren, dass unser Körper sich im jahreszeitlichen Lauf verändert. Im Winter steigt der Blutdruck ein bisschen und im Sommer sinkt er wieder.[40] Das gilt auch für den Cholesterinspiegel und das C-reaktive Protein, einen Entzündungsmarker.[41] In Anbetracht all dieser Veränderungen ist es eigentlich kein Wunder, dass Herz-Kreislauf-Ereignisse wie beispielsweise Herzinfarkt und Schlaganfall im Winter besonders häufig vorkommen und die Inzidenz von Typ-1-Diabetes ansteigt.[42] Eigentlich sind Todesfälle sämtlicher Ursachen im Winter häufiger; das gilt allerdings ebenso für die Zeugungsrate, die auch noch das ganze Frühjahr über hoch bleibt. Im Herbst und Winter nehmen die meisten Menschen mehr Kalorien auf und haben in dieser Jahreszeit oft auch dann noch Hunger, wenn sie bereits zu viel gegessen haben.[43] Im Frühjahr kehrt sich dieses Muster wieder um: Dann haben wir weniger Hunger und essen infolgedessen auch weniger.

Selbst unser Gehirn verändert sich im Lauf eines Kalenderjahrs. Während der Sommermonate erreicht unser Serotoninspiegel seinen Höhepunkt,[44] während der Dopaminspiegel im Herbst steigt und im Frühjahr sinkt.[45] Abnehmende Serotoninwerte im Herbst und Winter sind vielleicht eine der Ursachen für die Winterdepression, an der manche Menschen in dieser Jahreszeit leiden.[46] Doch im Verlauf eines Jahres laufen auch noch andere Veränderungen im Gehirn ab. Mithilfe funktioneller MRT-Untersuchungen haben Wissenschaftler festgestellt, dass unterschiedliche Hirnregionen zu verschiedenen Jahreszeiten aktiver oder weniger aktiv sind. Das deutet darauf hin, dass auch unsere Lern-, Denk- und Erinnerungsfähigkeit eine saisonale Komponente haben könnte, doch solche Veränderungen lassen sich leider nicht so leicht messen.[47]

Auch das Immunsystem ist im Winter weniger aktiv. Das gilt vor allem für die Gene, die Entzündungsprozesse unterdrücken. Die Wissenschaft vom Einfluss der Jahreszeiten auf unsere Gene ist ein noch relativ neues Forschungsgebiet, auf dem sich zurzeit ziemlich viel tut. Eine vor Kurzem durchgeführte Studie zeigt, dass ungefähr 25 Prozent unserer Gene sich im jahreszeitlichen Verlauf verändern: Manche sind im Sommer, andere im Winter aktiver.[48] Diese Veränderungen beeinflussen unser Immunsystem, unsere Fettzellen und die Zusammensetzung unseres Blutes und sind anscheinend auf veränderte Hell-Dunkel-Bedingungen zurückzuführen. Daran sind wiederum der Hypothalamus und der kleine Nervenknoten des suprachiasmatischen Kerns beteiligt, der Licht wahrnimmt und den zirkadianen Rhythmus unseres Körpers vorgibt. Offenbar werden unsere Körperfunktionen nicht nur vom täglichen Hell-Dunkel-Wechsel, sondern auch von den Jahreszeiten beeinflusst.

Die Jahreszeiten aus ayurvedischer Sicht

All diese Erkenntnisse sprechen für die Richtigkeit der ayurvedischen Vorstellung vom Einfluss des Jahreszeitenwechsels auf unseren Körper. Im Ayurveda entsprechen die drei wichtigsten Jahreszeiten – Frühjahr (Wachstum und Feuchtigkeit), Sommer (Hitze und Produktivität) und Spätherbst/Winter (Ruhe und Trockenheit) – den drei Dosha-Energien: Kapha, Pitta und Vata. Der natürliche Wechsel der Jahreszeiten beeinflusst unseren Körper auf vielerlei Weise. Jeder Mensch hat seine Lieblingsjahreszeit, in der er sich fröhlich und munter wie ein Fisch im Wasser fühlt, und wahrscheinlich auch eine Jahreszeit, die er hasst, weil es ihm während dieser Monate nicht so gut geht. Wenn Sie sich die Energien der verschiedenen Jahreszeiten bewusst machen, können Sie

Ihren Körper darauf vorbereiten, das ganze Jahr über gesund und im Gleichgewicht zu bleiben.

Die Kapha-Jahreszeit (Spätwinter bis Frühsommer)

Kapha ist die Jahreszeit des Wachstums und der Feuchtigkeit. Die Kapha-Energie wird um die Wintersonnenwende aktiv und klingt gegen Ende des Frühjahrs wieder ab. In dieser Jahreszeit ist unser Körper auf Wachstum programmiert, was sowohl Vor- als auch Nachteile haben kann. Während dieser Zeit sollten Sie anfangen, darüber nachzudenken, welche körperliche Aktivität Sie brauchen, um Kräfte zu sammeln und Muskeln aufzubauen. Außerdem hat unser Körper in dieser Zeit von Natur aus das Bedürfnis, sich von Giftstoffen und Fett zu befreien. Deshalb erzeugt er vielleicht mehr Schleim und ist anfälliger für Erkältungen und jahreszeitlich bedingte Allergien. Um sich auf diese Jahreszeit einzustellen, sollten Sie vor allem an drei wichtige Bedürfnisse Ihres Körpers denken:

Schlaf: Da es jetzt morgens wieder früher hell wird, sollten Sie zeitiger aufstehen. Zu Beginn dieser Jahreszeit stehen Sie morgens noch im Dunkeln auf und kommen abends auch wieder bei Dunkelheit von der Arbeit nach Hause. Doch sobald es etwas heller wird, sollten Sie Ihren Körper möglichst viel natürlichem Licht aussetzen, also zum Beispiel morgens vor der Arbeit und nach dem Mittagessen einen kurzen Spaziergang machen. Das natürliche Licht hebt Ihre Stimmung und macht Ihren Körper aufnahmebereit für die Frühjahrsenergie. Vielleicht werden Sie zu Beginn dieser Jahreszeit tief schlafen und sich morgens matt und träge fühlen, doch sobald sie weiter voranschreitet, werden Sie wahrscheinlich feststellen, dass Ihr Schlaf allmählich leichter wird. Das ist ganz normal. Solange Sie Ihren Körper regelmäßig natürlichem Licht aussetzen und sich bewegen, werden Sie keine Schlafstörungen bekommen.

Körperliche Aktivität: Im neuen Jahr sollten Sie daran denken, wieder ins Fitnessstudio zu gehen – und zwar nicht etwa nur aufgrund eines guten Vorsatzes. Dies ist die Jahreszeit der Trägheit und Lethargie und körperliche Aktivität ist das beste Heilmittel dagegen. Also treiben Sie einen Frühsport, der Kraft aufbaut und die Beweglichkeit fördert. Aber übertreiben Sie es damit nicht! Sie können jetzt Ausdauersport, Krafttraining und zusätzlich ein paar

Dehnübungen machen. Steigern Sie Ihre Trainingsintensität im Lauf dieser Jahreszeit allmählich. Dies ist die beste Zeit für Sport mit dem Ziel, abzunehmen und einen muskulöseren Körper zu bekommen. Denn in der Kapha-Jahreszeit baut der Körper Gewebe auf. Jetzt bringen Ihre Muskeln also die besten Voraussetzungen dafür mit, Kraft und Ausdauer zu verbessern. Vielleicht sollten Sie jetzt nach jedem Training in die Sauna gehen; das hilft dem Körper beim Ausschwemmen überschüssiger Flüssigkeit. Nach der Frühjahrstagundnachtgleiche brauchen Sie die Sauna nicht mehr so dringend, denn jetzt zeigen die immer länger werdenden Tage bereits an, dass das Kapha-Dosha im Abklingen ist.

Ernährung: Während der kalten Jahreszeit hielt Ihr Stoffwechsel Winterruhe. Wahrscheinlich haben Sie in dieser Zeit mehr Fleisch, Lebensmittel mit hohem Fettgehalt und Wurzelgemüse (und wenn Sie ganz ehrlich sind, auch Weihnachtsleckereien) gegessen, um sich gegen die Kälte zu wappnen. Obwohl das kalte, trockene Klima in vielen Regionen bis in den Januar und Februar hinein anhält (und die Luft auch in den Räumen immer noch trocken ist), stellt Ihr Körper sich jetzt allmählich darauf ein, Wasser anzusammeln und sich von Giftstoffen zu befreien. Er befindet sich nicht mehr im Fettspeicherungsmodus, daher sollten Sie schon vor den ersten frühlingshaften Tagen mit Ihrer Frühjahrsdiät beginnen. Fangen Sie bereits zu einem möglichst frühen Zeitpunkt des neuen Jahres an, weniger schwere, fetthaltige Nahrung zu sich zu nehmen, und bringen Sie stattdessen lieber öfters Frühlingsgemüse wie grünen Spargel und Sprossen auf den Tisch, während Ihr Körper dabei ist, sich auf das wärmere Klima einzustellen. Sie werden jetzt weniger Hunger haben als im Herbst und Frühwinter, also sollten Sie auch kleinere Portionen essen und weniger Fett zu sich nehmen. Wenn der Februar beginnt, sollte Ihre Ernährung folgendermaßen aussehen:

1. **Bitteres grünes Gemüse.** Steigen Sie von Wurzelgemüse wie Mohrrüben, Kartoffeln und roten Beten auf grünes Gemüse um. Jetzt ist genau die richtige Jahreszeit für Spinat, Kohl, Brokkoli, Sprossen, grünen Spargel, Zwiebeln und Erbsen. Sie können auch Zwiebelsprossen essen.
2. **Magereres Fleisch.** Jetzt sollten Sie weniger von dem schweren, fetthaltigen Fleisch essen, von dem Sie sich im Winter vielleicht zum großen Teil ernährt haben. Um diese Jahreszeit können Sie Ihren Eiweißkonsum drosseln und den Eiweißbedarf Ihres Körpers hauptsächlich durch

den Verzehr von magerem Fleisch, Eiern, Nüssen und Tofu decken. Sie sollten jetzt auch nicht mehr so viel fettreichen Tiefseefisch essen, weil Ihr Körper nun weniger Fett braucht.

3. **Weniger Milchprodukte.** Vielleicht speichert Ihr Körper jetzt Wasser und erzeugt Schleim. Daher sollten Sie mit Fortschreiten dieser Jahreszeit lieber die Finger von Milchprodukten lassen, denn diese tragen zur Entstehung von Erkältungen und allergischen Beschwerden bei. Die einzige Ausnahme stellt warme Milch dar, die Sie morgens in Ihren Kaffee geben oder abends trinken können, um müde zu werden. Warme Milch führt nicht zu so starken Wasseransammlungen im Körper, vor allem, wenn man sie mit Zimt oder anderen Gewürzen anreichert.
4. **Trockenobst.** Im Frühjahr gibt die Natur noch nicht so viele Früchte her. Daher sollten Sie um diese Jahreszeit auch nicht so viel Obst essen. Die Zeit für Fruchtsmoothies oder Beeren zum Frühstück ist noch nicht gekommen. Die ersten Beeren kommen erst ganz am Ende der Kapha-Saison auf den Markt. Falls Sie Hunger auf Obst haben, können Sie Trockenfrüchte in kleinen Mengen zu sich nehmen.
5. **Leichtere Öle.** Sie sollten jetzt zum Kochen auch keine so schweren Öle mehr verwenden.
6. **Wärmende Gewürze.** In dieser Jahreszeit, in der Ihr Körper Feuchtigkeit speichert, sollten Sie Ihren Salzkonsum einschränken, doch alle anderen Gewürze tun Ihnen jetzt gut. Scharfe Gewürze wie beispielsweise Pfeffer öffnen die Nasenwege; und eine »laufende« Nase trägt dazu bei, Giftstoffe aus Ihrem Körper herauszuschwemmen.

Tee zum Ausgleich von Kapha

Dieser Tee hilft Ihrem Körper, sich aufs Frühjahr einzustimmen. Mit seinen wärmenden Gewürzen reinigt er den Organismus von Giftstoffen, fördert die Verdauung und schenkt Ihnen Energie. Außerdem trägt er zur Regulierung des Blutzuckerspiegels bei und schwemmt überschüssige Flüssigkeit aus dem Körper aus. Sie können ihn vom Beginn des neuen Jahres bis Anfang Juni trinken.

- 1 l Wasser
- 1 Esslöffel Zimtpulver oder zerdrückte Zimtstangen
- ¼ Teelöffel Kurkuma
- 1 Esslöffel natürliches Süßungsmittel (Honig, Reissirup, Agavendicksaft)
- 1 Teelöffel geriebener Ingwer

In einem mittelgroßen Topf das Wasser aufkochen lassen und dann Zimt und Kurkuma hineingeben. Süßungsmittel und Ingwer hinzufügen und 2 Minuten kochen lassen. Abgießen und servieren.

Die Pitta-Jahreszeit (Frühsommer bis Mittherbst)

Pitta ist die Jahreszeit der Hitze und Produktivität. Ihr Einfluss beginnt zur Zeit der Frühjahrstagundnachtgleiche, ist im Frühsommer am stärksten und klingt um die Erntezeit wieder ab. Nach der Frühjahrstagundnachtgleiche werden die Tage länger und wärmer. Jetzt regnet es nur noch gelegentlich und Mutter Natur strotzt nur so vor Leben und Energie. Die Pflanzen tun jetzt das, wozu sie bestimmt sind: Sie wachsen und bilden Früchte oder Gemüse. Jetzt ist es an der Zeit, der Natur nachzueifern und aktiver zu werden, öfter ins Freie hinauszugehen und an der Verwirklichung Ihrer Ziele zu arbeiten. Um diese Zeit ist der Körper ganz besonders darauf eingestellt, sich dem Licht auszusetzen und aktiv zu sein; jetzt verträgt er auch eine abwechslungsreichere Kost. Um diese Jahreszeit so gut wie möglich zu nutzen, sollten Sie Folgendes tun:

Schlaf: In dieser Jahreszeit ist Ihr Gehirn am aktivsten. Daher schlafen Sie jetzt weniger und fühlen sich trotzdem erholt. Das bedeutet nicht, dass Sie abends lange aufbleiben sollen, doch es fällt Ihnen jetzt leichter, schon in der Morgendämmerung aufzustehen, sodass Sie die längeren Tage ausnutzen können. An den längsten Tagen werden Sie jetzt vielleicht schon um fünf oder halb sechs wach. Es ist gut für Ihren Körper, dann aufzustehen und dieses zusätzliche Licht in sich aufzunehmen! Selbst wenn es nach halb neun noch nicht richtig dunkel wird, sollten Sie daran denken, rechtzeitig Ihre elektronischen Geräte beiseitezuräumen. Wenn die Tage so lang sind, braucht Ihr Körper eine deutliche Erinnerung daran, abends abzuschalten und sich aufs Schlafen einzustimmen.

Körperliche Aktivität: Nun ist die ideale Jahreszeit für Aktivitäten im Freien. Unabhängig von Ihrem Körpertyp haben Sie jetzt besonders viel Ausdauer und können daher einen großen Teil des Tages über draußen aktiv sein, also zum Beispiel lange Spaziergänge machen oder wandern. Aber achten Sie darauf, sich während Ihrer körperlichen Aktivität nicht zu überhitzen, und nehmen Sie an heißen Tagen viel Flüssigkeit zu sich! Wegen der Hitze und Schwüle neigen Sie im Sommer besonders stark zu Entzündungen. Wenn Sie feststellen, dass Sie unter bohrenden Schmerzen leiden, sollten Sie Ihre Trainingsintensität zurückfahren und sich ein paar Tage lang mit leichten, gelenkschonenden Bewegungen und Dehnübungen begnügen.

Ernährung: Jetzt haben frisches Obst und Gemüse Hochsaison. Ihr Körper bekommt in dieser Jahreszeit viel Licht und Bewegung; gleichzeitig haben Sie auch nicht mehr so großen Heißhunger wie im Herbst und Winter. Dies ist die ideale Jahreszeit für den Verzehr von Salaten, Obst und mehr Kohlenhydraten. Sie sollten sich jetzt hauptsächlich von bitteren, herben (zusammenziehenden) und süßen Lebensmitteln ernähren. Ab Ende Juni sollte in erster Linie Folgendes auf Ihrem Speisezettel stehen:

1. **Rohkost.** Essen Sie in dieser Jahreszeit möglichst viele verschiedene Gemüse der Saison – entweder roh oder gekocht. Alles, was jetzt an den Marktständen verkauft wird, sollte auf Ihrem Teller landen. Sie können um diese Jahreszeit zwar auch Bohnen und ein paar Kartoffeln essen, da Ihre Verdauung stark genug ist, um komplexe natürliche Stärken zu verarbeiten. Aber kaufen Sie reife Bohnen und Kartoffeln aus der Region, da diese die Energie der Jahreszeit enthalten! Von anderen Wurzelgemüsen sollten Sie lieber die Finger lassen und jetzt auch weniger Chilis essen, da diese zu Hitzewallungen und Schweißausbrüchen führen.
2. **Weniger Fleisch.** Sie sollten Ihre Eiweißaufnahme jetzt reduzieren. Essen Sie nur mageres Fleisch! Das ist kein Problem für Sie, da Sie während dieser Jahreszeit, in der der Körper leicht und aktiv sein möchte, wahrscheinlich sowieso keinen so großen Hunger auf schweres, fettiges Fleisch haben. (Wenn Sie sich schon einmal gefragt haben, warum Sie sich nach einer Grillparty mit Burgern und Hotdogs so schlapp

und schwerfällig fühlen, kennen Sie jetzt den Grund dafür.) Um diese Jahreszeit sollten Sie leichten Fisch grillen und mageres Eiweiß zu sich nehmen – doch auch das nur in Maßen. Ihr Körper braucht jetzt eine abwechslungsreiche Kost und naturbelassene Lebensmittel, um Ihr Energieniveau aufrechtzuerhalten.

3. **Milchprodukte in Maßen.** In diesen Monaten dürfen Sie den Verzehr von Milchprodukten erhöhen – aber nur, wenn Sie nicht unter jahreszeitlich bedingten Allergien oder Sommererkältungen leiden. Bei verstopfter Nase sollten Sie lieber auf Milchprodukte verzichten.
4. **Buntes Obst.** Jetzt haben Früchte Hochsaison. Wenn Sie wollen, können Sie zu jeder Mahlzeit Obst essen! Ihr Organismus kann den darin enthaltenen natürlichen Zucker besser verwerten; außerdem haben Früchte eine kühlende Wirkung, die Ihrem Körper guttut.
5. **Gesunde Öle.** Obwohl Sie um diese Jahreszeit wahrscheinlich keinen Appetit auf Öle und schweres Essen haben werden, brauchen Sie Ihren Ölkonsum nicht einzuschränken. Verwenden Sie ruhig genauso viel Öl zum Kochen wie im Frühjahr! Ihr Körper muss unabhängig von der Jahreszeit stets gut geschmiert werden. Außerdem tragen gesunde Öle dazu bei, Ihr Verdauungsfeuer in Gang zu halten.
6. **Schmackhafte Gewürze.** Um diese Jahreszeit dürfen Sie alle schmackhaften Gewürze verwenden, aber verzehren Sie weniger Senf, Cayennepfeffer und Chilis, da dies zu Hautrötungen führt und Hitze im Körper erzeugt. Um diese Jahreszeit sollten Sie Ihren Körper kühl halten.

Tee zum Ausgleich von Pitta

Diesen Tee sollten Sie zwischen Juni und Ende Oktober trinken, damit Ihr Körper besser mit der Hitze und der Energie der sommerlichen Jahreszeit zurechtkommt. Die darin enthaltenen Kräuter tragen dazu bei, Ihren Körper abzukühlen. Sie entfachen das Verdauungsfeuer, ohne den Organismus zu erhitzen. Gleichzeitig lindern sie Entzündungszustände, für die Sie in dieser Jahreszeit ganz besonders anfällig sind.

- 1 l Wasser
- 1 Esslöffel zerdrückte oder klein gehackte Pfefferminzblätter
- 1 Esslöffel zerdrückte oder klein gehackte Grüne Minzblätter
- 1 Messerspitze Safranfäden
- 1 Esslöffel natürliches Süßungsmittel (Honig, Reissirup, Vollrohrzucker; wahlweise)

In einem mittelgroßen Topf das Wasser aufkochen lassen, die Pfefferminz- und Minzblätter hineingeben und 3 Minuten lang ziehen lassen. Den Topf vom Herd nehmen, den Tee abkühlen lassen und dann Safran und Süßungsmittel (wahlweise) hinzufügen. Abgießen und kühl (aber nicht mit Eiswürfeln) servieren.

Die Vata-Jahreszeit (Spätherbst bis in den Winter hinein)

Um die Herbsttagundnachtgleiche tritt der Körper in eine Ruhephase ein. Die Bäume haben ihr Laub abgeworfen und die Vegetation ist in Winterruhe gegangen. Auch die Tiere bereiten sich jetzt, wenn das Klima kälter und trockener wird und die Tage kürzer werden, auf den Winterschlaf vor. Vata ist die trockene Jahreszeit der Winterruhe und des Nachdenkens. Die Vata-Energie beginnt um die Herbsttagundnachtgleiche, erreicht im Spatherbst ihren Höhepunkt und klingt um die Mitte des Winters allmählich wieder ab. Vielleicht schlafen Sie jetzt fester und sind tagsüber weniger konzentriert und auch nicht so gesellig wie sonst.

Um diese Jahreszeit ist es morgens beim Aufstehen vielleicht noch dunkel und Sie kommen abends auch erst bei Dunkelheit von der Arbeit zurück. Jetzt trocknet der Körper von Natur aus stärker aus, auch wenn Sie nicht den ganzen Tag lang die Heizung laufen lassen oder sich warm einpacken müssen, um nicht zu frieren. Dehydrierung macht Sie noch träger, als Sie jetzt ohnehin schon sind, und wirkt sich negativ auf Ihre Stimmung und Ihr Denken aus. Denken Sie daran: Die Haut ist das größte Organ Ihres Körpers! Jetzt sollten Sie Ihre Hände und Füße mit natürlichen Ölen einreiben, damit Ihr Körper seine Feuchtigkeit nicht verliert.

Schlaf: In dieser Jahreszeit sollten Sie ganz besonders darauf achten, Ihre elektronischen Geräte rechtzeitig auszuschalten und sich vor dem Zubettgehen noch ein bisschen Ruhe zu gönnen. Denn in den kältesten, dunkelsten Monaten des Jahres neigt man ganz besonders dazu, sich passiver Unterhaltung hinzugeben. Das ist das Heimtückische an diesen kurzen, kalten Tagen: Wenn es draußen dunkel ist, sucht man nach Möglichkeiten, sich zu unterhalten. Statt mit Unterhaltungselektronik sollten Sie sich jetzt lieber mit Karten- oder Brettspielen die Zeit vertreiben, denn dabei ist man wenigstens ein bisschen aktiver. Um diese Jahreszeit werden Sie naturgemäß fester und länger schlafen; darum ist es jetzt ganz besonders wichtig, rechtzeitig ins Bett zu gehen, damit Sie bis zum Klingeln des Weckers am nächsten Morgen genügend Schlaf bekommen. In dieser Jahreszeit bleibt es morgens länger dunkel und auch abends dämmert es schon ziemlich zeitig. Nehmen Sie sich jetzt mindestens zweimal am Tag Zeit, hinauszugehen und einen Spaziergang zu machen. Wenn möglich, sollten Sie auch in der Nähe eines Fensters arbeiten. Sie brauchen jetzt möglichst viel natürliches Licht, um abends müde zu werden und einer Winterdepression vorzubeugen.

Körperliche Aktivität: Wenn die Tage kürzer werden, fühlen Sie sich vielleicht nicht so motiviert wie sonst, lange Strecken zu laufen oder intensives Krafttraining zu betreiben. Um diese Jahreszeit sollten Sie sich lieber mit sanften Bewegungen und Dehnübungen begnügen. Versuchen Sie es einmal mit Yoga, Pilates oder einem anderen Sport, der dazu beiträgt, Ihren Körper beweglich zu halten. Wenn Sie ein starker Sportler (Pitta-Typ) sind, können Sie natürlich trotzdem immer noch joggen oder laufen und Krafttraining machen, doch dies ist nicht die beste Jahreszeit, um Kraft oder Ausdauer aufzubauen.

Ernährung: Das ist die schwierigste Jahreszeit für Menschen, die abnehmen möchten. Denn vielleicht haben Sie jetzt mehr Hunger als im Sommer und geraten daher in Versuchung, zu viel zu essen – wozu natürlich auch die feiertagsreiche Zeit einen nicht unwesentlichen Beitrag leistet. Nehmen Sie regelmäßig den Ingwerdrink (Seite 141) ein, um Heißhungerattacken vorzubeugen, und achten Sie vor allem darauf, Süßigkeiten und Lebensmittel mit hohem Mehlgehalt zu meiden. In dieser Jahreszeit gerät man besonders leicht in Versuchung, aus emotionalen Gründen zu essen, denn an den kurzen, kalten Tagen sinkt die Stimmung sehr schnell in den Keller. Wenn Ihnen auffällt, dass Sie jetzt mehr Süßigkeiten essen oder mehr Alkohol trinken als sonst, tun Sie das vielleicht aus emotionalen Gründen – weil Sie an einer Winterdepression leiden. So eine Depression kann selbst dann vorliegen, wenn Sie regelmäßig zu Partys oder Weihnachtsfeiern gehen. Achten Sie darauf, vor gesellschaftlichen Anlässen ein gesundes Essen zu sich zu nehmen, und minimieren Sie Ihren Alkoholkonsum, denn dadurch wird der Winterblues nur noch schlimmer. Wenn die Tage am kürzesten sind, sollten Sie Ihre letzte Mahlzeit vor Einbruch der Dunkelheit einnehmen und sich vor Lebensmitteln hüten, die Ihren Organismus austrocknen (beispielsweise Backwaren und trockene Snackprodukte wie Popcorn oder Kräcker). Auch kalte Lebensmittel wie Joghurt, kaltes Frühstücksmüsli oder rohes Gemüse sollten Sie meiden. Nehmen Sie (vor allem zum Frühstück) lieber wärmende Speisen zu sich.

Ab Ende Oktober sollten Sie in erster Linie Folgendes essen:

1. **Wurzelgemüse.** Um diese Jahreszeit gibt es viele gute saisonale Gemüsesorten wie beispielsweise Winterkürbis und Wurzelgemüse. Aber Sie können auch gegartes bitteres grünes Gemüse essen. Sie sollten sich jetzt hauptsächlich von Suppen und Eintöpfen ernähren, denn die wärmen und machen satt.
2. **Alle Fleischsorten.** Dies ist genau die richtige Jahreszeit, um Fleisch zu essen, wenn Sie es mögen. Fleisch enthält Makronährstoffe, die Ihr Körper das ganze Jahr über gut verwerten kann; und wenn Sie durch den Verzehr von Rindfleisch und Fsch mehr Energie aufnehmen, werden Sie naturgemäß weniger Haushaltszucker und Weißmehlprodukte konsumieren. Mehr Fleisch zu essen, bedeutet aber nicht unbedingt, dass Ihre Portionen größer sein müssen. Sie sollten trotzdem immer nur kleine Portionen Fleisch und viel Gemüse essen, doch mehr Eiweiß wird Ihren Hunger, der um diese Jahreszeit größer ist, stillen, damit Sie nicht in Versuchung kommen, zwischendurch zu essen.
3. **Keine Milchprodukte.** Während der trockenen Monate sollten Sie nur wenige oder gar keine Milchprodukte essen, da die Kombination aus trockenen Nasenwegen und Schleim jahreszeitliche Erkältungen verschlimmern kann. Wenn Sie einen wechselhaften Stoffwechsel haben, dürfen Sie Milchprodukte in kleinen Mengen zu sich nehmen, aber Menschen mit langsamem Stoffwechsel sollten lieber ganz darauf verzichten.

4. **In Wasser eingeweichtes Trockenobst.** Während der trockenen Monate gibt es nur wenig saisonales Obst. Sie können Äpfel essen; am besten ist es, diese vorher zu garen. Aber Sie sollten außerhalb der Saison keine Beeren kaufen. Tiefkühlobst für Smoothies zu verwenden, ist im Winter keine gute Idee, da Ihr Körper kaltes Essen jetzt nicht so gut verkraften kann; außerdem enthalten Beeren Zucker. Wenn Sie Appetit auf Obst haben, können Sie morgens ein paar Trockenfrüchte in Ihr Frühstücksmüsli streuen; allerdings sollten Sie diese vorher einweichen.
5. **Viele gesunde Öle.** Diese Jahreszeit eignet sich besonders gut für das Kochen mit Ölen. Ihr Körper braucht jetzt natürliches Öl, um Ihre Gelenke zu schmieren und damit Ihre Haut nicht austrocknet. Wenn Sie durch den Verzehr natürlicher Öle mehr Energie aufnehmen, sollten Sie den Konsum von Süßungsmitteln und raffinierten Getreideprodukten einschränken.
6. **Wärmende Gewürze.** Um diese Jahreszeit dürfen Sie mehr Salz zu sich nehmen als sonst, da dieses Gewürz zur Speicherung von Flüssigkeiten im Körper beiträgt. Sie dürfen jetzt auch mehr Pfeffer und andere Gewürze verwenden, da diese dazu beitragen, Sie warm zu halten.

Tee zum Ausgleich von Vata

Diesen wärmenden Tee sollten Sie zwischen Ende Oktober und Anfang Februar trinken. Er hilft Ihnen, während der kalten, trockenen Jahreszeit nicht den Boden unter den Füßen zu verlieren, und versorgt Ihren Körper gleichzeitig mit Flüssigkeit. Die Kräuter tragen zur Regulation des Appetits bei, der um diese Jahreszeit oft sehr wechselhaft ist, und fördern außerdem einen gesunden Stuhlgang.

- 1 l Wasser
- 1 Esslöffel Fenchelsamen
- 1 Esslöffel Korianderkörner
- 2 Kardamomkapseln
- 1 Esslöffel natürliches Süßungsmittel (wahlweise)

In einem mittelgroßen Topf das Wasser aufkochen lassen. Fenchelsamen, Korianderkörner und Kardamomkapseln leicht zerdrücken und ins kochende Wasser geben. 3 Minuten lang kochen lassen, Süßungsmittel hinzufügen und dann noch 2 Minuten weiterkochen lassen. Abgießen und heiß servieren.

Regelmäßige Entgiftungskuren

Da der Körper sich auf die wechselnden Lichtverhältnisse im Verlauf der Jahreszeiten einstellen muss, führt man im Ayurveda regelmäßig Entgiftungskuren durch, um sich von der Energie der alten Jahreszeit zu befreien und die neue Jahreszeit willkommen zu heißen. Im Ayurveda bezeichnet man diese Kuren als *ritucharya*. Im Sanskrit bedeutet *ritu* »Jahreszeit« und *charya* »Routine« oder »Plan«. Einer richtigen, mehrtägigen Entgiftungskur (*Panchakarma*) mit Ölmassagen, Dampfbädern, Einläufen zur Darmreinigung und einer Ihren individuellen Bedürfnissen entsprechenden Ernährung können Sie sich in einer ayurvedischen Klinik unterziehen. Doch wenn Sie keine Zeit dazu haben, können Sie Ihren Verdauungstrakt auch zu Hause mit einfacheren Mitteln entgiften.

Das sollten Sie um die Jahreszeit tun, zu der die Tage am kürzesten sind, und dann wieder zur Zeit der längsten Tage und zu beiden Sonnenwenden – also um den 21. Dezember herum sowie im März, Juni und September. Sie brauchen sich nicht genau an diese Daten zu halten, sondern können Ihre Entgiftungskur auch in der Woche davor oder danach durchführen. Wählen Sie dafür einen Tag aus, der auf ein Wochenende fällt oder an dem Sie nicht arbeiten gehen müssen und auch keine besonderen sozialen Verpflichtungen haben. An diesem Tag sollten Sie zu Hause bleiben und sich nur um Ihren Körper kümmern. In den ersten paar Stunden sollten Sie unbedingt eine Toilette in unmittelbarer Reichweite haben.

Morgens nach dem Aufwachen sollten Sie nichts essen. Falls Sie Koffein brauchen, ist schwarzer Kaffee oder Tee erlaubt.

Nehmen Sie morgens zuallererst ein bis zwei Teelöffel Rizinusöl (ein natürliches Abführmittel) ein. Sie können das Öl pur schlucken oder mit etwas Grapefruitsaft vermischen, falls der Geschmack Sie stört. Bis Mittag sollten Sie nichts essen. Nach ungefähr 30 Minuten oder einer Stunde wird das Öl

Wirkung zeigen und Ihren Darm entleeren. Dadurch befreien Sie sich von allen Giftstoffen, die sich in der vergangenen Jahreszeit in Ihrem Körper angesammelt haben, und allen Speiserückständen, die unverdaut in Ihrem Organismus verblieben sind.

Für den Rest des Tages sollten Sie nur flüssige Nahrung (klare Suppen oder Brühen und Kräutertees) zu sich nehmen. Wenn Sie am zeitigen Abend das Gefühl haben, etwas essen zu müssen, sollte das nur eine leichte Mahlzeit – beispielsweise ein Stück Obst oder gedämpftes Gemüse – sein. Sie sollten Ihrem Verdauungssystem jetzt eine Ruhepause gönnen, damit es am nächsten Tag wieder mit neuer Energie arbeiten kann.

Wenn Sie sich die Zeit nehmen, zum Wechsel der Jahreszeiten Ihren Körper zu entgiften, werden Sie im Winter seltener unter Erkältungen leiden, und Ihre Fähigkeit, danach wieder neue Lebensmittel zu verdauen, wird sich drastisch verbessern. In den Wochen nach dieser Entgiftungskur werden Sie feststellen, dass Sie mehr Energie haben und es Ihnen leichter fällt, sich gesund zu ernähren.

Wie geht es Ihrem Körper im Wechsel der Jahreszeiten?

Wenn Sie Ihren Körpertyp kennen, sollten Sie darauf achten, wie er sich in der Jahreszeit verhält, die Ihrem eigenen Dosha entspricht. Eigentlich sollte man annehmen, dass Sie sich dann in Hochform fühlen, doch in Wirklichkeit ist es eher umgekehrt: In solchen Zeiten ist das Risiko, aus dem Gleichgewicht zu geraten, am höchsten. Wenn Sie beispielsweise ein Kapha-Typ sind, müssen Sie in der Kapha-Jahreszeit (dem Frühjahr) am meisten auf eine dem Angebot der Jahreszeit entsprechende Ernährung und eine vernünftige Tageseinteilung achten, um den Auswirkungen dieser Jahreszeit auf Ihren Körper entgegenzuwirken. Doch was tut man, wenn man in einer Region lebt, in der die dem eigenen Dosha entsprechende Jahreszeit besonders lang ist? Das kann zu anhaltenden Gesundheitsproblemen führen, die man oft nur schwer in den Griff bekommt.

Vor Kurzem lernte ich eine Dame kennen, die in Idaho – einem Bundesstaat mit sehr langen Wintern – wohnte. Auch das Frühjahr ist dort oft kalt und feucht. Diese Frau kam wegen ihrer chronischen Sinusitis in meine Praxis. Sie litt fast immer unter verstopfter Nase und ihr Apothekerschrank war voller abschwellender Nasentropfen und -sprays. Zwei Ärzte hatten ihr bereits zu einem operativen Eingriff geraten. Diese Patientin litt schon seit zehn Jahren (genauso lange, wie sie in Idaho wohnte) unter ihrem Nasennebenhöhlenproblem. Jedes Jahr besuchte sie ihre Schwester in Arizona. Als ich sie fragte, wie es ihr dort gefiel, wurde ihr bewusst, dass ihre Nase dort nie verstopft war. Dann lachte sie und erklärte, wenn ich ihr einen Daueraufenthalt in Arizona verschreiben würde, wäre das wohl ein sehr teures Rezept. Stattdessen erklärte sie ihrem Mann, sie wolle versuchsweise einmal zwei Monate lang bei ihrer Schwester wohnen, um festzustellen, wie es ihr in einem anderen Klima ginge, das ihrem Körpertyp eher entgegenzukommen schien. Da diese Patientin eine kleine Internetboutique betreibt, konnte sie ihren Beruf während dieser zwei Monate trotzdem weiter ausüben und Geld verdienen. Nach dieser Zeit war ihre Sinusitis völlig abgeheilt, sie litt nicht mehr unter verstopfter Nase – und hatte außerdem neun Kilo abgenommen.

Wie kann das sein? Diese Frau war ein typischer Kapha-Mensch – eine gute Schläferin mit langsamem Stoffwechsel – und die langen Winter verschlimmerten ihre Nasennebenhöhlenproblematik. Um sich von diesen Beschwerden abzulenken, aß sie im Winter mehr, hatte aber nicht genügend Energie, um sich körperlich zu betätigen. In dem trockenen Klima Arizonas waren alle ihre Beschwerden nach kurzer Zeit wie weggeblasen: Sie konnte wieder leichter atmen und ernährte sich auch gesünder. Außerdem ging sie jeden Tag spazieren und begann sogar mit einem intensiveren Training. Kein Wunder, dass meine Patientin nach diesen zwei Monaten nicht begeistert von dem Gedanken war, wieder nach Idaho zurückzukehren! Letzten Endes erklärte ihr Mann sich damit einverstanden, sich eine Stellung in Arizona zu suchen, sodass die beiden für immer dorthin ziehen konnten.

Natürlich kann nicht jeder so ohne Weiteres umziehen, doch wenn Sie auf Ihre Ernährung und körperliche Aktivität und Ihr Schlafverhalten achten, können Sie jahreszeitlich bedingte Gesundheitsprobleme zumindest abmildern. All das kann man erreichen, wenn man auf seinen Körper hört!

Zunächst einmal sollten Sie sich fragen, wie Sie sich zu unterschiedlichen Jahreszeiten fühlen. Wie verändert sich Ihr Gesundheitszustand im jahreszeitlichen Verlauf? Wie reagiert Ihr Körper auf die Veränderungen der Temperaturen und Lichtverhältnisse? In welcher Jahreszeit geht es Ihnen im Hinblick auf Ihre Gesundheit, Energie und geistige Klarheit am besten? Um welche Jahreszeit fühlen Sie sich am unwohlsten? Vielleicht werden Sie jetzt sagen, dass Sie den Winter wegen seiner Kälte und der kurzen Tage hassen, aber manche Leute lieben diese Jahreszeit. Menschen mit höherer Körpertemperatur macht die Kälte nichts aus. Manche von ihnen treiben gerne Wintersport oder haben einen Beruf, bei dem sie auch im Winter genügend natürliches Licht bekommen. Andere haben eher im Frühjahr mit Erkältungen zu kämpfen, da feuchtes Wetter ihnen nicht guttut; und manche Menschen fühlen sich an heißen Sommertagen hundeelend.

Wenn Sie sich überlegen, wie Sie mit dem Wechsel der Jahreszeiten klarkommen, sollten Sie dabei in erster Linie an Ihre Gesundheit und Ihr emotionales Wohlbefinden denken. Sie können auch das Kriterium Ihrer geistigen Klarheit mit berücksichtigen. Oft sind diese drei Aspekte eng miteinander verflochten. Ich kenne viele Vata-Typen, die von Natur aus schlank sind, feines Haar, dünne Haut und einen wechselhaften Appetit haben und zu Schlafstörungen neigen. Solche Menschen fühlen sich normalerweise ein bisschen ausgepowert und bekommen Konzentrationsprobleme, wenn sie aus dem Gleichgewicht geraten. Viele fühlen sich im Spätherbst und zeitigen Winter (der trockenen, kalten Vata-Jahreszeit) am unwohlsten. Im Winter verschlimmern sich ihre Schlafstörungen, Haut und Gewebe trocknen aus (was sie anfällig für Erkältungen macht) und sie denken nicht mehr daran, sich gut um ihren Körper zu kümmern. An den kürzesten Tagen des Jahres leiden sie häufig unter Ängsten und fühlen sich leicht überfordert, weil sie jetzt nicht so viel Energie haben. Diese Menschen haben sich vielleicht schon jahrelang eingeredet, dass die Weihnachtszeit sie zum Wahnsinn treibt, obwohl die Feiertage eigentlich gar nichts damit zu tun haben: Sie leiden nicht unter Weihnachten, sondern unter der Jahreszeit. Wenn Sie in einer Gegend leben, in der es besonders kalt ist und sehr trockene Luft herrscht, reagiert Ihr Körper noch negativer darauf.

Falls Ihnen das bekannt vorkommt, sollten Sie sich im Lauf des Herbstes besonders intensiv um Ihren Körper kümmern: Achten Sie darauf, sich jeden

Tag zu bewegen, denn das erwärmt Ihren Körper und verbessert Ihr Konzentrationsvermögen. Trinken Sie den ganzen Tag über Kräutertees und denken Sie daran, sich warm anzuziehen, wenn Sie das Haus verlassen. Sie sollten auch Ihre Ohren bedecken; und manchmal hilft es Ihnen vielleicht, ein bisschen Sesamöl auf ein Wattestäbchen zu träufeln und in Ihre äußeren Gehörgänge einzumassieren, um sie feucht zu halten. Füllen Sie am besten auch etwas Öl in ein Tropffläschchen und geben Sie jeden Abend ein oder zwei Tropfen davon in jeden Nasengang. Ölmassagen tun Ihrem Körper zu jeder Jahreszeit gut, vor allem aber im Winter, wenn die Tage kurz sind. Massieren Sie vor dem Duschen Ihre Füße und Beine mit Öl ein. Ihr Körper braucht mehr gesunde Fette als der anderer Menschen, also verwenden Sie Öl oder Ghee zum Kochen. Essen Sie im Winter nur warme Lebensmittel und Speisen – also keine rohen Salate, kalten Sandwiches oder Joghurt, das direkt aus dem Kühlschrank kommt. Auf den ersten Blick sind das nur ein paar ganz einfache kleine Maßnahmen, doch sie bewirken ungeheuer viel.

Wenn Sie ein guter Schläfer mit langsamem Stoffwechsel sind, der sich nur leicht körperlich betätigt, haben Sie wahrscheinlich einen Kapha-Körpertyp. Vermutlich nehmen Sie leichter zu als ab, fühlen sich morgens immer ziemlich matt und träge und leiden unter verstopfter Nase. Für Sie ist das Frühjahr mit seiner ausgeprägten Feuchtigkeit und seinen wechselnden Temperaturen am schwersten zu verkraften. Vielleicht werden Sie während der Kapha-Jahreszeit häufiger krank, fühlen sich schlapp und träge und kommen morgens nur schwer aus dem Bett. Außerdem nehmen Sie im Spätwinter und zeitigen Frühjahr besonders leicht zu. Auch dieser Körpertyp verträgt Kälte nicht gut, doch im Gegensatz zum Vata-Typ reagiert Ihr Körper auf feuchte, kalte Luft mit Wasseransammlungen im Körper. Ein Klima mit regnerischem, kaltem Wetter bekommt Ihnen nicht gut. Um diesem Problem entgegenzuwirken, brauchen Sie intensives tägliches Training, das Sie wärmt und Flüssigkeit aus Ihrem Körper herausschwemmt. Auch ein Saunabesuch nach dem Sport tut Ihnen gut, weil Sie dabei noch mehr Flüssigkeit herausschwitzen. Im Gegensatz zum Vata-Typ brauchen Sie keine Fette in Ihrer Ernährung, aber dafür eine wärmende Kost. Würzige Speisen eignen sich besonders gut für Sie, weil sie Ihre Nasenwege öffnen. Achten Sie im Spätwinter und Frühjahr besonders gewissenhaft auf regelmäßige körperliche Aktivität. Stehen Sie früh auf und gehen Sie ins Fitnessstudio, dann werden Sie den ganzen Tag über einen klareren Kopf haben.

Pitta-Typen verfügen über eine starke Körperwärme. Sie leiden unter Schlafstörungen am frühen Morgen, haben einen herzhaften Appetit und ein starkes Bedürfnis nach körperlicher Betätigung. Solche Menschen haben im Sommer bei heißen Temperaturen häufig Probleme. Wenn sie aus dem Gleichgewicht geraten, neigen sie dazu, sich physisch und emotional zu sehr zu fordern. Wenn Sie zu diesem Typ gehören, sollten Sie bei heißem, schwülem Sommerwetter besonders vorsichtig sein. Tropisches Klima ist für Sie nicht geeignet, weil Ihr Körper sich nicht so leicht abkühlen kann. Sie bekommen im hellen Licht des Sommers leicht Kopfschmerzen oder sogar Migräne und Entzündungsprozesse lassen alte Verletzungen wieder aufflackern. Während dieser Jahreszeit sollten Sie würzige Speisen meiden und stattdessen lieber kühlende Lebensmittel wie rohes Obst, rohes Gemüse und milde, schmackhafte Gewürze zu sich nehmen. Kühlen Sie sich durch Schwimmen und kalte Duschen ab. Es wird Ihnen auch helfen, Ihr Gesicht oder Ihre Füße vor dem Schlafengehen mit kühlem Wasser zu bespritzen. Den ganzen Tag über viel Wasser zu trinken, hat ebenfalls eine kühlende Wirkung. Und lassen Sie die Finger von Alkohol! Auch auf Ihr übliches intensives Training sollten Sie während der Sommermonate verzichten. Um diese Jahreszeit ist Ihr Körper nicht so stark wie sonst, also bringt es nichts, ihn mit Krafttraining oder langen Dauerläufen zu überfordern.

Das Zugvogelsyndrom

Was passiert eigentlich, wenn man in einer kalten Region lebt und einen längeren Aufenthalt in tropischem Klima einlegt, sobald die Tage kürzer werden? Aus ayurvedischer Sicht liegt die Antwort auf diese Frage eigentlich auf der Hand: Die völlig anderen Lichtverhältnisse und Temperaturen und das andere Essen bringen den Körper durcheinander. Das ist so, als unterbreche man damit die natürliche Winterruhe seines Körpers und stürze ihn von einem Tag auf den anderen in die produktive Jahreszeit: sanfte Wärme, intensive Aktivität und eine von Natur aus kohlenhydratreiche Ernährung. Die warme Sonne und die entspannenden Aufenthalte im Freien mögen zwar Ihre Stimmung heben, doch Ihr Körper bestraft Sie dafür womöglich mit einer bösen Erkältung. Ob uns das nun gefällt oder nicht: Unser Körper verändert sich im Lauf der Jahreszeiten. Daran sollten Sie stets denken, bevor Sie auf Reisen gehen, um Ihre Reisetätigkeit darauf einstellen zu können. Verschieben Sie Ihren winterlichen Aufenthalt in südlichen Gefilden lieber bis nach der Wintersonnenwende; um diese Zeit beginnt Ihr Körper sich bereits auf die längeren Tage einzustellen, sodass er diese Veränderung leichter verkraftet.

Viele meiner Patienten versuchen dem Winter ganz zu entfliehen, indem sie die Hälfte des Jahres in wärmerem Klima zubringen. Als ich auf Hawaii lebte, betreute ich ein Ehepaar, das jeden Winter dort verbrachte. Die beiden kamen immer Ende November nach Kauai und blieben bis März oder April dort; und bei ihrer Rückkehr nach Toronto wurden sie jedes Mal sehr krank. Auch die alljährliche Umstellung auf das Klima auf Hawaii war für sie nicht einfach; es fiel ihnen schwer, sich an das warme Wetter zu gewöhnen. Wegen ihrer ständigen Erkältungen und Erschöpfungszustände glaubten die beiden, an Allergien oder Depressionen zu leiden, und kamen zu mir in die Praxis in der Hoffnung, ihren Körper von Giftstoffen zu befreien. Diese Entgiftungskur half ihnen auch tatsächlich; trotzdem wurden sie bei ihrer Heimkehr immer noch krank. Ich fragte die beiden, ob es denn nicht möglich sei, ihren Hawaiiaufenthalt ein bisschen nach hinten zu verschieben. Wie wäre es, wenn sie bis zur Wintersonnenwende in Kanada blieben und schon vor der Frühjahrstagundnachtgleiche wieder dorthin zurückkehrten? Dann mussten sie eben einen Monat länger in der Kälte ausharren und gegen Ende März, wenn es dort immer noch kalt war, nach Hause zurückkehren. Auf diese Weise konnten sie den Winteranfang noch in Kanada erleben und wieder heimfliegen, bevor der Winter ganz zu Ende war, sodass ihr Körper das Kürzerwerden der Tage miterlebte. Nach der Wintersonnenwende, wenn der Körper sich bereits auf das Frühjahr vorzubereiten beginnt, wäre ein längerer Aufenthalt in südlicheren Gefilden kein so großer Schock mehr für ihren Organismus; und wenn sie nach Kanada zurückkehrten, bevor die Tage zu lang wurden, könnten sie sich auch wieder besser auf die Bedingungen in ihrer Heimat einstellen.

Nachdem die beiden ihre Reisetätigkeit dementsprechend angepasst hatten, konnten sie den größten Teil des Winters in wärmerem Klima verbringen, ohne zweimal pro Jahr krank zu werden. Wenn Sie sich den Einfluss der Jahreszeiten auf Ihren Körper vor Augen halten, können Sie reisen, ohne Ihrem Organismus einen Schock zu versetzen.

Da wir den größten Teil unseres Lebens in geschlossenen Räumen verbringen, ist es natürlich sehr verlockend, zu glauben, dass das Klima keinen Einfluss auf uns hat, aber das stimmt nicht. Es verändert all Ihre Funktionen – von der Stimmung bis hin zu Ihrer physischen Gesundheit. Wenn Sie darauf achten, wie Ihr Körper auf den Wechsel der Jahreszeiten reagiert, können Sie Ihren Tagesablauf und Ihre Lebensweise so anpassen, dass Sie das ganze Jahr über gesund bleiben – auch psychisch. Sobald Sie sich einmal daran gewöhnt haben, wird Ihnen das in Fleisch und Blut übergehen – genauso, wie Sie im Frühjahr Ihre Mäntel und Pullover wegpacken. Mit der Zeit werden Sie sich an die unterschiedlichen Lebensrhythmen der Jahreszeiten gewöhnen und sich während der Monate, die für Sie schwer zu verkraften sind, besonders intensiv um Ihren Körper kümmern. Wenn Sie Ihre Ernährung und Ihre körperliche Aktivität an die jeweilige Jahreszeit anpassen, können Sie das ganze Jahr über gesund sein und aussehen wie das blühende Leben. Denn das, was sich vor Ihrem Fenster abspielt, beeinflusst auch Ihren Körper. Es ist sehr wichtig, darauf zu achten, wie diese Veränderungen sich auf Sie auswirken, damit Sie sich in Ihrer Ernährung und Lebensweise darauf einstellen und das ganze Jahr über in einem Zustand harmonischen Gleichgewichts bleiben können.

11

Die Jahreszeiten Ihres Lebens

Der 43-jährige Immobilienmakler Marcus kam kurz nach seiner Eheschließung in meine Praxis. Er fühlte sich tagsüber immer müder und abgeschlagener und konnte sich nicht mehr auf seine Arbeit konzentrieren. Inzwischen war er jeden Tag bereits um die Mittagszeit so hundemüde, dass er erst mal ein Nickerchen brauchte und sich nachmittags nicht mehr mit Kunden treffen oder wichtige Telefonate führen konnte. Marcus hatte eine stämmige, untersetzte Figur, war ziemlich muskulös und innerlich angespannt. Seine neue Ehe machte ihn zwar sehr glücklich, doch abgesehen davon schien sein Leben in die Brüche zu gehen und er wusste nicht einmal, warum. Als wir seine Lebensweise genauer unter die Lupe nahmen, stellten wir fest, dass er unbewusst den Tagesablauf seiner Frau übernommen hatte. Früher hatte er morgens immer sehr intensiv trainiert, nicht zu viel gegessen und war zeitig zu Bett gegangen. Jetzt führte er ein ganz anderes Leben: Er schlief morgens länger, weil seine Frau das gerne tat. Um acht Uhr frühstückten die beiden, dann fuhren sie zur Arbeit. Mittags trafen sie sich jeden Tag in einem anderen Restaurant zum Essen. Abends begannen die beiden um sieben oder halb acht mit der Zubereitung des Abendessens, sodass sie erst gegen neun Uhr zum Essen kamen. Während und nach dem Abendessen tranken sie oft mehrere Gläser Wein. Dann saßen sie bis elf vor dem Fernseher und gingen anschließend zu Bett.

Eine solche Lebensweise wäre wohl für jeden Menschen problematisch, doch seine Frau hatte damit keine so großen Schwierigkeiten wie er. Sie nahm dabei nicht so viel zu und fühlte sich auch nicht so schlapp. Sicherlich würde auch sie bei diesem Lebensstil früher oder später gesundheitliche Probleme bekommen, aber noch war es nicht so weit. Warum nicht? Weil sie noch nicht einmal 40, also zwölf Jahre jünger war als ihr Mann. Außerdem hatte sie einen anderen Körpertyp, der bei einer ungesunden Lebensweise von Natur aus nicht so viel zunimmt. Wenn sie allzu lange so weitermachte, würde wahrscheinlich auch sie irgendwann Probleme wie Schlafstörungen und geistige Ermüdung bekommen, aber vermutlich würde das noch ein paar Jahre dauern.

Der zirkadiane Rhythmus unseres Körpers verändert sich im Lauf des Lebens. In den ersten Lebensmonaten und -jahren ist dieser Rhythmus noch ziemlich unregelmäßig. Wie um ihren Schlaf gebrachte junge Eltern sicherlich bestätigen können, halten Babys sich bei ihren Essens- und Schlafenszeiten nicht an einen festen 24-Stunden-Rhythmus. Doch im Lauf der Kindheit lernt der Körper rasch, sich an diesen Hell-Dunkel-Signalen zu orientieren. Im jungen Erwachsenenalter ist Ihr zirkadianer Rhythmus am stärksten: In dieser Lebensphase kann er leichte Störungen noch ganz gut verkraften, ohne durcheinanderzugeraten. Doch um das 50. Lebensjahr herum (das ist die Zeit, in der Männer und Frauen normalerweise in die Wechseljahre kommen) beginnt unser natürlicher zirkadianer Rhythmus sich abzuschwächen. Dann nehmen Menschen, die vorher noch relativ gesund waren, oft plötzlich zu, fühlen sich müde und abgeschlagen und können nicht mehr so klar denken wie früher. Im Rahmen von Hormonschwankungen kann es jetzt auch zu Schlafstörungen kommen. Vielleicht halten Sie diese Veränderungen für einen natürlichen Teil des Alterungsprozesses, aber das muss nicht unbedingt so sein. Wenn Sie in jedem Alter genau auf Ihre Lebensweise achten, können Sie Erschöpfungszuständen und einer Gewichtszunahme vorbeugen und sich auf weitere gesunde, fitte, alterslose Lebensjahrzehnte freuen.

Ich bat Marcus, zu unserem nächsten Termin seine Frau mitzubringen, da diese Informationen auch für sie bestimmt waren. Viele Paare pendeln sich in ihrer Tagesgestaltung aufeinander ein: Sie möchten möglichst viel Zeit miteinander verbringen und es gibt auch tatsächlich Möglichkeiten, den Tagesablauf so zu gestalten, dass er für beide Partner gesund ist.

Marcus und seine Frau mussten ein paar wichtige Veränderungen an ihrer Lebensweise vornehmen. Marcus musste um halb sieben aufstehen und dann zu einem Hot-Yoga-Kurs gehen, um das intensive Training zu bekommen, das sein Körper morgens zuallererst brauchte. Mittags konnten die beiden sich weiterhin zum Essen in einem Restaurant treffen, aber es musste eines sein, in dem es gesundes Essen gab. Abends sollten sie nur noch ein leichtes Essen zu sich nehmen, und zwar zu einem früheren Zeitpunkt als bisher; seine Frau stellte sogar fest, dass das auch für sie angenehmer war. Jetzt brauchten die beiden nur noch einen Salat oder eine einfache Gemüsepfanne zuzubereiten. Außerdem sollten sie (außer an den Wochenenden) auf Wein verzichten. Gegen Ende des Monats hatte Marcus bereits abgenommen und fühlte sich auch wieder vitaler. Sogar seine Frau war ein bisschen schlanker geworden und hatte mehr Energie als vorher: Sie konnte sich jetzt besser auf ihre Arbeit konzentrieren und gewöhnte sich an, morgens, während Marcus bei seinem Training war, zu meditieren.

Wenn Sie auf Ihren Körper achten, sollten Sie dabei auch die Lebensphase berücksichtigen, in der Sie sich gerade befinden. Denn beim Wechsel von einer Phase in die nächste kann es zu Problemen kommen, wenn Sie Ihre Lebensweise nicht an die neuen Bedürfnisse Ihres Körpers anpassen.

Die Jahreszeiten des Lebens aus ayurvedischer Sicht

Im Ayurveda wird das menschliche Leben in drei Phasen unterteilt, die große Ähnlichkeit mit den drei ayurvedischen Jahreszeiten haben. In jeder dieser Lebensphasen stehen andere physische und emotionale Bedürfnisse im Vordergrund. Wir müssen diese Phasen genau verstehen, um unseren Körper darauf vorbereiten zu können. Die Kapha-Phase – eine Zeit des Wachstums – dauert von der Geburt bis ungefähr zum 20. Lebensjahr. Die Pitta-Phase – eine Zeit der Stabilität – dauert vom frühen Erwachsenenalter (um das 20. Lebensjahr herum) bis zum 45. oder 50. Lebensjahr. Die letzte Jahreszeit unseres Lebens (die Vata-Phase) beginnt manchmal schon mit Ende 40, kommt jedoch normalerweise erst mit Anfang 50 allmählich in Gang. Jede dieser Lebensphasen geht mit anderen emotionalen und physischen Problemen einher, bietet Ihnen jedoch auch wunderbare Chancen, bei optimaler Gesundheit zu bleiben.

Die Kapha-Phase

Diese Lebensphase ist für Ihren Körper wie das Frühjahr. Während der ersten 20 Lebensjahre baut der Körper Knochen und Gewebe auf. In diesem Alter schwankt Ihr zirkadianer Rhythmus manchmal noch ziemlich stark, weil er sein Gleichgewicht erst finden muss. Babys kommen nicht mit einem festen Schlaf-Wach-Rhythmus zur Welt, entwickeln diesen aber während der ersten Lebensmonate sehr schnell. Allmählich spielt sich der Körper in seinen Funktionen wie beispielsweise Hormonausschüttung, Blutdruck und Stuhlgang auf einen 24-Stunden-Rhythmus ein. Jeder, der Kinder im Teenageralter hat, weiß, dass diese jetzt ihre bisherigen regelmäßigen Schlafgewohnheiten aufgeben und zu richtigen Nachteulen werden. Morgens bekommt man sie kaum aus dem Bett und am Wochenende schlafen sie bis mittags. Manche Wissenschaftler sind sogar der Meinung, dass das wahre Ende des Jugendalters mit dem Zeitpunkt zusammenfällt, zu dem die jungen Erwachsenen abends nicht mehr so lange aufbleiben wollen. Teenager essen auch zu sehr unregelmäßigen Zeiten, da ihr wachsender und heranreifender Körper jetzt sehr viel Energie braucht. Wenn sie aus dem Gleichgewicht geraten, bekommen sie oft schulische Probleme und leiden auch manchmal unter Entzündungszuständen wie beispielsweise Akne. In diesem Alter entwickeln Jugendliche häufig Ernährungsgewohnheiten, die sie als Erwachsene nur noch schwer ablegen können und die im Erwachsenenalter zu Depressionen und einer Gewichtszunahme führen können. In dieser Phase sollten Sie unbedingt anfangen, Ihren Kindern nahezubringen, wie wichtig eine gesunde Ernährung, erholsamer Schlaf und viel Sport sind. Ihr noch im Wachstum begriffener Körper braucht viel Brennstoff; außerdem müssen sie ihre Muskeln bewegen, damit diese sich richtig entwickeln können.

Oft kommen Patienten in meine Praxis, die noch im Teenageralter sind und Probleme mit der Schule haben, keine richtigen Freunde und keinen Sinn in ihrem Leben finden. Auch wenn Ihnen das überraschend erscheinen mag: Ich führe diese Probleme oft auf eine ungesunde Lebensweise zurück – beispielsweise darauf, dass diese Jugendlichen abends zu lange aufbleiben und Hausaufgaben machen (oder nur so tun und in Wirklichkeit chatten) und spätabends noch ungesunde Lebensmittel essen. Eine weitere Ursache vieler Probleme besteht darin, dass die Jugendlichen sich wenig oder gar nicht bewegen und zu wenig natürliches Licht bekommen. Gerade während dieser wichtigen Wachstumsjahre braucht man natürliches Licht. Jugendliche sollten sich viel draußen im Freien aufhalten, körperlich aktiv sein und sich gesund ernähren. Die meisten Eltern zwingen ihre Kinder bis zu einem gewissen Alter, abends um eine bestimmte Zeit ins Bett zu gehen, doch wenn die Sprösslinge dann ins Teenageralter kommen, geben viele Eltern einfach auf. Machen Sie sich die Mühe, auch Ihren Teenagern immer noch feste Zubettgehzeiten vorzuschreiben und ihre Beschäftigung mit elektronischen Geräten einzuschränken! Dann werden sie sehr viel besser schlafen und auch bessere Schulnoten nach Hause bringen.

Immer wenn Eltern mit ihrem Teenager in meine Praxis kommen, weil dieser soziale oder schulische Probleme hat, frage ich mich sofort, ob das nicht an ungesunden Lebensgewohnheiten liegen könnte. Bei Teenagern stellen Schlaf- und Ernährungsgewohnheiten und körperliche Aktivität einen sehr wichtigen Teil ihrer Identität dar. Sie definieren sich danach, was ihre Freunde machen – auch wenn diese Lebensgewohnheiten ihr Wohlbefinden untergraben. Und meistens wehren sie sich gegen die vernünftigen Ratschläge ihrer Eltern, sie sollten doch ordentlich frühstücken und abends rechtzeitig zu Bett gehen, ohne sich von elektronischen Geräten ablenken zu lassen. Auch Ashley kam mit ihren Eltern in meine Praxis. Sie ging auf eine große staatliche Schule und hatte dort viele Freundinnen, aber in der letzten Zeit hatten ihre Noten sich plötzlich verschlechtert, deswegen machten sich ihre Eltern Sorgen. Man hatte ihnen erklärt, ihre Tochter leide unter ADHS, und sie hatten auch schon darüber nachgedacht, ihr Medikamente dagegen zu geben. Als Ashley in die zehnte Klasse kam, drängten ihre Eltern sie, Vorbereitungskurse für das College zu belegen, doch diese Kurse erwiesen sich als absoluter Fehlschlag. Zum ersten Mal in ihrem Leben brachte Ashley katastrophale Schulnoten nach Hause, bestand ihre Kurse nicht und war todunglücklich. Sie klagte über Schlafstörungen; vor zwei Uhr morgens könnte sie nie einschlafen, sagte sie. Jede Nacht wälzte sie sich stundenlang schlaflos hin und her; und wenn sie dann doch irgendwann in

Schlaf fiel, schlief sie so fest, dass sie am nächsten Morgen nicht aus dem Bett fand. Ihrer Meinung nach waren diese Schlafstörungen auf den starken Leistungsdruck in der Schule zurückzuführen, doch ich zweifelte daran, dass das die einzige Ursache ihrer Probleme war.

Ashleys Tage liefen so ab, wie viele Menschen es wahrscheinlich bei einem Teenager für typisch halten: Morgens schleppte sie sich so spät wie möglich aus dem Bett, verzichtete aufs Frühstück und war den ganzen Vormittag über wie benebelt. Zu Mittag aß sie in einer Cafeteria. Doch eigentlich war das eher ein Snack – viel Brot und andere stärkehaltige Lebensmittel, die sie müde machten – und nach der Schule saß sie zu Hause herum, währenddessen graute ihr vor ihren Hausaufgaben. Um halb acht oder acht aß sie im Familienkreis zu Abend, denn dann kamen ihre Eltern von der Arbeit nach Hause und bereiteten das Abendessen zu. Danach setzte sie sich widerwillig an ihre Hausaufgaben bis zehn Uhr, dann chattete sie bis elf oder halb zwölf mit ihren Freundinnen oder schaute sich Videos auf YouTube an. Anschließend lag sie nachts wach, wartete auf den Schlaf und fürchtete sich vor dem nächsten Schultag. Viele Teenager führen so ein Leben: Einige hängen bis halb elf oder elf Uhr abends im Einkaufszentrum oder in irgendeinem Lokal herum, kommen dann nach Hause und wundern sich, wenn sie nicht schlafen können. Ich empfehle Eltern, die versuchen, ihre Teenager zu einer gesunden Lebensweise zu erziehen, Folgendes:

Die Kinder sollten soziale Kontakte mit sportlicher Aktivität verbinden. Ich finde es immer sehr deprimierend, zu sehen, wie Kinder fasziniert auf ihr Smartphone oder ihren Computerbildschirm starren oder gelangweilt vor dem Fernseher sitzen, während draußen die Sonne scheint. Für viele Teenager beschränken soziale Kontakte und körperliche Aktivität sich auf einen Ausflug ins Einkaufszentrum. Ich empfehle ihnen, stattdessen lieber nach draußen zu gehen und sich zu bewegen – und wenn es nur ein Spaziergang nach der Schule ist. Teenager sollten irgendeinen Mannschaftssport betreiben oder an Fitnesskursen teilnehmen. Auch Kampfsport eignet sich gut für sie. Zum Glück spielte Ashley gern Tennis; also riet ich ihr, jeden Tag in den Park oder in einen Tennisclub zu gehen, um einfach nur ein paar Bälle zu schlagen. Sie fand ein paar Freundinnen, die bereit waren, diesen Sport gemeinsam mit ihr zu betreiben, und spielte jeden Tag nach der Schule ungefähr eine oder anderthalb Stunden lang. Danach fühlte sie sich wieder frischer. Sport bietet Kindern und Teenagern eine wichtige Erholungspause nach den langen Schulstunden. Manche Teenager brauchen ziemlich viel Sport, um ihre Frustration und ihre schlechte Laune abzureagieren. Manche benötigen diese körperliche Aktivität gleich nach dem Aufstehen, um ihre morgendliche Trägheit abzuschütteln. Wenn man gleich morgens nach dem Aufwachen eine Menge Energie hat, kann man abends besser einschlafen. Da Ashley morgens nur schwer aus den Federn kam, empfahl ich ihr, nach dem Aufstehen erst einmal ungefähr 20 Minuten lang auf dem Laufband im Keller ihres Elternhauses zu trainieren. Auf diese Weise musste sie morgens um sechs Uhr aufstehen, ihren Sport treiben und anschließend duschen. Doch wenn Ashley dann in die Schule ging, war sie hellwach und konzentriert.

Keine Fertigmüslis mehr zum Frühstück! Müslimischungen sind nichts anderes als ein Snack, der durch Werbung zum gesunden Lebensmittel hochstilisiert wird. Das Gleiche gilt für Müsliriegel und kleine Becher mit gesüßtem Joghurt. Solche Produkte liefern nur einen kurzen Energieschub, der innerhalb einer knappen Stunde schon wieder verflogen ist. Die meisten Kinder und Jugendlichen brauchen zum Frühstück gekochte Vollkornprodukte oder etwas Eiweiß. Sie können zum Beispiel Hafergrütze über Nacht im Schongarer kochen und Ihren Kindern morgens zum Frühstück vorsetzen. Wenn Sie ein bisschen Obst und Nüsse hineingeben, werden sie für die ersten drei bis vier Schulstunden gesättigt sein. Als Ashley anfing, sich an diesen morgendlichen Ablauf (Training, Dusche und eine Schale warmer Hafergrütze) zu halten, hielt sie die morgendlichen Schulstunden viel leichter durch.

Schluss mit dem vielen Zucker und den Mehlprodukten! Viele Kinder und Teenager kommen nach der Schule hungrig nach Hause und gewöhnen sich dann womöglich an, den ganzen Nachmittag über Back- und Süßwaren zu futtern. Manche Teenager trinken nach der Schule auch Kaffee oder koffeinhaltige Limonaden, um ihre geistige Erschöpfung zu überwinden. Dagegen können Eltern nicht viel tun, weil sie nachmittags oftmals berufstätig oder mit anderen Dingen beschäftigt sind; und manchmal ist es auch schwierig, ein Machtwort zu sprechen, wenn die Kinder unruhig und übellaunig sind. Auch Ashley trank nachmittags aus purer Langeweile koffeinhaltige Getränke. Außerdem aß sie den ganzen Nachmittag über Kräcker und trank Limonade und zum Abendessen stopfte sie sich den Magen mit Brot voll, statt vollwertige Lebensmittel zu essen. In unserer ersten Lebensphase machen wir uns noch keine allzu großen Gedanken über Kalorien, da Kinder und Jugendliche viel Energie brauchen, um ihren Körper funktionsfähig und in gesundem Wachstum zu erhalten. Doch gerade nachmittags und abends sollten Ihre Kinder Lebensmittel zu sich nehmen, die ihnen richtige Nahrung bieten, sonst sind sie auch bei vollem Magen immer noch gereizt und können keinen klaren Gedanken fassen. Da Körper und Gehirn in dieser Lebensphase noch im Wachstum begriffen sind, muss man bei Kindern und Teenagern ganz besonders auf eine gesunde Ernährung achten. Ich musste Ashley sagen, dass sie keine Kräcker und abends kein Brot mehr essen sollte. Auch zuckerhaltige Getränke waren ab sofort tabu. Ihre Eltern sollten Tupperschalen mit klein geschnittenen Mohrrüben, Sellerie und Kirschtomaten bereithalten, die sie mit ein bisschen Dressing essen konnte. Außerdem sollten sie immer viel Obst im Haus haben. Dazu sollte Ashley greifen, wenn sie zwischendurch Hunger bekam, und außerdem viel Wasser trinken.

Legen Sie eine Zeit fest, ab der Ihre Kinder sich abends nicht mehr mit elektronischen Geräten beschäftigen dürfen. Sie sollten Ihren Kindern und Teenagern unmissverständlich klarmachen, dass abends ab einer gewissen Zeit mit der elektronischen Reizüberflutung Schluss sein muss. Manche Eltern konfiszieren die Smartphones ihrer Kinder jeden Abend um neun Uhr; andere schränken ihre Fernsehzeiten ein. Es sollte auf jeden Fall eine feste Uhrzeit geben, ab der Ihre Kinder sich abends nicht mehr mit elektronischen Geräten beschäftigen dürfen. Manche Kinder brauchen noch mehr Hilfe, um abends abschalten zu können – zum Beispiel eine Dusche, denn das warme Wasser wirkt beruhigend. Anderen hilft es, abends beim Lesen etwas warme Milch zu trinken. Ashley versuchte es mit Ölmassagen. Da sie von Natur aus eine leichte Schläferin war, massierte sie ihre Hände und Füße mit Öl, um ihren täglichen Stress abzubauen. Danach las sie noch ein bisschen und schaltete um zehn oder Viertel nach zehn das Licht aus. Nachdem sie angefangen hatte, sich an diesen festen Plan zu halten, konnte sie abends bereits innerhalb einer Woche viel leichter einschlafen; und einen Monat später hatten auch ihre Schulnoten und ihre Stimmung sich gebessert. Das ist das Wunderbare an der Kapha-Lebensphase: Schon mit kleinen Veränderungen kann man sehr rasch eine Menge bewirken.

Die Pitta-Phase

Diese Lebensphase ist für Ihren Körper wie der Sommer. In diesen Jahren haben Sie eine Menge Energie und einen großen Tatendrang und das Bedürfnis, so viel wie möglich zu schaffen. Zwischen dem 20. und 50. Lebensjahr ist Ihr Körper gereift und hat sich auf einen festen zirkadianen Rhythmus eingespielt. Zwischen 20 und 30 ist Ihr Verdauungsfeuer besonders stark und Ihr Stoffwechsel läuft auf Hochtouren. Manche Menschen können es sich in diesem Alter noch leisten, sich über die Bedürfnisse ihres Körpers hinwegzusetzen, indem sie abends lange aufbleiben, Junkfood essen oder auf Sport verzichten – obwohl nur wenige Leute sich alle drei Sünden erlauben können. Doch mit dieser goldenen Zeit scheinbar müheloser Gesundheit ist es (falls sie überhaupt jemals so »golden« war) spätestens innerhalb des nächsten Lebensjahrzehnts vorbei. Manche Menschen laufen bereits in diesem Alter Gefahr, zuzunehmen, während andere zu Schlafstörungen neigen oder Workaholics werden. In dieser Lebensphase verzeiht der Körper störende Einflüsse noch am ehesten, weil Ihr zirkadianer Rhythmus in dieser Zeit am stärksten ist. Trotzdem brauchen Sie einen festen Tagesablauf, um sich bei der Arbeit besser konzentrieren und Ihre Ambitionen zielstrebiger verfolgen zu können. Wenn Sie jetzt auf dem richtigen Kurs bleiben, werden Sie in den kommenden Jahrzehnten gesünder altern.

Zu Beginn dieser Phase neigen die Menschen noch eher zu obsessivem Verhalten: Sie stürzen sich auf irgendein berufliches Projekt, ein Hobby oder eine Leidenschaft und vergessen darüber, sich um ihren Körper zu kümmern. Manchmal rebelliert der Körper dagegen. Das passierte zum Beispiel dem 26-jährigen Softwareentwickler Jamal. Wahrscheinlich können Sie sich ungefähr vorstellen, was für ein Leben er führte: lange Arbeitszeiten, Essen an der Imbissbude oder vom Essenslieferanten und so gut wie gar keine Bewegung. Seine Küche zu Hause wirkte völlig steril; der Herd war noch kein einziges Mal angeschaltet worden. Das Innere seines Kühlschranks hatte noch nie ein frisches Lebensmittel gesehen; darin befanden sich nur Würzsaucen, Energydrinks und Bier. Jamal war froh darüber, mühelos die ganze Nacht aufbleiben und an wichtigen Projekten arbeiten zu können; und er hatte auch keine Bedenken, dabei eine ganze Tüte Chips auf einmal in sich hineinzuschlingen. Doch ihm fiel auf, dass seine Haare an der Oberseite des Kopfes bereits dünner wurden. Auch sein Doppelkinn fand er nicht besonders attraktiv. Er wachte jeden Morgen um vier Uhr auf und konnte nicht wieder einschlafen. Außerdem fühlten seine Gelenke sich steif an und er konnte sein Gefühl der Schlappheit und Trägheit gar nicht mehr abschütteln.

Sein Hausarzt nahm ihm Blut ab und riet ihm dann, seine Ernährung zu ändern. Wahrscheinlich hätte er ihn als Nächstes davor gewarnt, dass er auf dem besten Weg zu einer ernsthaften Stoffwechselstörung war. Doch dieses Pitta-Ungleichgewicht liegt nicht einfach nur an einer falschen Ernährung, sondern hat tiefergehende Ursachen. In diesem Alter müssen Sie Ihre Lebensweise ganzheitlich betrachten: Ihr Körper orientiert sich an einer zentralen inneren Uhr, die ihm einen 24-Stunden-Rhythmus vorgibt; und all Ihre täglichen Gewohnheiten wirken sich auf diesen Rhythmus aus. Wenn Sie bei Ihrer Arbeit, Ihrer Ernährung, Ihrem Streben nach Unterhaltung oder in Ihrem Beziehungsleben nicht Maß halten, gerät Ihr ganzer Organismus aus dem Gleichgewicht – und das ausgerechnet in einer Lebensphase, in der Sie allmählich etwas für die Erhaltung Ihrer jugendlichen Vitalität tun müssen, statt sie zu untergraben. Wenn Sie jetzt ein gesundes Leben führen, wird sich das in den nächsten Jahrzehnten bezahlt machen. Hier ein paar Tipps, wie Sie während dieser Lebensphase im Gleichgewicht bleiben können:

Seien Sie anspruchsvoll bei der Wahl Ihrer Freunde! Wenn Sie mit über 20 oder über 30 unter Schlafstörungen und Ernährungsproblemen leiden, sollten Sie einmal einen kritischen Blick auf Ihren Freundeskreis werfen: Welchen Taillenumfang haben Ihre Freunde und Bekannten? Vermutlich essen

Sie nämlich das gleiche wie diese Leute, treiben nur dann Sport, wenn sie es auch tun, und Ihre Schlafgewohnheiten richten sich nach Ihrem gesellschaftlichen oder beruflichen Leben. Als Teenager standen Sie noch unter dem mäßigenden Einfluss Ihrer Eltern, doch während des Studiums und im Berufsleben orientieren Sie sich an den Menschen, mit denen Sie den größten Teil Ihrer Zeit verbringen. Dazu gehört auch Ihr Lebenspartner beziehungsweise Ihre Lebenspartnerin. Außerdem müssen Sie sich natürlich nach der Kultur des Unternehmens richten, in dem Sie arbeiten. Die meisten Menschen halten sich für Individuen, aber nur wenige können den Verlockungen widerstehen, denen sie durch ihre Freunde und Kollegen ständig ausgesetzt sind. Jamal zum Beispiel war in einem Beruf tätig, in dem man viele Überstunden macht, von Heißhungerattacke zu Heißhungerattacke lebt und keinen Sport treibt; und an den Wochenenden hing er mit seinen Arbeitskollegen in Kneipen herum, trank Bier und aß Pizza. Dieser Mann musste dringend einem Fitnessstudio beitreten und Leute kennenlernen, für die körperliche Fitness und gesunde Ernährung an erster Stelle standen. Am Ende schloss er sich einer Gruppe von Kollegen an, die sich für Radtouren begeisterten, und machte dies ebenfalls zu seinem Hobby. Ich rate meinen Patienten mit Anfang 20 immer, sich Freunde zu suchen, die schon einen Schritt weiter sind als sie. Pflegen Sie Kontakt mit Menschen, die in ihrem Leben bereits das erreicht haben, was Sie später auch einmal machen möchten, und die ein gesundes Leben führen! Dann wird es Ihnen sehr viel leichter fallen, Ihre Lebensgewohnheiten zu ändern.

Machen Sie zusätzlich zu Ihrem Training als Ausgleich auch Dehnübungen. Manche Menschen fangen in der Pitta Phase ihres Lebens tatsächlich mit Fitnesstraining an, weil das der Natur dieser Energie entspricht. Jetzt ist ihr Körper auf der Höhe seiner Kraft angelangt und sie können sich nach Herzenslust fordern, ohne so viel Angst vor Verletzungen oder Erschöpfungszuständen haben zu müssen wie in späteren Jahren. Aber begehen Sie jetzt nicht den Fehler, sich zu einem 5000-Meter-Lauf anzumelden oder mit einem Triathlontraining zu beginnen, ohne sich vorher genügend Zeit für Dehn- und Atemübungen zu nehmen! In dieser Lebensphase sind Sie ständig auf dem Sprung und der Tag scheint nie genügend Stunden für Ihre vielen

Aktivitäten zu haben. Dagegen ist auch nichts einzuwenden, doch wenn Sie sich Zeit für regelmäßige Dehnübungen nehmen, werden Ihre Muskeln auch in der zweiten Hälfte dieser Phase beweglich bleiben. Wenn Sie sich mit Anfang 30 verletzen, weil Sie bei Ihrem Training zu viel auf einmal erreichen wollten, werden Sie bald feststellen, dass Ihr Fitnessniveau sich wieder verschlechtert; und dann wird auch Ihre Motivation für körperliche Aktivität im Handumdrehen verflogen sein. Jamal entdeckte einen Power-Yoga-Kurs, der speziell für Läufer gedacht war und ihm große Freude machte. Doch auch jedes andere Yoga- oder Dehnübungsprogramm hätte ihm gutgetan. An langen Arbeitstagen nahm er sich nach dem Mittagessen manchmal Zeit für einen Spaziergang, um ein bisschen Sonnenlicht zu tanken und sich die Beine zu vertreten. Endlich hatte er begonnen, sich um seinen Körper zu kümmern, den er schließlich noch jahrzehntelang brauchen wird.

Achten Sie darauf, rechtzeitig schlafen zu gehen. Während der Pitta-Phase neigt man ganz besonders zu Schlafstörungen, denn in diesem Alter fordern Beruf und Familie einen am meisten. Natürlich können Sie sich einreden, dass Sie Ihren Schlaf ja schließlich später oder an den Wochenenden aufholen können, aber wenn Sie jetzt auf regelmäßige Zubettgehzeiten achten, wird Ihnen das bei der Arbeit und in Ihrem Beziehungsleben enorme Vorteile bringen. Natürlich wird es auch Zeiten geben, in denen ein kleines Baby alle Bemühungen um ausreichenden Schlaf zunichtemacht. Und Sie werden auch berufliche Termine einhalten und auf Geschäftsreisen gehen müssen. All das sind völlig normale, aber nur vorübergehende Belastungen. In solchen besonders stressigen Zeiten können Sie anfangen, zu meditieren; schon 15 Minuten achtsamer Ruhe pro Tag halten Ihren Geist fit. Und sobald die Krise wieder vorüber ist, sollten Sie unbedingt darauf achten, sich abends genügend Zeit zum Entspannen zu nehmen und spätestens um zehn Uhr das Licht zu löschen.

Entgiften Sie Ihren Körper regelmäßig. Das Wort Entgiftung ist hier in seinem weitesten Sinn gemeint. Zu Beginn der Pitta-Phase Ihres Lebens sollten Sie lernen, sich zu Hause gesunde Mahlzeiten zuzubereiten, damit Sie sich Ihr Essen nicht so oft am Imbissstand beschaffen, bei irgendeinem Lieferanten bestellen oder aus der Tiefkühltruhe holen müssen. Denn dadurch altert man vorzeitig. Jamal zum Beispiel musste erst einmal lernen, einfache Salate zuzubereiten und die richtigen Zutaten dafür einzukaufen; außerdem brauchte er einen Schongarer zum Kochen von Suppen und Eintöpfen. Dadurch, dass er sich die Zeit dafür nahm, trat er wieder mit seinem Körper in Kontakt. Außerdem führte er regelmäßig Entgiftungskuren durch, um seinen Stoffwechsel wieder in Ordnung zu bringen. Manche Menschen brauchen eine solche Entgiftungskur bei jedem Wechsel der Jahreszeiten; anderen genügt es, sie einmal pro Jahr durchzuführen, und zwar in der Jahreszeit, die für sie am schwierigsten zu verkraften ist. Wenn Sie keinen richtigen Entgiftungstag mit Rizinusöl einlegen möchten, können Sie zum Jahreszeitenwechsel zumindest ungefähr eine Woche lang meine Entgiftungsdiät praktizieren. Das wird Ihnen helfen, wieder einen kritischen Blick für Ihre tägliche Ernährung zu bekommen und nicht in ungesunde Lebensgewohnheiten zu verfallen.

Die Vata-Phase

Diese spätherbstliche Lebensphase schleicht sich ganz langsam an uns heran. Manche Menschen beginnen ihre körperlichen Auswirkungen bereits mit Ende 40 zu spüren, andere erst mit Mitte 50. Vielleicht fällt Ihnen dabei zuallererst auf, dass Ihr Sehvermögen sich verschlechtert und Sie eine Lesebrille brauchen. Ihr Stoffwechsel verlangsamt sich und es fällt Ihnen schwerer, abzunehmen oder Ihr Gewicht zu halten. Vielleicht entwickeln sich auch Stoffwechselprobleme: Blutzucker und Blutdruck steigen. Auch Ihre Haut kann jetzt trockener werden und Ihre Muskeln sind schlaffer als früher. Vielleicht sagt der Hausarzt Ihnen, dass das in diesem Alter völlig natürliche, vorhersehbare Veränderungen sind; und das stimmt auch. Doch Sie können den Beginn dieser Alterungssymptome hinausschieben (und sich selbst dann, wenn sie irgendwann doch auftreten, immer noch eine hohe Lebensqualität bewahren), indem Sie auf die natürlichen Rhythmen Ihres Körpers achten. In dieser Phase können Sie den Alterungsprozess durch Ihre Lebensweise entweder verlangsamen oder beschleunigen. Auch Ihr zirkadianer Rhythmus wird in diesem Alter schwächer, sodass Sie jetzt eher zu unregelmäßigem Ess-, Schlaf- und Bewegungsverhalten neigen. Während des Alterungsprozesses sollten Sie sich ganz besonders um einen festen Tagesablauf bemühen, um die innere Uhr Ihres Körpers – und damit Ihren ganzen Organismus – zu stärken.

Wenn Patienten in dieser Lebensphase in meine Praxis kommen, fordere ich sie manchmal auf, sich auf eine spezielle Waage zu stellen, die außer dem Gewicht auch noch verschiedene andere Faktoren ihrer Körperzusammensetzung (beispielsweise Körperfett, BMI, Skelettmuskelgewebe und Grundumsatz) misst. Anhand der Messergebnisse berechnet die Waage dann das ungefähre Alter ihres Körpers. Manche meiner Patienten sind ganz schockiert, wenn sie erfahren, dass ihr biologisches Alter um acht bis zehn Jahre höher ist als ihr chronologisches! Das ist genau der Weckruf, den sie brauchen. Ich weiß, dass manche meiner Patienten sich wie 50 fühlen, obwohl sie in Wirklichkeit schon 70 Jahre alt sind, doch bei den meisten Menschen ist es eher umgekehrt: Nachdem sie sich auf meine Waage gestellt haben, erfahren diese Patienten, dass ihr ungefähres Körperalter bei 65 liegt, obwohl sie in Wirklichkeit erst Mitte 50 sind. Spätestens jetzt wird ihnen klar, dass ihre überflüssigen Pfunde, ihr zu hoher Blutdruck und ihre Schlappheit und Trägheit keine normalen Begleiterscheinungen des Alterungsprozesses sind, sondern Alarmsignale, die darauf hindeuten, dass ihr Körper schneller altert, als er eigentlich sollte. Nachdem sie sich eine gesündere Lebensweise angewöhnt haben, steigen sie wieder auf meine Waage und stellen fest, dass sie sich verjüngt haben. Das können Sie auch schaffen!

Hören Sie in Ihren Körper hinein. Die Vata-Phase ist eine Zeit des Nachdenkens. Jetzt können Sie das Leben und die Beziehungen, die Sie sich aufgebaut haben, noch einmal an Ihrem inneren Auge vorbeiziehen lassen und sich über all das freuen, was Sie erreicht haben. Das bedeutet nicht, dass Sie sich jetzt keine Ziele mehr setzen sollen – ganz im Gegenteil! Doch in dieser Phase sollten Sie sich noch einmal auf den Sinn Ihres Lebens besinnen und besonders genau darauf achten, worin Sie Ihre Zeit investieren. Und in diesen Prozess des Nachdenkens sollten Sie auch Ihren Körper einbeziehen.

Menschen, die langsam altern, achten nicht so sehr auf ihre momentanen Wünsche und Bedürfnisse, sondern auf die Signale ihres Körpers. Das bedeutet, sich auszuruhen, wenn Sie erschöpft sind, und sich mehr Bewegung zu verschaffen, wenn Sie sich schlapp und träge fühlen. Außerdem sollten Sie jetzt auch Ihre Ernährung und andere Lebensgewohnheiten, die Ihnen möglicherweise schaden, kritisch unter die Lupe nehmen. Mit regelmäßigem Meditieren können Sie in dieser Hinsicht sehr viel erreichen! Wenn Sie sich nur 15 Minuten pro Tag auf Ihre Atmung und Ihren Körper konzentrieren, hören Sie automatisch auf die Signale, mit denen er Ihnen mitteilt, welche Lebensmittel gesund sind und welche Ihren Organismus nur belasten. Außerdem brauchen Sie jetzt auch weniger Schlaf. Das bedeutet aber nicht, dass Sie abends lange aufbleiben sollen, sondern dass Sie morgens früher aufstehen können.

Bleiben Sie im Gleichgewicht. Dieser Satz hat gleich mehrere Bedeutungen: Seine offenkundigste Botschaft besteht darin, Übungen zu machen, die Gleichgewichtssinn und Beweglichkeit erfordern. Viele Yogapositionen verbessern den Gleichgewichtssinn; das gilt auch für isometrische Übungen und Ausdauerübungen wie beispielsweise Seilhüpfen. Da zu einem guten Gleichgewicht auch Beweglichkeit gehört, sollten Sie außerdem regelmäßig Dehnübungen machen. An Ihrem 50. Geburtstag fällt es Ihnen vielleicht noch nicht schwer, mit den Händen bis zu Ihren Zehen zu kommen oder auf einem Fuß zu stehen, doch in diesem Alter müssen Sie allmählich anfangen, dafür zu sorgen, dass das auch in Zukunft so bleibt. Sie können nicht weiter wandern gehen, Rad fahren, Tennis spielen oder Krafttraining betreiben, wenn Ihre Beweglichkeit oder Ihr Gleichgewichtssinn abnehmen. Doch mit Gleichgewicht meine ich an dieser Stelle auch, dass Sie in emotionaler Hinsicht ausgeglichen bleiben sollten. Nach dem 50. Geburtstag müssen Sie öfter als früher in Ihren Körper hineinhören, um festzustellen, ob Sie innerlich angespannt oder durcheinander sind oder wie Reisen sich auf Sie auswirken, und sich angewöhnen, Ihren Körper nach hektischen oder stressigen Zeiten wieder ins Gleichgewicht zu bringen. In dieser Lebensphase haben Sie viele Erfahrungen und Erkenntnisse darüber gewonnen, wie Sie sich durch die Welt bewegen und was Sie aus dem Gleichgewicht bringt. Nutzen Sie diese

Weisheit, um sich auszuruhen, wenn Sie es brauchen, und Stress durch Meditation und ruhiges Nachdenken entgegenzuwirken.

Lindern Sie Entzündungsprozesse. Mittlerweile werden unterschwellige Entzündungsprozesse im ganzen Körper für alle möglichen altersbedingten Erkrankungen (beispielsweise Demenz, Herz-Kreislauf-Leiden und Krebs) verantwortlich gemacht. Wenn Sie jeden Tag rezeptfreie Schmerzmittel einnehmen müssen, leiden Sie wahrscheinlich unter irgendeinem systemischen Entzündungszustand, der sich in Ihren Gelenken niedergeschlagen hat. Um diese Entzündung zu lindern, müssen Sie auf Ihr Gewicht achten, sich gesund ernähren und auch Ihr Stressniveau im Auge behalten. Außerdem braucht Ihr Körper dann mehr Zeit, um sich von intensivem Training zu erholen. Also planen Sie zwischen Ihren Trainingssitzungen genügend Ruhepausen ein, um Verletzungen vorzubeugen, damit Sie nicht ständig Schmerzmittel einnehmen müssen. Falls Sie noch etwas gegen Entzündungszustände in Ihrem Körper tun möchten, können Sie Nahrungsergänzungsmittel mit Kurkuma einnehmen. Dann brauchen Sie vielleicht weniger Ibuprofen; und Kurkuma ist mit Sicherheit gesünder für Ihren Magen.

Beugen Sie Dehydrierungszuständen vor. Wenn Sie älter werden, können Ihre Gewebe Flüssigkeit nicht mehr so gut speichern. Das äußert sich vor allem in Form von trockener Haut, wirkt sich aber auf Ihren ganzen Körper aus. Vielleicht sollten Sie jetzt weniger Kaffee oder Tee trinken als bisher, denn diese Getränke können Ihren Organismus noch mehr austrocknen. Gewöhnen Sie sich lieber an, gesunde Öle zu sich zu nehmen, die Ihre Gelenke, Sehnen und Bänder einfetten. Auch Ölmassagen sind eine wunderbare Methode, Ihre Haut und Ihren Körper mit gesunden Ölen zu versorgen. Zwei meiner Patienten zogen mit über 40 nach Arizona und das heiße, trockene Wetter dort bekam ihnen sehr gut. Doch als sie 70 Jahre alt waren, fanden sie die Hitze unerträglich und konnten sich nicht einmal mehr dazu aufraffen, aus dem Fenster auf die kahle, unfruchtbare Landschaft zu schauen. Mir war klar, dass die beiden in diesem trockenen Klima unter einer Dehydrierung litten, die sich in jüngeren Jahren noch nicht so negativ auf sie ausgewirkt hatte. Schließlich zogen sie nach Florida, wo es zwar auch oft sehr heiß, aber wenigstens morgens kühl ist und hohe Luftfeuchtigkeit herrscht. Daraufhin verbesserten sich ihre Stimmung und ihr Gesundheitszustand drastisch. Eine Dehydrierung kann auf verschiedenerlei Weise entstehen. Deshalb ist es so wichtig, über die Bedürfnisse Ihres Körpers Bescheid zu wissen.

Vereinfachen Sie Ihre Ernährung. Wenn Sie sich immer noch genauso ernähren wie in der Pitta- oder gar Kapha-Phase Ihres Lebens, wird das jetzt unangenehme Konsequenzen haben. Bei vielen Menschen machen sich in diesem Alter Sodbrennen, Laktoseintoleranz und Überempfindlichkeitsreaktionen gegen bestimmte Lebensmittel bemerkbar oder sie nehmen plötzlich zu. Das sind Signale Ihres Körpers, der Ihnen damit sagen will, dass Ihre Ernährung ihm nicht mehr guttut. Vielleicht fühlen Sie sich nach einer üppigen Mahlzeit jetzt träger und abgeschlaffter als früher. Manchmal hält dieses Gefühl tagelang an, nachdem man einmal wieder so richtig geschlemmt hat. Ich erkläre meinen Patienten immer, dass ein 20-Jähriger, der ein großes Steak gegessen hat, die Auswirkungen vielleicht nur ein paar Stunden lang spürt. Ein 45-Jähriger dagegen isst vielleicht nur ein paar dünne Scheiben von diesem Steak – und leidet tagelang unter den Konsequenzen. Und bei einem 70-Jährigen reichen womöglich schon ein paar Bissen aus und die negativen Auswirkungen machen sich zwei Wochen lang bemerkbar. Im Alter wird das Verdauungsfeuer naturgemäß schwächer: Jetzt brauchen Sie weniger Kalorien und weniger Fleisch, um bei Kräften zu bleiben, und werden auch schon von kleineren, leichteren Mahlzeiten satt. Daher ist es jetzt wichtig, nicht zu viele Milch- und Mehlprodukte zu sich zu nehmen und den Zuckerkonsum einzuschränken. In diesem Alter sollten Sie viermal im Jahr eine Entgiftungskur machen und außerdem ein sanftes Fasten praktizieren, bei dem Sie einmal pro Woche aufs Abendessen verzichten. In dieser Lebensphase hat man weniger Hunger und sollte sich daher auch mit kleineren Mahlzeiten begnügen.

Wenn Sie sich so verhalten, werden Sie den veränderten Bedürfnissen Ihres Körpers in der Vata-Phase gerecht und wirken der Abschwächung Ihres zirkadianen Rhythmus durch eine gesunde Lebensweise entgegen. Einige meiner

Patienten sind schon über 70, sehen aber trotzdem immer noch jugendlich aus und fühlen sich auch ausgesprochen vital. Diese Menschen sind nach wie vor aktiv, führen beispielsweise immer noch ein Unternehmen und haben ein reges soziales Leben. So kann man dem Alterungsprozess entgegenwirken!

Wir werden von unserer Gesellschaft und unserem sozialen Umfeld darauf konditioniert, das Alter als wichtiges Merkmal unserer Identität zu betrachten: Ein bevorstehender Geburtstag ist entweder ein Grund zum Feiern oder zum Fürchten. Doch statt sich immer nur an Ihrem biologischen Alter festzubeißen, können und sollten Sie lieber darüber nachdenken, was Sie in der jeweiligen Lebensphase tun können, um Ihren Körper bei seinem natürlichen Reifungsprozess zu unterstützen. Denken Sie daran: Ihr Wohlbefinden hängt nicht nur von Ihrem Alter ab. Sie können vieles tun, um die negativen Begleiterscheinungen des Alterns hinauszuschieben oder vielleicht sogar rückgängig zu machen. Egal wie alt Sie sind: Sie sollten sich in jeder Lebensphase Zeit nehmen, auf Ihren Körper zu hören und auf Ihre Gesundheit zu achten. Dadurch sammeln Sie im Lauf der Jahre immer mehr Erkenntnisse über die Bedürfnisse Ihres Körpers, Ihre Ziele und den Sinn Ihres Lebens – und diese Weisheit kann Ihnen niemand mehr nehmen.

12

Der optimale Tagesablauf

Ein anderes Leben zu führen, ist für uns alle eine schwierige Entscheidung. Unternehmenschefs protestieren dagegen und sagen, dass sie nicht einfach aufhören können, 16 Stunden pro Tag zu arbeiten und kreuz und quer die Welt zu reisen, weil das für sie das Ende ihrer Karriere bedeuten würde. Spitzensportler erklären mir, dass sie auch weiterhin intensiv trainieren und ständig auf der Suche nach Sponsoren sein müssen, denn ohne ihre sportliche Tätigkeit wären sie nicht mehr sie selbst. Und alle möglichen anderen Menschen beharren auf ihrer Einstellung, dass sie keine Zeit haben, morgens vor ihrer Fahrt zur Arbeit Sport zu treiben; dass sie gezwungen sind, auch in der Mittagspause zu arbeiten, oder dass sie ohne ihre Fernsehsendungen am späten Abend nicht leben können.

Solche Lebensgewohnheiten werden zu einem Teil unserer Identität und wir haben Angst davor, etwas Neues auszuprobieren. Aber denken Sie daran, dass Sie Ihren ungesunden Tagesablauf und Ihre falsche Ernährung schließlich auch nicht von einem Tag auf den anderen entwickelt haben! Ihr Tagesablauf hat sich über Jahre, vielleicht sogar Jahrzehnte hinweg allmählich eingespielt. Einige Ihrer Lebensgewohnheiten dienten Ihnen ursprünglich vielleicht zur Stressbewältigung – als Weg, inmitten eines chaotischen Lebens Trost und Beruhigung zu finden. Doch wenn Sie diese Lebensgewohnheiten der Reihe nach kritisch hinterfragen und zu ändern versuchen, können Sie ein tieferes Gefühl der Sicherheit und Geborgenheit finden.

Wenn Sie so sind wie die meisten meiner Patienten, haben Sie wahrscheinlich eine ganze Reihe von Gründen dafür, Ihr Leben so zu lassen, wie es ist – auch wenn es Sie unglücklich macht. Einerseits möchten Sie gerne abnehmen, doch andererseits redet Ihr rationaler Verstand Ihnen ein, dass es besser ist, bei Ihrer bisherigen Ernährung zu bleiben, weil diese Lebensmittel Sie trösten und beruhigen. Sicherlich würden Sie auch gerne mehr schlafen, aber Sie sind nun einmal der Ansicht, dass Sie am Ende des Tages ein paar Stunden verdient haben, in denen Sie sich einfach nur entspannen. Und vielleicht fasziniert Sie der Gedanke, durch Sport mehr Energie zu gewinnen, aber auch hier schaltet Ihr rationaler Verstand sich wieder ein und sagt Ihnen, dass Sie keine Zeit dazu haben. In Wirklichkeit versucht Ihr Verstand Ihnen damit einzureden, dass Sie es nicht verdient haben, gesünder zu sein, doch das stimmt nicht. Egal was für ein Leben Sie bisher geführt haben: Sie verdienen es, sich ab jetzt wohler zu fühlen. Die Entscheidung zu einer Veränderung ist schwieriger als die Veränderung selbst!

Inzwischen dürften Sie sich ziemlich leicht vorstellen können, wie viel besser es Ihnen gehen könnte, wenn Sie ungesunde Lebensgewohnheiten ablegen und anfangen würden, sich auf Ihren Körper einzustimmen. Doch auch wenn Sie wissen, was in Ihrem Körper abläuft, wird es trotzdem noch lange nicht einfach oder bequem für Sie sein, Ihre Lebensweise zu ändern. Diese Erfahrung musste auch Rowena machen: Sie war etwas über einen Meter fünfzig groß, wog fast 120 Kilo, litt an einer klinischen Depression, nahm kontinuierlich zu und ihre Arbeitszeiten brachten sie im wahrsten Sinn des Wortes um. Da sie Nachtschicht arbeitete, kam sie jeden Morgen um acht Uhr von der Arbeit nach Hause, aß zum Frühstück Gebäck aus dem Toaster und sah dabei fern. Dann ging sie einkaufen, um ein bisschen von zu Hause wegzukommen. Im Einkaufszentrum aß sie jeden Tag in einem anderen Fastfoodrestaurant zu Mittag. Nachmittags legte sie sich hin und döste immer wieder ein bisschen, bis es acht Uhr abends war. Dann wärmte sie sich ein Abendessen aus der Tiefkühltruhe auf und ging mit einer großen Thermoskanne Kaffee zur Arbeit, um die ganze Nacht über wach zu bleiben.

Lange konnte das nicht mehr so weitergehen – und das wusste sie auch. Trotzdem hatte sie hundert Gründe dafür, warum sie nichts an ihrem Leben ändern konnte. Wie die meisten Menschen klammerte Rowena sich an ihre alten Lebensgewohnheiten und ihre bisherige Ernährung, weil das etwas Vertrautes war, was ihr Trost und Beruhigung schenkte, und sie sich nichts anderes vorstellen konnte – obwohl sie über ihren Gesundheitszustand sehr unglücklich war. Selbst nachdem ihr klar geworden war, dass sie abnehmen und ihre Müdigkeit und Schlappheit überwinden konnte, indem sie sich mit dem Rhythmus ihres Körpers in Einklang brachte, hatte sie Angst davor, etwas an ihrem Leben zu verändern. Die Vorstellung, sich eine neue Lebensweise anzugewöhnen, schien sie schlicht und einfach zu überfordern. Denn dafür musste sie an vieles denken und ihren Tagesablauf und ihre Ernährung von Grund auf verändern. Ich war mir nicht sicher, ob Rowena sich jemals wieder in meine Praxis trauen würde.

Doch gute zwei Wochen später war sie tatsächlich wieder da und hatte in der Zwischenzeit 4 Kilo abgenommen – was ihr bisher noch mit keiner Diät gelungen war. Inzwischen ging sie vormittags nicht mehr ins Einkaufszentrum, sondern machte stattdessen jeden Morgen einen Strandspaziergang, um sich Bewegung zu verschaffen. Außerdem hatte sie beschlossen, ihren bisherigen Beruf aufzugeben und tagsüber einen Teilzeitjob anzunehmen, damit sie nachts schlafen konnte. Das war keine leichte Entscheidung gewesen, doch ihr neuer Tagesablauf gab ihr Auftrieb, sodass sie ihr Leben nun mit neuer Energie in Angriff nehmen konnte. Zum ersten Mal seit Jahren hatte sie das Gefühl, ihren Heißhungerattacken und ihrem Appetit auf Süßes nicht hilflos ausgeliefert zu sein.

Das war für mich der Anfang einer echten Veränderung in Rowenas Leben. Doch das wirklich Wichtige ist, dass auch sie selbst darin eine Chance für ein neues Leben sah. Sie begann sich von Mahlzeit zu Mahlzeit gesünder zu ernähren. Schon nach kurzer Zeit traten Verbesserungen in ihrem Leben ein, die sie nie für möglich gehalten hätte. Und genau darauf kommt es an! Ich habe Rowenas Geschichte in dieses Buch aufgenommen, weil es zu einer ganz neuen Sichtweise führen kann, wenn man sich Tag für Tag aufs Neue vornimmt, etwas an seiner Lebensweise zu ändern. Natürlich sind manche Veränderungen leichter, während andere einem schwerer fallen, doch die Umstellung Ihrer Lebensweise ist ein langsamer Prozess und deshalb sollten Sie so bald wie möglich damit anfangen.

Wie sieht Ihr perfekter Tag aus?

Stellen Sie sich einmal einen perfekt geplanten Tag vor, an dem Sie schon in dem Moment, in dem Sie die Augen aufschlagen, wissen, was Sie heute für Ihren Körper tun werden. Sie werden sich sportlich betätigen, ohne eine besondere Motivation dafür zu brauchen und ohne es damit zu übertreiben. Sie werden sich gesund ernähren, ohne sich erst dazu überwinden zu müssen, weil Sie wissen, dass Sie sich dann den ganzen Tag über leicht und energiegeladen fühlen werden, ohne Hunger zu haben. Sie wissen, wann Sie meditieren werden, um innerlich zur Ruhe zu kommen und besser mit Stress umgehen zu können. Sie wissen schon im Voraus, dass Sie Probleme bei der Arbeit problemlos meistern werden; und am Ende des Tages werden Sie sich angenehm müde fühlen und nach dem Ausschalten Ihrer Nachttischlampe ruhig daliegen können, bis der Schlaf kommt.

All das ist möglich, wenn Sie die Systeme Ihres Körpers mit seinem natürlichen zirkadianen Rhythmus in Einklang bringen. Und das ist Ihr wahres Ziel: die Fähigkeit, zur richtigen Tageszeit essen, schlafen und Sport treiben zu können, sodass die Einhaltung dieser Lebensgewohnheiten Ihnen gar keine besondere Mühe mehr bereitet. So werden Wohlbefinden und Selbstfürsorge zu einer mühelosen, intuitiven Lebensweise. Viele meiner Patienten gewinnen sogar jeden Tag etwas Zeit dazu, um sich mit ihrer Familie oder ihren Hobbys zu beschäftigen oder neue Beziehungen zu knüpfen, wenn sie sich ihren Tag so einteilen, dass er dem natürlichen Rhythmus ihres Körpers entspricht.

Wenn Sie sich jetzt fragen, wie Sie diesen geheimnisvollen Zustand erreichen sollen, lautet die Antwort darauf, dass dieser Weg aus lauter kleinen Schritten besteht. Neue Lebensgewohnheiten entwickelt man Schritt für Schritt. Die ersten Schritte erfordern vielleicht noch einige Mühe, doch Sie werden sich dadurch bald leichter und lebendiger fühlen. Viele Patienten, deren Geschichten ich in diesem Buch erzählt habe, brauchten eine Menge Konzentration und Hilfe, um ihr Leben wieder sinnvoll zu gestalten, aber sobald sie damit begonnen hatten, fiel es ihnen allmählich immer leichter. Und nachdem sie sich einen Monat lang bemüht hatten, ihre Zubettgeh- und Essenszeiten zu ändern, stellten sie fest, dass ihnen das ungeheuer viele Vorteile brachte: mehr Freizeit, mehr Kreativität, um sich auf die Erreichung ihrer persönlichen Ziele zu konzentrieren. Sie sahen plötzlich wieder aus wie das blühende Leben und hatte mehr Energie als je zuvor. Diesen Zustand intuitiven, mühelosen Wohlbefindens können auch Sie erreichen!

Die Frage ist nur, wie man das schafft. Nun, da Sie wissen, was Ihr Körper braucht, können Sie sich schrittweise um eine neue Lebensweise bemühen. Zunächst einmal sollten Sie einen Zeitplan für einen Tagesablauf entwickeln, der dem natürlichen zirkadianen Rhythmus Ihres Körpers entspricht. Diese Phase erfordert am meisten Vorbereitungsarbeit und Kreativität, doch in Phase zwei, wenn es Ihnen allmählich immer leichter fällt, sich an diesen Plan zu halten, werden Sie feststellen, dass die Mühe sich gelohnt hat. Manche Menschen stellen in Phase zwei bereits fest, dass sie abgenommen haben und wieder klarer denken können und dass ihr Gesundheitszustand sich drastisch verbessert hat. In Phase drei werden wir alle Konzepte dieses Buches zu einem harmonischen Ganzen zusammenfügen, sodass Sie völlig mühelos ein Leben führen können, das den Bedürfnissen Ihres Körpers, Ihres Geistes und Ihrer seelischen Gesundheit entspricht.

Wie bereitet man sich auf eine Änderung seiner Lebensweise vor?

Bei jedem Gespräch mit einem neuen Patienten oder einer neuen Patientin kommt der Augenblick, in dem ich einen Vorschlag für eine neue Lebensweise unterbreite und dann ohne Umschweife frage: **Schaffen Sie das?** Wenn er oder sie daraufhin zögert, frage ich weiter: **Worin sehen Sie dabei das größte Problem?** Es ist wichtig, sich darüber klar zu werden, welcher Teil Ihres Plans für einen neuen Lebensstil Ihnen am problematischsten erscheint. Denn das ist bei jedem Menschen anders. Manche sagen, dass sie es sich nicht zutrauen, abends auf berufliche E-Mails zu verzichten. Andere möchten am Abend nicht nur eine leichte Mahlzeit zu sich nehmen, weil das ihre einzige Chance ist, sich nach dem beruflichen Stress bei reichhaltigem Essen und ein oder zwei Gläschen Wein zu entspannen. Manche Patienten können sich nicht mit dem Gedanken an Frühsport anfreunden, weil es bei ihnen morgens sowieso schon so hektisch zugeht. Doch sobald Sie wissen, welcher Teil Ihres neuen Tagesplans Ihnen die meisten Probleme bereitet, können Sie nach kreativen Lösungsmöglichkeiten suchen. Es ist gut, sich von vornherein über potenzielle Schwierigkeiten im Klaren zu sein und vorauszuplanen, bevor man mit der Umstellung seiner Lebensweise beginnt. Also überlegen Sie sich, welche Bereiche Ihres neuen Tagesablaufs für Sie wohl am schwierigsten sein werden, und versuchen Sie sich die Umstellung mit ein paar der folgenden Tipps und Tricks zu erleichtern:

Wenn Frühsport ein Problem für Sie ist: Kochen Sie über Nacht etwas Hafergrütze in einem Schongarer, damit Sie morgens kein Frühstück mehr zubereiten müssen. Stellen Sie Ihren Wecker jeden Tag fünf Minuten früher. Wenn Sie diese Ratschläge beherzigen, werden Sie schon innerhalb von vier Tagen genügend Zeit für einen Morgenspaziergang haben. Legen Sie Ihren Trainings- oder Jogginganzug und Ihre Arbeitskleidung immer schon am Vorabend bereit.

Wenn es Ihnen unmöglich erscheint, jeden Tag um dieselbe Zeit zu Mittag zu essen: Packen Sie sich eine reichhaltige Mittagsmahlzeit ein, die Sie zur Arbeit mitnehmen können, und denken Sie daran: Je umfangreicher Ihr Mittagessen, umso weniger Zeit brauchen Sie für die Zubereitung des Abendessens zu investieren! Stellen Sie den Wecker Ihres Smartphones, damit Sie rechtzeitig ans Mittagessen denken.

Wenn Sie nicht wissen, wie Sie es schaffen sollen, abends weniger zu essen: Überlegen Sie sich für die erste Phase ein paar Abendmahlzeiten, die gesund und leicht zuzubereiten sind, damit Sie abends nicht mehr so lange in der Küche stehen müssen und schneller mit dem Abendessen fertig sind. Wenn Sie wissen, dass Ihnen eine hektische Arbeitswoche bevorsteht, können Sie Ihre Abendmahlzeiten sogar im Voraus zubereiten. Erstellen Sie eine Standardeinkaufsliste mit viel Gemüse und gesunden Getreideprodukten.

Wenn der Gedanke, abends auf elektronische Geräte verzichten zu müssen, Sie in Panik versetzt: Planen Sie abendliche Aktivitäten, für die man weder Fernsehgerät noch Computer braucht. Denken Sie darüber nach, ob die SMS oder E-Mails, die Sie nach neun Uhr abends noch erhalten, wirklich sofort beantwortet werden müssen.

Wenn Sie Ihren neuen Tagesablauf schon im Voraus planen und dabei ein bisschen kreativ sind, werden Sie nicht so leicht in Versuchung geraten, bereits nach den ersten wenigen Tagen wieder in Ihre alten Gewohnheiten zurückzufallen. Und schon nach der ersten Woche wird es Ihnen in körperlicher und emotionaler Hinsicht so viel besser gehen, dass Sie garantiert gerne bei Ihrer neuen Lebensweise bleiben.

Phase eins: Gleichgewicht

In den ersten sieben bis zehn Tagen geht es hauptsächlich darum, sich wieder auf den natürlichen zirkadianen Rhythmus Ihres Körpers einzustimmen. Das bedeutet, morgens pünktlich aufzustehen, abends rechtzeitig schlafen zu gehen, mittags Ihre Hauptmahlzeit einzunehmen und sich abends mit einer kleineren Portion zu begnügen. Außerdem werden Sie jetzt am Morgen zuallererst ein bisschen Sport treiben. Wenn Sie es schaffen, gleich morgens ins Fitnessstudio zu gehen: umso besser! Wenn nicht, machen Sie einen Spaziergang oder ein paar Übungen zu Hause. Bei vielen meiner Patienten steht noch irgendwo ein altes Laufband herum, das sie schon seit Jahren nicht mehr benutzt haben. Holen Sie es aus seiner Versenkung hervor und trainieren Sie 10 bis 20 Minuten lang darauf! Sie können dabei entweder in strammem Tempo gehen oder langsam joggen. Denken Sie daran: Es geht nicht darum, Kalorien oder Fett zu verbrennen. Sie sollen nur leicht ins Schwitzen geraten und Ihre Lungen dazu bringen, tief durchzuatmen. Das ist Ihre Chance, prana zum Fließen zu bringen und Ihren Körper daran zu erinnern, dass der Tag angefangen hat. Wenn Sie gerne intensiv trainieren, können Sie natürlich auch Ihr ganzes Sportprogramm auf den Morgen verlegen.

Bemühen Sie sich, Ihre Mahlzeiten zum richtigen Zeitpunkt einzunehmen. Anfangs werden Sie sich dazu vielleicht einen Wecker an Ihrer Armbanduhr oder Ihrem Smartphone stellen müssen, der Sie rechtzeitig ans Frühstück, Mittag- und Abendessen erinnert, doch nach dieser ersten Phase wird der Hunger Sie ganz von selbst dazu treiben, zu den richtigen Zeiten zu essen, denn bis dahin ist Ihnen diese neue Zeiteinteilung längst in Fleisch und Blut übergegangen. Sie werden sich an Ihre morgendliche Routine gewöhnen: Erst aufstehen – dann Sport treiben – dann etwas essen und zur Arbeit fahren.

Und es ist auch wichtig, Zeit für ein bisschen Achtsamkeit zu finden. Zum Beispiel können Sie jeden Tag ein paarmal Ihren Puls fühlen. Sitzen Sie einfach da und achten Sie auf Ihre Pulsschläge. Oder Sie setzen sich vor dem Einschlafen im Bett auf, schließen die Augen, atmen tief durch und lassen Ihre Gedanken einfach treiben. Sie können abends auch Tagebuch führen. All diese Beschäftigungen sind ein guter Ausgangspunkt, um wieder mehr auf Ihren Körper zu hören.

In Phase eins wird Ihr Tagesablauf folgendermaßen aussehen:

6 Uhr: Aufstehen. Es ist wichtig, pünktlich mit dem Tag zu beginnen.

6:15 Uhr: Wecken Sie Ihren Körper mit 20 Minuten Frühsport oder einem flotten Spaziergang auf. In dieser Phase müssen Sie sich erst noch daran gewöhnen, morgens nach dem Aufstehen gleich Sport zu treiben.

7 Uhr: Jetzt ist ein bescheidenes Frühstück angesagt: entweder Hafergrütze, ein Smoothie oder Eier mit gedämpftem Gemüse. Spätestens um halb neun sollten Sie mit dem Frühstück fertig sein und sich dann vornehmen, bis zum Mittagessen nichts mehr zu sich zu nehmen (auch keinen Kaffee oder Tee).

12 Uhr: Gönnen Sie sich gegen Mittag eine reichhaltige Mahlzeit. Achten Sie darauf, jeden Tag um dieselbe Zeit zu Mittag zu essen! Wenn Sie eine Erinnerung daran brauchen, stellen Sie sich den Wecker Ihres Smartphones. Das Mittagessen sollte Ihre Hauptmahlzeit sein. Denken Sie daran, vor und nach dem Essen Ihren Puls zu fühlen.

12:30 Uhr: Nach dem Mittagessen sollten Sie wenn möglich einen kleinen Spaziergang machen oder zumindest ein bisschen Zeit im Freien verbringen, um Ihren Körper dem natürlichen Licht auszusetzen. Das ist eigentlich kein richtiger Sport, sondern nur ein bisschen Bewegung, die Ihrer Verdauung auf die Sprünge hilft. Falls Sie keine Zeit haben, nach draußen zu gehen, sollten Sie sich zumindest in die Nähe eines Fensters setzen.

13 Uhr: Füllen Sie Ihre Wasserflasche wieder auf und kochen Sie sich eine Tasse Kräutertee. Nehmen Sie sich vor, am Nachmittag nicht zwischendurch zu essen.

18:30 Uhr: Jetzt steht ein leichtes Abendessen auf dem Programm. Es sollte hauptsächlich aus Gemüse, eventuell auch einer kleinen Portion Eiweiß bestehen. Verzichten Sie auf Reis, Brot und Einfachzucker. Bei dieser Mahlzeit sollten Sie ungefähr 500 Kalorien aufnehmen. Wenn Sie um diese Zeit immer noch im Büro sind, können Sie dort ein leichtes Abendessen verzehren. Falls Sie Ihre Abendmahlzeit auf einen späteren Zeitpunkt verschieben müssen, weil die Fahrt von der Arbeit nach Hause so lange gedauert hat, sollten Sie eine entsprechend kleinere Portion zu sich nehmen. Je später Sie essen, umso bescheidener sollte Ihr Abendessen ausfallen! Nach 20 Uhr sollten Sie gar nichts mehr essen. Sie brauchen nach dem Abendessen mindestens zwei Stunden, um Ihren Körper aufs Schlafengehen vorzubereiten.

20:30 Uhr: Versenden Sie jetzt Ihre letzten SMS und E-Mails und schalten Sie Ihren Computer und Ihr Fernsehgerät danach aus. (Wenn Sie möchten, können Sie Ihre Lieblingssendungen auf Video aufnehmen und morgen am Nachmittag oder zeitigen Abend anschauen.) Jetzt beginnt Ihre abendliche Einstimmung aufs Schlafengehen: Sie können zum Beispiel lesen, meditieren, ein Bad nehmen oder etwas in Ihr Tagebuch schreiben – wozu auch immer Sie Lust haben. Jetzt sollten Sie sich entspannen und innerlich zur Ruhe kommen.

22:30 Uhr: Um diese Zeit sollten Sie das Licht löschen. Auch wenn es Ihnen an den ersten Abenden vielleicht schwerfällt, gleich einzuschlafen, können Sie während des Wartens auf den Schlaf zumindest tief durchatmen und sich entspannen.

Haben Sie daran gedacht ...

... mehrmals am Tag Ihren Puls zu fühlen? Sie brauchen dabei nicht auf ein bestimmtes Muster zu achten. Registrieren Sie Ihren Herzschlag einfach und achten Sie auf Ihren Körper. Sie sollten Ihren Puls morgens nach dem Aufwachen und abends vor dem Löschen des Lichts fühlen.

... in Stresssituationen die Augen zu schließen und ein paarmal tief durchzuatmen? Wenn Sie Stress abbauen, wird es Ihnen leichter fallen, Ablenkungen (beispielsweise Junkfood oder der Beschäftigung mit Ihrem Smartphone) zu widerstehen. Dadurch kommen Körper und Geist wieder zur Ruhe.

... Ihren Körper nach jeder Mahlzeit zu fragen, wie es ihm geht? Sie können zu diesem Zweck auch ein Ernährungstagebuch führen. Ihr Ziel dabei besteht darin, die Verbindung zwischen Ihrem Körper und Ihrem Geist zu stärken.

Pflanzliche Heilmittel für Phase eins

Die meisten Menschen achten mehr auf ihr Ernährungsverhalten als auf ihren Stuhlgang. Aber Sie sollten sich nicht nur darum kümmern, was Sie Ihrem Körper zuführen, sondern auch darum, was am anderen Ende herauskommt! Nicht nur an Ihrer Nahrungsaufnahme, sondern auch an Ihrem Stuhlgang können Sie ablesen, ob Sie bei guter Gesundheit sind. Triphala und Trikatu sind zwei pflanzliche Präparate, die Ihnen zu einer besseren Verdauung verhelfen können. Sie können sie beim Onlineshop Euroved (www.euroedshop.com) oder auf meiner Webseite bestellen.

Triphala. Dieses Nahrungsergänzungsmittel wird im Ayurveda schon seit Jahrtausenden eingesetzt. Der Name bedeutet so viel wie »die drei Früchte«, denn es handelt sich dabei um eine Mischung aus drei verschiedenen pulverisierten Beerenarten. Man weiß zwar, dass Triphala ein sanftes Abführmittel ist und gegen Verstopfung hilft, doch seine eigentliche Wirkung besteht darin, dass es die Entgiftung des Darms und des Körpers anregt. Außerdem trägt es zur Regulierung des Blutzuckerspiegels bei. Wenn Sie jeden Abend ungefähr 1000 Milligramm davon einnehmen, trägt dies zu einem regelmäßigeren Stuhlgang bei, sodass Sie morgens zuallererst auf die Toilette gehen und Ihre Verdauungsorgane auf die Aufnahme weiterer Nährstoffe vorbereiten können.

Trikatu. Dieses Präparat fördert die Verdauung insofern, dass Sie mehr Nährstoffe aus Ihrem Essen aufnehmen können. Es enthält drei verschiedene Gewürze und wird häufig als »die drei Scharfen« bezeichnet. Während Triphala die Verdauung im Dickdarm anregt, trägt Trikatu dazu bei, das Verdauungsfeuer im Magen und Dünndarm zu schüren. Nehmen Sie nach dem Mittag- und Abendessen jeweils 500 Milligramm davon ein.

Sie sollten sieben bis zehn Tage lang in Phase eins bleiben, bis Sie sich an regelmäßige Schlafens- und Essenszeiten gewöhnt haben und es Ihnen nichts mehr ausmacht, morgens zuallererst ein bisschen Sport zu treiben. Mit der Zeit werden Sie feststellen, dass Sie anfangen, zu Ihrer neuen Zubettgehzeit müde zu werden; und vielleicht fällt Ihnen auch auf, dass Sie abends nicht mehr so viel Hunger haben. Außerdem dürften Sie inzwischen ganz von selbst pünktlich um sechs Uhr aufwachen. Manche Menschen spüren sofort, dass ihr Körper sich leichter anfühlt und ihr Stuhlgang sich verbessert. Vielleicht haben Sie schon innerhalb der ersten Woche morgens regelmäßig Stuhlgang, auch wenn Sie damit früher immer Probleme hatten!

Phase zwei: Heilung

In dieser Phase wollen wir Ihren Tagesablauf noch genauer auf Ihren zirkadianen Rhythmus abstimmen und dafür sorgen, dass Sie nachts noch tiefer schlafen. Das Ziel besteht in einem gesunden Tagesablauf, der sich für Sie ganz natürlich anfühlt und Ihnen keine Mühe bereitet. In dieser Phase werden Sie bereits ein bisschen abnehmen. Außerdem sollten Sie jetzt Heißhungerattacken bewusst wahrnehmen, um nicht wieder von Ihren gesunden Lebensgewohnheiten abzukommen. Denken Sie bei jedem Einkauf aufs Neue daran, frische Lebensmittel auszuwählen und die Finger von abgepackten Produkten zu lassen. In dieser Phase werden Sie sich auch ein paar Achtsamkeitstechniken angewöhnen, um sich bewusst zu machen, wie es Ihnen mit Ihrem neuen Tagesablauf geht. Wenn Sie mehrmals am Tag Zeit finden, von Ihrem Schreibtisch aufzustehen und einen kurzen Spaziergang zu machen, bekommt Ihr Körper mehr natürliches Licht und Ihr Tag wird bewegter und abwechslungsreicher. In dieser Phase werden Sie erkennen, welche gesundheitlichen Vorteile es bringt, den Bedürfnissen Ihres Körpers oberste Priorität einzuräumen.

Inzwischen dürfte Ihnen auch auffallen, dass Sie anfangen, zu den richtigen Zeiten Hunger zu bekommen. Anfangs werden Sie vielleicht noch keinen Appetit aufs Frühstück haben, doch mit der Zeit wird es sich für Sie gut anfühlen, morgens etwas zu essen. Diese erste Mahlzeit des Tages erleichtert es Ihnen, den Vormittag über auf Kaffee oder Snacks zu verzichten. Zum Mittagessen werden Sie dann richtigen Appetit haben, also haben Sie keine Angst davor, jetzt etwas Ordentliches zu essen! Denken Sie daran: Das Mittagessen ist Ihre Hauptmahlzeit. In Phase zwei sollten Sie diese neue Essgewohnheit vertiefen, indem Sie anfangen, sich gesünder zu ernähren. Das bedeutet: weniger schweres Fleisch, weniger Brot und mehr Gemüse! Sie können zu Mittag jede Menge essen, aber es sollten gesunde Lebensmittel sein. Nach dem Mittagessen werden Sie dann vielleicht drei bis vier Stunden lang satt sein und gar keinen Appetit auf Snacks haben – vor allem, wenn Sie viel Wasser trinken. Ihren Nachmittagskaffee brauchen Sie jetzt nicht mehr. Ihr Körper wird sich zwischen den Mahlzeiten leichter anfühlen und Sie werden abends nicht mehr so einen Bärenhunger haben, sodass es Ihnen jetzt leichter fällt, auf Brot und Süßigkeiten zu verzichten – denn die sind um diese Zeit absolut tabu. Ihr Abendessen sollte nur aus einer leichten Suppe, einem Salat oder einer einfachen Gemüsepfanne bestehen. Um Lebensmittel, die aus einer Schachtel oder aus der Tiefkühltruhe stammen, sollten Sie einen großen Bogen machen.

Inzwischen hat Ihr abendlicher Ablauf sich eingespielt und Sie können besser einschlafen als je zuvor. Vielleicht werden Sie sogar schon um 22 Uhr müde und das ist gut so. Schlafen Sie ruhig zeitiger ein, dann fällt Ihnen das Aufstehen am nächsten Morgen leichter.

Da Sie sich jetzt regelmäßigere Schlafenszeiten angewöhnt haben, werden Sie auch tiefer schlafen und Ihre Darmtätigkeit wird sich verbessern. Sie werden morgens regelmäßig Stuhlgang haben und sich hinterher leichter fühlen.

Ihr ganzer Körper wird sich leichter anfühlen und bestimmt macht sich das auch auf der Waage bemerkbar.

In Phase zwei halten Sie sich weiterhin an den Tagesablauf aus Phase eins, verfeinern diesen aber noch weiter. Jetzt sieht Ihr Tagesablauf folgendermaßen aus:

---

6 Uhr: Aufstehen. Trinken Sie morgens zuallererst eine Tasse heißes Wasser, um Ihre Verdauung in Gang zu bringen. Sie können sogar schon am Vorabend eine Thermoskanne mit heißem Wasser füllen und neben Ihr Bett stellen. Das heiße Wasser bringt Ihre Verdauung und Ihre Därme gleich morgens auf Trab.

6:15 Uhr: Frühsport. Jetzt sollten Sie Ihre Trainingsintensität steigern. Ergänzen Sie Ihren Morgenspaziergang durch etwas Intervalltraining, indem Sie eine Minute lang joggen und dann wieder zwei Minuten lang gehen. Sie können auch isometrische Übungen oder Yoga in Ihr morgendliches Sportprogramm aufnehmen. Aber übertreiben Sie es nicht! Und achten Sie darauf, dabei weiterhin tief durchzuatmen.

---

7 Uhr: Nehmen Sie ein leichtes, gesundes Frühstück ein.

8:30 Uhr: Inzwischen haben Sie sich daran gewöhnt, um diese Zeit Ihren Kaffee oder Tee auszutrinken, und nehmen sich wie jeden Tag vor, nicht zwischendurch zu essen. Trinken Sie bis zum Mittagessen nur Wasser oder Kräutertee.

---

10 Uhr: Am Vormittag sollten Sie von Ihrem Schreibtisch aufstehen und sich ein bisschen bewegen. Tun Sie das immer dann, wenn Sie anfangen, sich bei der Arbeit schlapp oder träge zu fühlen. Sie sollten immer wieder kleine Bewegungsphasen in Ihren Tag einbauen. Wenn Sie können, gehen Sie dazu ins Freie; Sie können stattdessen aber auch Treppen steigen. Tiefe Atemzüge schenken Ihnen wieder neue Energie.

---

12 Uhr: Inzwischen wissen Sie, dass Sie Ihre Hauptmahlzeit mittags einnehmen sollten. Mittlerweile werden Sie zu den richtigen Essenszeiten automatisch Appetit bekommen. Das ist das erste Anzeichen dafür, dass Ihr Körper wieder mit Ihrem zirkadianen Rhythmus in Einklang kommt. Er hat jetzt um die Tageszeit Hunger, zu der er am dringendsten Kalorien braucht. Trotzdem sollten Sie weiterhin darauf achten, sich mittags gesund zu ernähren und hauptsächlich Gemüse zu sich zu nehmen. Verzichten Sie auf schwere Gerichte mit hohem Mehlgehalt!

12:30 Uhr: Machen Sie einen kleinen Spaziergang. Das fördert die Verdauung; außerdem setzen Sie Ihren Körper dadurch natürlichem Licht aus.

---

13 Uhr: Nehmen Sie sich vor, nachmittags auf Snacks zu verzichten. Wenn Sie Ihrem Körper eine fünf- bis sechsstündige Essenspause gönnen, kommt Ihr Verdauungstrakt zur Ruhe und kann sich wieder auf seinen natürlichen zirkadianen Rhythmus einstimmen. Das spielt bei der Heilung der Darm-Hirn-Achse eine wichtige Rolle. Außerdem hat Ihr Körper dann genügend Zeit, wieder ein bisschen Hunger auf ein leichtes Abendessen zu bekommen. Nehmen Sie sich vor, am Nachmittag zwei bis drei Gläser Wasser oder Tassen Kräutertee zu trinken. Achten Sie darauf, Ihrem Körper genügend Flüssigkeit zuzuführen! Dann werden Sie wie das blühende Leben aussehen.

---

15 Uhr: Stehen Sie jetzt wieder auf und bewegen Sie sich ein bisschen. Machen Sie ein paar Dehnübungen an Ihrem Schreibtisch oder gehen Sie einmal um den Häuserblock. Das gibt Ihnen mehr Energie, um den Rest des Arbeitstages gut durchzustehen. Außerdem setzen Sie Ihren Körper dadurch natürlichem Licht aus.

18:30 Uhr: Nehmen Sie jetzt Ihr leichtes Abendessen zu sich. Inzwischen haben Sie sich an eine leichtere Abendmahlzeit gewöhnt und diese reicht Ihnen vollkommen aus, obwohl sie mit dem reichhaltigen, schweren Abendessen, das Sie früher gewohnt waren, nicht zu vergleichen ist. Wenn Sie jetzt zu Abend essen, legen Sie bis zum Frühstück am nächsten Morgen eine zwölfstündige natürliche Fastenpause ein, in der Ihr Verdauungstrakt sich reparieren und Ihre Därme sich über Nacht erholen können.

Dann werden Sie am nächsten Morgen auch mehr Appetit aufs Frühstück haben.

20:30 Uhr: Schalten Sie jetzt Ihren Computer und Ihr Smartphone aus und freuen Sie sich auf den Rest des Abends in dem Wissen, dass Ihnen nun der beste Teil des Tages bevorsteht. Inzwischen sollten Sie sich bereits an einen festen Abendablauf gewöhnt haben. Vielleicht verbringen Sie jetzt ein bisschen Zeit mit Ihrer Familie, schmieden Zukunftspläne oder denken nach. Um diese Zeit sollten Sie sich um sich selbst und Ihre Angehörigen kümmern und sich Gedanken über Ihre Ziele machen.

22–22:30 Uhr: Löschen Sie das Licht und fallen Sie in einen tiefen Schlaf.

Haben Sie daran gedacht ...

... morgens zuallererst einen Blick auf Ihren Stuhl zu werfen? Wie hat Ihr Stuhlgang sich verändert, seit Sie sich an einen gesunden Tagesablauf halten, mehr Ballaststoffe zu sich nehmen und mehr Wasser trinken? Wahrscheinlich dankt Ihr Darm Ihnen jeden Tag dafür.

... sich jeden Morgen Ihre Zunge anzuschauen? Jetzt dürfte Ihnen auffallen, dass der Belag auf Ihrer Zunge eine andere Farbe hat: Er ist heller geworden, weil Ihr Körper sich jetzt von Giftstoffen befreit.

... nach jeder Mahlzeit Ihren Puls zu fühlen? Dadurch entwickeln Sie ein Gefühl dafür, wie Ihr Körper auf die Nahrung reagiert, die Sie ihm zuführen. Sie achten damit also nicht nur auf Ihren Herzschlag, sondern auch auf die Reaktionen Ihres Körpers auf verschiedene Speisen.

Pflanzliche Heilmittel für Phase zwei

Da Sie Ihre Ess- und Schlafgewohnheiten nun immer weiter verbessern, werden sich auch weniger Giftstoffe in Ihrem Körper ansammeln. Ihre Kanäle sind jetzt offener und Ihre Energie kann frei fließen. Deshalb ist Ihr

Organismus jetzt auch bereit, mehr Fett zu verbrennen. Denken Sie daran: Die Heilpflanzen, die ich Ihnen im Folgenden empfehle, sind kein Ersatz für eine gesunde Lebensweise oder für das Hören auf die Weisheit Ihres Körpertyps, doch sie können Sie dabei unterstützen.

Guggul. Dieses Nahrungsergänzungsmittel hilft Ihrem Körper bei der Verbrennung von unerwünschtem Fett und senkt außerdem nachweislich den Cholesterinspiegel. Es erhält Ihr Herz gesund und sorgt für eine gute Schilddrüsenfunktion. Außerdem trägt Guggul bei Menschen mit langsamerem Stoffwechsel dazu bei, Schleim und Wasseransammlungen aus dem Körper herauszuschwemmen. Dieses Präparat kann aber nur dann wirken, wenn Sie bereits ein gesünderes Leben führen. Sie können dieses Mittel dreimal täglich (nach jeder Mahlzeit) einnehmen.

Amalaki (Amla). Diese Pflanze wird auch als indische Stachelbeere bezeichnet. Viele Menschen betrachten dieses Nahrungsergänzungsmittel als allgemeines Stärkungsmittel für den Organismus, aber es hat eine stark entzündungshemmende Wirkung und hilft gegen zu viel Hitze und Übersäuerung. Menschen, die sich müde und abgeschlagen fühlen oder aufgrund von Stress oder zu viel Sport unter Entzündungssymptomen leiden, kann diese Heilpflanze helfen. Sie können damit Ihren Verdauungstrakt abkühlen und Heißhungerattacken oder Sodbrennen lindern. Die Einnahme von Amalaki ist vor allem dann empfehlenswert, wenn Sie Ihre Trainingsintensität steigern und versuchen, sich gesünder zu ernähren. (Bitte beachten: Wenn Sie Triphala einnehmen, ist Amalaki bereits darin enthalten, denn die indische Stachelbeere ist eine der drei Beeren, aus denen dieses Kombinationspräparat hergestellt wird.)

Sie sollten 10 bis 14 Tage lang in dieser Heilungsphase verbleiben – gerne auch ein bisschen länger. Manche Patienten nehmen sich für diese Phase, in der sie ihren Tagesablauf und ihre Lebensweise immer mehr optimieren, bis zu drei Monate Zeit. In dieser Phase werden Sie deutliche Veränderungen bei sich feststellen: Sie werden morgens leichter aufwachen, tagsüber bei der Arbeit einen klareren Kopf haben und auch körperlich fitter sein als bisher. Außerdem verbessern Sie Ihre Ernährung jetzt allmählich immer mehr, indem Sie nach dem Essen auf Ihre Stimmung achten; Weißmehl und Haushaltszucker werden jetzt also keinen so großen Reiz mehr für Sie haben. Ihr Ziel besteht darin, Ihren Tagesablauf so zu gestalten, dass er den Bedürfnissen Ihres Körpers entspricht, statt dabei immer nur auf Ihre Arbeit und Ihre bisherigen Lebensgewohnheiten Rücksicht zu nehmen. Und vielleicht werden Sie es jetzt auch sofort merken, wenn irgendetwas Ihren Tagesablauf stört, weil Sie sich dann unwohler fühlen. Wenn Sie aufgrund einer angespannten Situation am Arbeitsplatz einmal die Nacht zum Tage machen müssen, werden Sie zum Beispiel anschließend schlecht schlafen und am nächsten Tag keinen so klaren Kopf haben wie sonst.

Phase drei: innere Wandlung

Inzwischen fühlen Sie sich mit Ihrer neuen Lebensweise wohl, ja sogar glücklich. Sie haben abgenommen, können sich tagsüber besser konzentrieren und nachts besser schlafen. Und was nun? Wenn Sie schon einmal eine neue Diät oder ein neues Trainingsprogramm ausprobiert haben, nur um nach ein paar Wochen oder Monaten wieder damit aufzuhören, wissen Sie, was als Nächstes kommt: die Erhaltungsphase, die Ihrer Diät normalerweise den Todesstoß versetzt.

Phase eins haben Sie durchgehalten, weil der Reiz des Neuen Ihnen einen Adrenalinstoß versetzte. In Phase zwei haben Sie erste positive Ergebnisse gesehen und das als Herausforderung verstanden. Doch eine neue, gesunde Lebensweise aufrechtzuerhalten, ist nicht nur schwierig, sondern gleichzeitig auch langweilig; außerdem sehen Sie jetzt keine sofortigen Erfolge mehr, die Sie motivieren könnten. Daher müssen Sie der aufkommenden Langeweile in Phase drei mit Achtsamkeit begegnen und Ihre gesunden Lebensgewohnheiten vertiefen, indem Sie zusätzlich noch meditieren.

Immer noch von den Erfolgen der ersten beiden Phasen verwöhnt, wird Ihr rationaler Verstand Ihnen jetzt einen Streich spielen, indem er Ihnen vorgaukelt, dass Sie ruhig an ein paar Tagen auf Ihren Sport verzichten können, wenn Sie sonst alles richtig machen. Oder vielleicht redet er Ihnen auch ein, dass Sie spätabends ruhig noch ein paar E-Mails beantworten können – oder dass es nicht schadet, abends ab und zu einmal nach Herzenslust zu schlemmen. Ich weiß, dass viele Menschen in dieser Phase Schwierigkeiten bekommen, weil sie mir E-Mails schicken, in denen sie mir erklären, dass sie sich ja nun ein paar Monate lang mustergültig verhalten haben – ob sie sich denn da nicht zur Belohnung einmal eine Pizza gönnen dürfen? Nein. Und wie ist es mit einem belegten Brötchen? Nein. Und wenn ich nur einen einzigen, winzig kleinen Bissen davon nehme? Nun ja, ein kleiner Bissen wird natürlich nicht gleich Ihre ganze neue Ernährung ins Wanken bringen, doch den meisten Menschen geht es dabei in Wirklichkeit gar nicht um einen Leckerbissen, sondern um Stressbewältigung.

Wenn Sie den ganzen Tag über achtsam bleiben, werden Sie Ihre neue Lebensweise besser durchhalten können und das Leben aus einer anderen Perspektive betrachten. Denn wenn Sie Ihren Geist und Ihren Körper bewusster wahrnehmen, werden Sie Ihre neue Kost nicht mehr als Bestrafung empfinden, sondern als etwas, was Ihren Körper gut ernährt. Wenn Sie Ihren Frühsport als Strafe dafür betrachten, dass Sie nicht gut in Form sind, gehen Sie automatisch davon aus, dass Sie damit aufhören können, sobald Sie genügend gelitten haben oder fit genug sind. Doch Ihre neue Lebensweise hat nichts mit Leiden zu tun: dabei geht es vielmehr darum, Ihrem Körper das zu geben, was er braucht, um mehr vom Leben zu haben.

Verändern Sie Ihren Set-Point

Ich habe schon Tausende von Patienten betreut und versucht, sie vom Teufelskreis einer ungesunden Lebensweise zu befreien und ihnen zu blühender Gesundheit zu verhelfen. Dabei habe ich festgestellt, dass das wichtigste Hindernis, das einer Änderung unseres Lebensstils im Weg steht, in unseren Emotionen liegt. Viele Menschen entwickeln ungesunde Lebensgewohnheiten, weil sie sich nach einem Trost sehnen, der ihnen zu einem frühen Zeitpunkt ihres Lebens versagt geblieben ist. Emotionale Kindheitstraumata erzeugen eine Art psychischen Set-Point, sozusagen einen psychischen Sollwert, der Sie vielleicht zu dem Schluss kommen lässt, dass Sie keine Liebe und Erfüllung verdient haben. Und von da an betrachten Sie jede Entscheidungsmöglichkeit durch diese Linse. Wenn Sie einen niedrigen Set-Point haben, greifen Sie nach jedem Trost, den Sie in Junkfood oder anderen Ablenkungen finden können. Durch diese Lebensgewohnheiten entstehen noch mehr Blockaden in Ihrem Körper. Denn eine ungesunde Lebensweise verstopft die Kanäle Ihres Körpers und zehrt an Ihrer Lebensenergie (prana). Diese Blockaden verstärken Ihr noch aus der Kindheit herrührendes Gefühl, dass Sie nichts Besseres verdient haben – dass Sie es nicht verdienen, sich richtig lebendig zu fühlen. Doch das stimmt nicht.

Ich empfehle Ihnen, Ihre bisherigen Lebensgewohnheiten total über den Haufen zu werfen. Vielleicht werden Sie sich innerlich immer noch dagegen wehren, auch wenn Sie bereits damit begonnen haben. Ihr rationaler Verstand wird Ihnen einreden, dass Sie eigentlich nicht gezwungen sein sollten, sich an diese Ernährungsvorschriften zu halten, diesen Frühsport zu treiben oder abends rechtzeitig ins Bett zu gehen, auch wenn es Ihrem Körper dadurch besser geht als je zuvor. Wenn Sie aus Phase zwei in Phase drei dieses Programms übergehen, brauchen Sie eine Meditationspraxis, um Ihren emotionalen Set-Point zu verändern. Das Meditieren hält Ihnen eine neue Linse vor, durch die Sie die Welt betrachten können. Bald werden Sie es als ganz natürlich empfinden, sich gesünder zu ernähren, zeitiger ins Bett zu gehen und sich jeden Tag zu bewegen. Gleichzeitig werden Sie sich jetzt auch weniger gestresst fühlen, stärkere Beziehungen aufbauen und bessere berufliche Entscheidungen treffen können. Das ist die innere Wandlung, um die es in Phase drei geht. Selbst wenn Sie inzwischen schon abgenommen und einen besseren Gesundheitszustand erreicht haben, beginnt Ihre wahre Veränderung erst jetzt.

Wenn es Ihnen in dieser letzten Phase immer noch schwerfallen sollte, sich weiterhin an Ihre neuen Lebensgewohnheiten zu halten, empfehle ich Ihnen, es mit einer (oder mehreren!) der folgenden Strategien zu versuchen:

1. **Praktizieren Sie regelmäßig irgendeine Form der Meditation.** Das kann etwas ganz Einfaches sein: zum Beispiel, vor dem Schlafengehen 20 Minuten lang mit geschlossenen Augen dazusitzen. Sie kön-

nen aber auch Ihr Smartphone auf dem Schreibtisch liegen lassen und Ihren Nachmittagsspaziergang als Gehmeditation nutzen. Egal wofür Sie sich entscheiden: Eine tägliche Meditationspraxis führt dazu, dass Sie Ihre Gedanken bewusst wahrnehmen, ohne danach zu handeln. Dadurch machen Sie die Erfahrung, dass Sie nicht mit Ihren spontanen, ständig wechselnden Impulsen identisch sind. Mit einer Achtsamkeitspraxis können Sie viel mehr erreichen, als einfach nur Ihre Willenskraft zu stärken: Dadurch kann sich auch Ihr täglicher Umgang mit Ihren Mitmenschen verändern. Vielleicht werden Sie feststellen, dass Ihre zwischenmenschlichen Beziehungen sich durch das Meditieren verbessern und dass Sie innerlich ruhiger und ausgeglichener werden.

2. **Wenn etwas Stressiges passiert, schließen Sie die Augen und hören Sie in sich hinein.** Haben Sie ein flaues Gefühl im Magen? Spüren Sie eine Verspannung im Nacken? Achten Sie darauf, welche physischen Auswirkungen der Stress in diesem Moment auf Sie hat. Nehmen Sie diese körperlichen Reaktionen wahr. Wenn Sie Schmerzen oder andere unangenehme Gefühle spüren, atmen Sie in diese Wahrnehmungen hinein und versuchen Sie sich einfach zu entspannen – und zwar bevor Sie nach Ihrem Handy greifen, um Ihre E-Mails zu checken oder eine SMS loszuschicken. Diese Impulse sollten Sie durch die viel wirksamere Gewohnheit ersetzen, auf Ihren Körper zu hören und Ihre Gedanken wahrzunehmen. Die meisten Patienten können anfangs gar nicht erklären, warum sie so leben, wie sie es tun. Es ist einfach eine Routine, die sie sich im Lauf der Jahre angewöhnt haben. Doch in dieser Phase sollten Sie Zusammenhänge zwischen Ihrem Handeln und Ihren Gefühlen – was Sie glücklich und was Sie unglücklich macht – erkennen. Mit der Zeit werden Sie feststellen, dass Ihr Stress in einem bestimmten Teil Ihres Körpers sitzt: zum Beispiel in Ihrem Kreuz, im Magen oder Nacken. Diese Erkenntnis liefert Ihnen wichtige Informationen darüber, wie Sie leben sollten und in welchen Lebensbereichen Sie Probleme haben. Das ist ein wichtiger Schritt auf dem Weg dazu, sich neue Ziele für Ihr Berufs- und Privatleben zu setzen. Dadurch können Sie Ihr Leben auch in Bereichen verbessern,

die nichts mit Ihrer Ernährung oder Ihrem Trainingsprogramm zu tun haben.

3. **Fragen Sie sich, wie körperliche Aktivität sich für Sie anfühlt.** Überwinden Sie die Sichtweise, dass Sport einfach nur ein notwendiges Übel ist, das man irgendwie hinter sich bringen muss. Suchen Sie sich stattdessen lieber eine sportliche Aktivität, die Ihnen so viel Spaß macht, dass Sie sich darauf freuen können. In den ersten Minuten Ihres Trainings werden Sie sich vielleicht noch schlapp und träge fühlen, doch dann kann das gute, kraftspendende prana Sie in einen Zustand natürlicher Euphorie versetzen – und auf diese gehobene Stimmung werden Sie sich vor dem Sport immer wieder aufs Neue freuen. In dieser Phase ist es wichtig, sportliche Aktivitäten zu finden, die Ihnen wirklich Freude bereiten, und sich dann darauf zu konzentrieren – denn Sie werden nur dann bei Ihrem Sport bleiben, wenn er Ihnen Spaß macht.
4. **Bekämpfen Sie Heißhungerattacken mit dem Ingwerdrink (Seite 141).** In Phase eins gelingt es vielen Patienten mithilfe dieses Getränks, die Größe ihrer Essensportion zu verkleinern und auf ungesunde Lebensmittel zu verzichten. Wenn Sie spüren, dass Sie jetzt wieder Heißhunger oder Appetit auf ungesunde Lebensmittel bekommen, können Sie diesen Drink erneut einnehmen.

In Phase drei wird Ihr Tagesablauf folgendermaßen aussehen:

---

6 Uhr: Aufwachen und sofort aufstehen.

6:15 Uhr: Intensives Training. Sie brauchen auch jetzt nur 20 bis 30 Minuten pro Tag für Ihren Frühsport; doch wenn Sie Intervalltraining in Ihr Programm aufnehmen, werden Sie Ihre Kanäle besser reinigen und Ihre Fitness verbessern können.

6:45 Uhr: Bauen Sie jetzt eine fünfminütige Meditation in Ihren Tagesablauf ein. Orientieren Sie sich dabei an den Anleitungen für eine Sitzmeditation auf Seite 60. Wenn Sie möchten, können Sie Ihre Meditationsdauer allmählich bis auf 15 Minuten verlängern. Dann werden Sie den ganzen Tag über ausgeglichener sein.

---

7 Uhr: Nehmen Sie ein leichtes Frühstück ein.

8:30 Uhr: Trinken Sie Ihren Kaffee oder Tee aus und trinken Sie von jetzt an nur noch Wasser oder Kräutertee.

---

10 Uhr: Stehen Sie auf und bewegen Sie sich ein bisschen oder gehen Sie nach draußen, um Ihren Körper natürlichem Licht auszusetzen.

---

12 Uhr: Nehmen Sie ein gesundes, reichhaltiges Mittagessen zu sich.

12:30 Uhr: Gehen Sie wieder ins Freie hinaus, um Ihrem Körper ein bisschen natürliches Licht zu gönnen.

---

13 Uhr: Nehmen Sie sich vor, nachmittags auf Snacks zu verzichten und zwei bis drei Tassen Wasser oder Kräutertee zu trinken.

---

15 Uhr: Stehen Sie wieder auf und bewegen Sie sich ein bisschen. Wenn möglich, gehen Sie hinaus ins Freie, um noch ein bisschen natürliches Licht aufzutanken.

18:30 Uhr: Nehmen Sie ein leichtes Abendessen zu sich.

20:30 Uhr: Schalten Sie jetzt (ohne Bedauern) Ihre elektronischen Geräte aus und beginnen Sie diesen Teil des Tages mit einer kurzen Meditation, die fünf bis fünfzehn Minuten dauern kann. Das wirkt wahre Wunder für einen tiefen Schlaf und emotionale Klarheit am nächsten Tag.

22:30 Uhr: Löschen Sie das Licht und fallen Sie mühelos in einen tiefen, erholsamen Schlaf.

Haben Sie daran gedacht ...

... es einmal mit sanftem Fasten zu versuchen? Verzichten Sie an einem Tag pro Woche auf das Abendessen. Das wird Ihnen helfen, den Unterschied zwischen Heißhungerattacken und richtigem Hunger zu erkennen. Wenn Sie zu den Menschen mit langsamerem Stoffwechsel gehören, haben Sie vielleicht schon versucht, hin und wieder das Abendessen ausfallen zu lassen, um festzustellen, wie Sie sich fühlen, wenn Sie 18 Stunden oder noch länger nichts essen. Das ist übrigens eine interessante Methode, um herauszufinden, ob Ihr Hunger am Abend wirklich echt ist. Sie wissen, dass Sie zur Abendessenszeit ein bisschen Hunger haben; und Sie werden darüber staunen, wie schnell dieser Hunger verschwindet, wenn Sie um diese Zeit nichts essen.

... sich drei Fragen zu stellen: **Was habe ich heute für meinen Körper getan? Was habe ich heute für meinen Geist getan? Was habe ich heute für meine Seele getan?** Nur allzu leicht lässt man seine Tage einfach damit verstreichen, zu arbeiten und Probleme zu lösen. Aber Sie müssen auch darauf achten, wie Sie Ihren Körper mit Erfahrungen nähren, wie Sie Ihren Geist durch neue Ideen am Leben erhalten und wie Sie Ihre Seele durch Meditation und Nachdenken erbauen können. Die Antworten auf diese drei Fragen verraten Ihnen, wie Sie Ihr Leben von Tag zu Tag gestalten.

Pflanzliche Heilmittel für Phase drei

Es gibt mehrere pflanzliche Nahrungsergänzungsmittel, die dazu beitragen, Ihre Gedanken zu klären und Ihre Entschlusskraft zu stärken. Das spielt in dieser Phase der inneren Wandlung eine sehr wichtige Rolle.

Ashwagandha. Dieses Nahrungsergänzungsmittel wird wegen seiner heilenden Fähigkeiten und seiner positiven Auswirkungen auf das Immunsystem manchmal auch als »Kraft des Hengstes« bezeichnet. Es trägt zum Muskelaufbau bei, vor allem, wenn Sie intensiv trainieren. Außerdem beruhigt es die Gedanken und man bekommt einen klaren Kopf davon. Sie können dieses Präparat in Pulverform kaufen und in warmes Wasser oder Tee einrühren. Es ist aber auch in Tablettenform zur morgendlichen oder abendlichen Einnahme erhältlich.

Brahmi. Dieses Präparat ist ein Adaptogen; das bedeutet, dass es dem Körper hilft, sich auf neue Stressfaktoren einzustellen. Es unterstützt die Gehirnfunktion und kann Gedächtnis und Lernvermögen verbessern. Ich höre von den Menschen, die es einnehmen, immer wieder, dass sie dadurch klarer denken können – vor allem, wenn sie ein sehr hektisches Leben führen. Doch am bekanntesten ist Brahmi für seine stressabbauende Wirkung. Außerdem kann es Entzündungsprozesse im Körper lindern, was gerade in dieser Phase Ihres Ernährungsprogramms wichtig ist, in der Ihr Körper sich von Giftstoffen befreit. Sie können 250-Milligramm-Tabletten kaufen und morgens einnehmen.

Shatavari. Dieses traditionsreiche pflanzliche Heilmittel wird schon seit Jahrhunderten als Stärkungsmittel für die Fortpflanzungsorgane der Frau eingesetzt. Es hat aufbauende, nährende Eigenschaften, die dazu beitragen, Sie zu erden und Ihren Hormonhaushalt ins Gleichgewicht zu bringen. Es unterstützt die Östrogenproduktion auf natürliche Weise, kann Müdigkeit und Abgeschlagenheit entgegenwirken und trägt außerdem zur Regulierung des weiblichen Zyklus bei. Frauen können dieses Mittel auch vor Eintritt der Wechseljahre einnehmen, weil es ihnen die hormonelle Umstellung erleichtert. Sie können morgens eine 500-Milligramm-Tablette einnehmen oder einen viertel bis halben Teelöffel Shatavaripulver in warme Milch oder warmes Wasser einrühren.

An dieser Stelle möchte ich Sie darauf hinweisen, dass es sieben bis zehn Tage dauern kann, bis Sie sich in diese Phase eingewöhnt haben, doch in Wirklichkeit hört sie nie wieder auf. Wenn Sie Ihre Meditationspraxis vertiefen und ein besseres Gespür für Ihren Körper und Ihre wahren Lebensziele entwickeln, werden Sie sich in dieser Phase immer weiter verändern. Denn innere Wandlung ist kein Ziel, das man irgendwann erreicht, sondern ein Prozess. In manchen Wochen und Monaten wird es Ihnen leicht fallen, diesen Zustand aufrechtzuerhalten, während sich in anderen Zeiten vielleicht neue Probleme ergeben werden. Sobald Sie eine enge Verbindung zwischen Körper und Geist aufgebaut haben, werden Sie feststellen, dass in Ihrem Leben jetzt alle möglichen Veränderungen im Gang sind. Vielleicht suchen Sie nach neuen beruflichen Herausforderungen oder stellen fest, dass Ihre Beziehungen zu anderen Menschen sich verbessern. Möglicherweise gewinnen Sie jetzt auch mehr Selbstvertrauen. Viele meiner Patienten, die diesen Punkt erreichen, berichten mir, dass ihre Freunde sie fragen, warum sie so gut aussehen. Ihr blühendes Aussehen ist aber nicht nur auf ihren besseren Gesundheitszustand zurückzuführen, sondern auch darauf, dass sie sich einfach wohlfühlen. Ich möchte, dass auch Sie diesen Zustand erreichen!

Wenn Sie sich vornehmen, gesünder zu leben, und sich dann auch konsequent daran halten, stehen Sie mühelos mit Ihrem Körper und seinen Bedürfnissen im Einklang. Ich hoffe, dass Sie dann auch die Zeit mit anderen Augen betrachten werden: nicht als Maßstab dafür, wie viel Sie schon erreicht haben oder wie viel noch zu tun bleibt, sondern als Reihe von Chancen. Sie müssen sich morgens nicht mühsam aus dem Bett schleppen und ins Büro hasten. Eigentlich ist der Morgen eine Zeit, in der Sie Ihren Körper mit Energie und Brennstoff versorgen und Ihrem Geist Zeit zu ruhigem Nachdenken geben sollten. Um die Mittagszeit sollten Sie in Ihrer Tätigkeit innehalten und Ihrem Körper eine sättigende Mahlzeit, ein bisschen Bewegung und natürliches Licht gönnen. Und was am allerwichtigsten ist: Am Abend sollten Sie sich auf die Nachtruhe vorbereiten, indem Sie Ihre bisherigen Aktivitäten einstellen und mit sich selbst in Kontakt treten. Ich habe in diesem Buch viel über Ruhe und Regeneration geschrieben, weil uns das bei unserer modernen Lebensweise am meisten fehlt. Wir hetzen uns so oft und so sinnlos ab, dass wir völlig vergessen haben, ab und zu einmal innezuhalten, tief durchzuatmen, uns zu fragen, wie es uns geht, und uns darüber klar zu werden, wie viel Glück wir in unserem Leben doch eigentlich haben. Wann waren Sie zum letzten Mal in einem Fahrstuhl? Haben Sie dabei auf den »Tür schließen«-Knopf gedrückt? Und ist Ihnen aufgefallen, wie abgenutzt dieser Knopf war? Nicht genug, dass der Fahrstuhl das Wunder vollbringt, Sie innerhalb von ein paar Sekunden viele Stockwerke hinauf zu befördern: Da müssen Sie sich auch noch darüber ärgern, dass die Tür sich nicht sofort schließt, sobald Sie drin sind!

Ayurveda ist das Gegenmittel gegen diese Ungeduld, die uns schon viel zu sehr in Fleisch und Blut übergegangen ist, denn diese uralte Lehre legt Wert auf Ruhe und innere Einkehr. Ayurvedische Gelehrte haben schon vor langer Zeit festgestellt, dass die Qualität unserer Aktivitäten von der Qualität unserer

Ruhepausen abhängt. Diese Erkenntnis wurde von Chronobiologen bestätigt, die festgestellt haben, dass unser Körper sich tagtäglich an einem festen zirkadianen Rhythmus orientiert und dass dieser Rhythmus sowohl Aktivität als auch dringend notwendige Ruhephasen beinhaltet. Beides ist für einen guten Gesundheitszustand sehr wichtig. Außerdem drängt die ayurvedische Gesundheitslehre Sie dazu, sich die Beziehung Ihres Körpers zu Ihrer Umwelt bewusst zu machen: Sie sollen sich darüber klar werden, dass das, was in der Natur passiert, auch in Ihrem eigenen Körper abläuft. Denn diese beiden Bereiche stehen eng miteinander in Verbindung.

Ayurveda erinnert Sie daran, dass Ihr Körper individuelle Bedürfnisse hat. Sie brauchen nicht genau die gleiche Ernährung oder sportliche Betätigung wie Ihr Partner oder bester Freund. Sie müssen sich und Ihre ganz persönlichen Bedürfnisse kennenlernen. Wenn Sie regelmäßig in Ihren Körper hineinhören, wird Ihnen klar werden, wie Sie leben müssen, um sich wohl zu fühlen und gesund zu bleiben. Wenn Sie sich an die Konzepte halten, die ich in diesem Buch erläutert habe, können Sie gesund bleiben – nicht nur jeden Tag, sondern auch in jeder Jahreszeit des Jahres und jeder Phase Ihres Lebens. Und genau das wünsche ich Ihnen: mühelose Gesundheit zu jeder Zeit.

Über den Autor

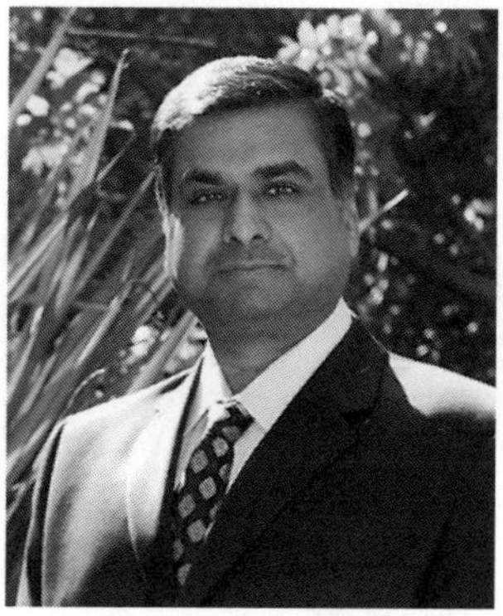

Dr. med. Suhas Kshirsagar (Bachelor of Ayurvedic Medicine and Surgery) ist ein weltbekannter ayurvedischer Arzt und medizinischer Lehrer aus Indien. Er leitet die Ayurvedic Healing and Integrative Wellness Clinic in Nordkalifornien und ist Autor des Buches *The Hot Belly Diet*. Dr. Suhas Kshirsagar hat einen BA in ayurvedischer Medizin und an der renommierten Pune University eine dreijährige Facharztausbildung als Doktor der ayurvedischen inneren Medizin mit Goldmedaille absolviert. Er ist als Berater am Chopra Center und als Hochschullehrer an mehreren ayurvedischen Institutionen tätig.

www.ayurvedichealing.net
www.drsuhas.com

Danksagung

Ohne meine Patienten und Schüler, die mir Einblick in ihr Leben gewährt und mir ihre Probleme und persönlichen Geschichten anvertraut haben, hätte dieses Buch nicht entstehen können. Diesen Menschen verdanke ich ungeheuer wichtige Erkenntnisse über unsere heutige Lebensweise und den Einfluss, den unsere modernen Technologien auf uns alle ausüben; und sie haben bei der Veränderung ihres Lebensstils sehr viel Mut gezeigt. Durch meine Arbeit an diesem Buch habe ich wichtige Einsichten darüber gewonnen, wie die richtige Lebensweise uns helfen kann, einen Sinn in unserem Leben zu finden. Da ich aus dem ländlichen Indien ins hektische Leben des Silicon Valley verpflanzt wurde, musste auch ich um ein ausgewogenes Leben kämpfen. Genau wie mir fiel es auch meinen Patienten immer wieder schwer, die Anforderungen eines anstrengenden Berufs mit dem Ideal eines optimalen Gesundheitszustands in Einklang zu bringen. Gemeinsam haben wir uns in die zeitlosen Weisheiten der ayurvedischen Gesundheitslehre vertieft und Lösungen für diese Probleme gefunden, die mich zu meiner Arbeit an diesem Buch inspiriert haben.

Ferner möchte ich Amanda Annis von Trident Media für die unendliche Begeisterung danken, die sie von Anfang an für dieses Projekt gezeigt hat. Sie war für mich wie ein Leuchtfeuer, das mich immer wieder daran erinnert hat, dass dieses Buch wichtig ist. Die Menschen müssen so etwas zu lesen bekommen, sagte sie mir. Zu meinem großen Glück war Karen Rinaldi von HarperWave auch dieser Meinung; und ich wusste von unserem allerersten Gespräch an, dass ich bei ihr in guten Händen war.

Ohne die Unterstützung der Autorin Michelle Seaton, die ein enormes Interesse daran zeigte, wie man ayurvedische Weisheit und moderne Wissenschaft miteinander in Einklang bringen könnte, hätte dieses Buch niemals entstehen können. Mit ihrem messerscharfen Verstand hat Michelle es geschafft, dieses komplizierte Thema in allgemein verständlicher Form zu Papier zu bringen, und als echter Vata-Pitta-Typ ist sie mit viel Fleiß und Kreativität an diese

Aufgabe herangegangen. Michelle hat ihre Lebensweise während der Arbeit an diesem Buch mit Begeisterung verändert und ist trotz ihrer vielen persönlichen und beruflichen Verpflichtungen gesund geblieben.

Meine hervorragende Lektorin Hannah Robinson hat sich mit bewundernswerter Beharrlichkeit darum bemüht, für dieses Buch genau die richtige Mischung aus Naturwissenschaften, persönlichen Fallbeispielen und ayurvedischer Weisheit zu finden. Durch mehrere Entwürfe hindurch hat sie mir immer wieder gut gelaunt Ratschläge zu allem Möglichen gegeben: von der Formulierung einzelner Sätze bis hin zum Aufbau des ganzen Buches. Und sie weiß, wie wichtig es ist, sich an Zeitpläne zu halten! Dabei brauchen alle Buchautoren tatkräftige Unterstützung. Das ganze Team von HarperWave – unter anderem Yelena Nesbit, Penny Makras, Lydia Weaver, Leah Carlson-Stanisic, Adalis Martinez und Erica Bahrenburg – hat sich große Mühe gegeben, aus meinen Ideen ein schönes, faszinierendes Buch zu machen. Es war mir ein Vergnügen, mit euch zusammenzuarbeiten!

Auch all den Menschen, die den Grundstein für die weltweite Wellnessbewegung gelegt haben, werde ich für immer dankbar sein. Ohne eure Lehren wäre dieses Werk für meine Leser nur ein Buch mit sieben Siegeln. Seine Heiligkeit, der Maharishi Mahesh Yogi (Begründer der transzendentalen Meditation), hat mir Erkenntnisse zu höheren Bewusstseinszuständen vermittelt und mir zu einem besseren Verständnis moderner Anwendungsmöglichkeiten der vedischen Wissenschaften verholfen. In tiefer Dankbarkeit bin ich auch Dr. Deepak Chopra für seine Inspiration, seine Visionen und seine Freundschaft verbunden. Dem Chopra Center kommt in der Mind-Body-Medizin eine führende Rolle zu; und mit seinen Workshops und Schriften schuf Deepak die Grundlagen für eine moderne ayurvedische Medizin. Er hat dieses Buchprojekt von Anfang an von ganzem Herzen unterstützt und war mir viele Jahre lang ein unglaublich großzügiger Mentor. Es war ein großes Glück für mich, vom größten Meister der ayurvedischen Medizin lernen zu dürfen.

Auch bei meinen ayurvedischen Kollegen möchte ich mich bedanken, die unermüdlich daran gearbeitet haben, der westlichen Welt die Lehre des Ayurveda zugänglich zu machen: zum Beispiel meinen Kollegen von der Maharishi University, die mich auch heute noch inspirieren. Sie sind die Vorreiter der vedischen Weisheit mit ihrem integrativen Ansatz.

Meine Mitarbeiter bei Ayurvedic Healing waren für mich während meiner Arbeit an diesem Buch ein Fels in der Brandung. Sie passen sich mit fröhlicher Leichtigkeit an meine ständig wechselnden Zeitpläne und Reisen durch die ganze Welt an, halten in meiner Praxis die Stellung und helfen mir bei der Betreuung der Patienten und Klienten, die unsere Hilfe brauchen.

Vor allem aber will ich mich bei meiner Frau Manisha bedanken, die stets eine ruhige, aber dynamische Kraft in meinem Leben darstellt. In den vielen Jahren, in denen ich kreuz und quer durch die Welt reiste und neue Ambitionen verfolgte, hielt sie zu Hause alles in Gang. Sie hat mich so akzeptiert, wie ich bin, und das Gefüge meines Lebens in aller Ruhe so verändert, dass es schön, reich und glücklich wurde. Manisha ist eine begabte ayurvedische Ärztin und außerdem selbst Buchautorin. Sie hat alle meine Bücher zuerst gelesen und liefert mir zu allem, was ich schreibe, wichtige neue Erkenntnisse. Wir wurden mit zwei Kindern, Manas and Sanika, gesegnet, die diese Lehren und ihre praktischen Anwendungsmöglichkeiten stets selbst ausprobieren. Inzwischen sind aus ihnen lebhafte, liebevolle erwachsene Menschen geworden, die in ihrem Leben viel erreicht haben. Ihre bedingungslose Liebe ist für mich das größte Geschenk.

Quellen

1 Laura K. Fonken et al.: »Dim Light at Night Disrupts Molecular Circadian Rhythms and Affects Metabolism«. *Journal of Biological Rhythms* 28.4 (2013): 262–271, letzter Zugriff: 11. Juli 2017, doi: 10.1177/0748730413493862

2 Christoph A. Thaiss et al.: »Transkingdom Control of Microbiota Diurnal Oscillations Promotes Metabolic Homeostasis«. *Cell* 159, Nr. 3: 514–529

3 K. Kiser: »Father Time«. *Minn Med* 88, Nr. 11 (2005): 26

4 M. Garaulet, P. Gómez-Abellán, J. J. Alburquerque-Béjar, Y.-C. Lee, J. M. Ordovás und F. A. Scheer: »Timing of food intake predicts weight loss effectiveness«. *International Journal of Obesity* 37, Nr. 4 (2013): 604–611, doi: 10.1038 /ijo.2012.229

5 A. D. Calvin, R. E. Carter, T. Adachi et al.: »Effects of Experimental Sleep Restriction on Caloric Intake and Activity Energy Expenditure«. *Chest* 144, Nr. 1 (2013): 79–86, doi: 10.1378/chest.12–2829

6 K. Van Proeyen, K. Szlufcik, H. Nielens, K. Pelgrim, L. Deldicque, M. Hesselink, P. P. Van Veldhoven und P. Hespel: »Training in the fasted state improves glucose tolerance during fat-rich diet«. *The Journal of Physiology* 588, Nr. 21 (2010): 4289–4302, doi: 10.1113/jphysiol.2010.196493

7 T. W. Puetz, P. J. O'Connor und R. K. Dishman: »Effects of chronic exercise on feelings of energy and fatigue: a quantitative synthesis«. *Psychological Bulletin* 132, Nr. 6 (2006): 866–876

8 Und nach einem Monat werden Sie sich gar nicht mehr vorstellen können, jemals ein anderes Leben geführt zu haben!

9 Im Ayurveda assoziiert man die linke Körperseite mit der Mond- und die rechte Seite mit der Sonnenenergie. Der Körper der Frau befindet sich eher im Einklang mit dem Mondzyklus, da ihr Hormonhaushalt einem 28-Tages-Zyklus unterliegt. Deshalb fühlt man den Puls bei Frauen am linken Handgelenk.

10 H. D. Critchley, S. Wiens, P. Rotshtein, A. Ohman und R. J. Dolan: »Neural systems supporting interoceptive awareness«. *Nature Neuroscience* 7 (2004): 189–195

11 Barnaby D. Dunn, Iolanta Stefanovitch, Davy Evans, Clare Oliver, Amy Hawkins und Tim Dalgleish: »Can you feel the beat? Interoceptive awareness is an interactive function of anxiety- and depression-specific symptom dimensions«. *Behaviour Research and Therapy* 48, Nr. 11 (2010): 1133–1138

12 C. Price und K. Smith-DiJulio: »Interoceptive Awareness is Important for Relapse Prevention: Perceptions of Women Who Received Mindful Body Awareness in Substance Use Disorder Treatment«. *Journal of Addictions Nursing* 27, Nr. 1 (2016): 32–38, doi: 10.1097/JAN.0000000000000109

13 S. N. Garland, E. S. Zhou, B. D. Gonzalez und N. Rodriguez: »The Quest for Mindful Sleep: A Critical Synthesis of the Impact of Mindfulness-Based Interventions for Insomnia«. *Current Sleep Medicine Reports* 2, Nr. 3 (2016): 142–151, doi: 10.1007/s40675–016–0050–3

14 C. E. Koch, B. Leinweber, B. C. Drengberg, C. Blaum und H. Oster: »Interaction between circadian rhythms and stress«. *Neurobiology of Stress* 6, Nr. 57 (2017): 57–67, doi: 10.1016/j.ynstr.2016.09.001

15 T. Ronnenberg et al.: »Social Jetlag and Obesity«. *Current Biology* (22. Mai 2012): 939–943

16 G. Potter et al.: »Circadian Rhythm and Sleep Disruption: Causes, Metabolic Consequences and Countermeasures«. *Endocrine Reviews* 37, Nr. 6 (2016): 584–608, doi: 10.1210/er.2016–1083

17 K. Spiegel, R. Leproult und E. Van Cauter: »Impact of sleep debt on metabolic and endocrine function«. *The Lancet* 354, Nr. 9188 (1999): 1435–1439

18 T. Roenneberg, A. Wirz-Justice und M. Merrow: »Life between clocks: daily temporal patterns of human chronotypes«. *Journal of Biological Rhythms* 18, Nr. 1 (Februar 2003): 80–90

19 T. Ronnenberg et al.: »Social Jetlag and Obesity«. *Current Biology* 22 (22. Mai 2012): 939–943

20 M. Boubekri, I. N. Cheung, K. J. Reid, C.-H. Wang und P. C. Zee: »Impact of Windows and Daylight Exposure on Overall Health and Sleep Quality of Office Workers: A Case-Control Pilot Study«. *Journal of Clinical Sleep Medicine* 10, Nr. 6 (2014): 603–611, doi: 10.5664/jcsm.3780

21 A.-M. Chang, D. Aeschbach, J. F. Duffy und C. A. Czeisler: »Evening use of light-emitting eReaders negatively affects sleep, circadian timing, and next-morning alertness«. *Proceedings of the National Academy of Sciences* 112, Nr. 4 (2015): 1232–1237, doi: 10.1073/pnas.1418490112

22 J. W. Pennebaker und S. K. Beall: »Confronting a traumatic event: toward an understanding of inhibition and disease«. *Journal of Abnormal Psychology* 95, Nr. 3 (1986): 274–281

23 K. P. Wright, A. W. McHill, B. R. Birks, B. R. Griffin, T. Rusterholz und E. D. Chinoy: »Entrainment of the Human Circadian Clock to the Natural Light-Dark Cycle«. *Current Biology* 23, Nr. 16 (2013): 1554–1558, doi: 10.1016/j.cub.2013.06.039

24 Ellen R. Stothard et al.: »Circadian Entrainment to the Natural Light-Dark Cycle across Seasons and the Weekend«. *Current Biology* 27, Nr. 4: 508–513

25 S. Gill und S. Panda: »A smartphone app reveals erratic diurnal eating patterns in humans that can be modulated for health benefits«. *Cell Metabolism* 22, Nr. 5 (2015): 789–798, doi: 10.1016/j.cmet.2015.09.005

26 S. E. la Fleur et al.: »A daily rhythm in glucose tolerance: a role for the suprachiasmatic nucleus«. *Diabetes* 50, Nr. 6 (2001): 1237–1243

27 S. Bo et al.: »Consuming more of daily caloric intake at dinner predisposes to obesity. A 6-year population-based prospective cohort study«. *PLoS One* (24. September 2014), doi: 10.1371/journal.pone.0108467

28 D. Jakubowicz et al.: »High caloric intake at breakfast vs. dinner differentially influences weight loss of overweight and obese women«. *Obesity* 21, Nr. 12 (2013): 2504–2512, doi: 10.1002/oby.20460

29 D. Jakubowicz et al.: »Meal timing and composition influence ghrelin levels, appetite scores and weight loss maintenance in overweight and obese adults«. *Steroids* 77, Nr. 4 (10. März 2012): 323–331, doi: 10.10.1016/j.steroids.2011.12.006

30 C. Mu et al.: »Gut microbiota: the brain's peacekeeper«. *Frontiers in Microbiology* 7, Nr. 345, doi: 10.3389/fmicb.2016.0345

31 W. Z. Lu et al.: »Melatonin improves bowel symptoms in female patients with irritable bowel syndrome: a double-blind placebo-controlled study«. *Alimentary Pharmacology & Therapeutics* 22, Nr. 927 (2005): 927–934

32 S. Gill und S. Panda: »A smartphone app reveals erratic diurnall eating patterns in humans that can be modulated for health benefits«. *Cell Metabolism* 22, Nr. 5 (2015): 789–798, doi: 10.1016/j.cmet.2015.09.005

33 T. W. Puetz, S. S. Flowers und P. J. O'Connor: »A Randomized Controlled Trial of the Effect of Aerobic Exercise Training on Feelings of Energy and Fatigue in Sedentary Young Adults with Persistent Fatigue«. *Psychotherapy and Psychosomatics* 77 (2008): 167–174

34 Y. Yamanaka et al.: »Effects of physical exercise on human circadian rhythms«. *Sleep and Biological Rhythms* 4: 199–206, doi: 10.1111/j.1479 -8425.2006.00234.x

35 T. Miyazaki et al.: »Phase-advance shifts of human circadian pacemaker are accelerated by daytime physical exercise«. *American Journal of Physiology-Regulatory, Integrative and Comparative Physiology* 281, Nr. 1 (1 Juli 2001): R197–R205

36 S. S. Tworoger et al.: »Effects of a yearlong moderate-intensity exercise and a stretching intervention on sleep quality in postmenopausal women«. *Sleep* 26, Nr. 7 (1. November 2003): 830–836

37 Clara Bien Peek et al.: »Circadian Clock Interaction with HIF1α Mediates Oxygenic Metabolism and Anaerobic Glycolysis in Skeletal Muscle«. *Cell Metabolism* 25, Nr. 1: 86–92

38 E. Ulf et al.: »Does physical activity attenuate, or even eliminate, the detrimental association of sitting time with mortality? A harmonised metaanalysis of data from more than 1 million men and women«. *The Lancet* 388, Nr. 10051 (2016): 1302–1310, doi: 10.1016/S0140–6736(16)30370–1

39 R. Mads et al.: »Body fat loss and compensatory mechanisms in response to different doses of aerobic exercise – a randomized controlled trial in overweight, sedentary males«. *American Journal of Physiology-Regulatory, Integrative and Comparative Physiology* (1. August 2012), doi: 10.1152/ajpregu.00141.2012

40 P. J. Brennan, G. Greenberg, W. E. Miall und S. G. Thompson: »Seasonal variation in arterial blood pressure«. *British Medical Journal* (Clinical Research Education) 285, Nr. 6346: 919–923

41 D. J. Gordon et al.: »Seasonal cholesterol cycles: the Lipid Research Clinics Coronary Primary Prevention Trial placebo group«. *Circulation* 76, Nr. 6: 1224–1231

42 R. Manfredini, F. Manfredini et al.: »Chronobiology of Vascular Disorders: a ›Seasonal‹ Link between Arterial and Venous Thrombotic Diseases?«. *Journal of Coagulation Disorders* (Januar 2010)

43 J. M. de Castro: »Seasonal rhythms of human nutrient intake and meal pattern«. *Physiology & Behavior* 50, Nr. 1: 243–148

44 G. W. Lambert, C. Reid, D. M. Kaye, G. L. Jennings und M. D. Esler: »Effect of sunlight and season on serotonin turnover in the brain«. *The Lancet* 360, Nr. 9348 (2002): 1840–1842

45 C. N. Karson, K. F. Berman, J. Kleinman und F. Karoum: »Seasonal variation in human central dopamine activity«. *Psychiatry Research* 11, Nr. 2 (1984): 111–117

46 R. D. Levitan: »The chronobiology and neurobiology of winter seasonal affective disorder«. *Dialogues in Clinical Neuroscience* 9, Nr. 3 (2007): 315–324

47 C. Meyer, V. Muto, M. Jaspar et al.: »Seasonality in human cognitive brain responses«. *Proceedings of the National Academy of Sciences of the United States of America* 113, Nr. 11 (2016): 3066–3071, doi: 10.1073/pnas.1518129113

48 X. C. Dopico, M. Evangelou, R. C. Ferreira et al.: »Widespread seasonal gene expression reveals annual differences in human immunity and physiology«. *Nature Communications* 6, Nr. 7.000, doi: 10.1038/ncomms8000

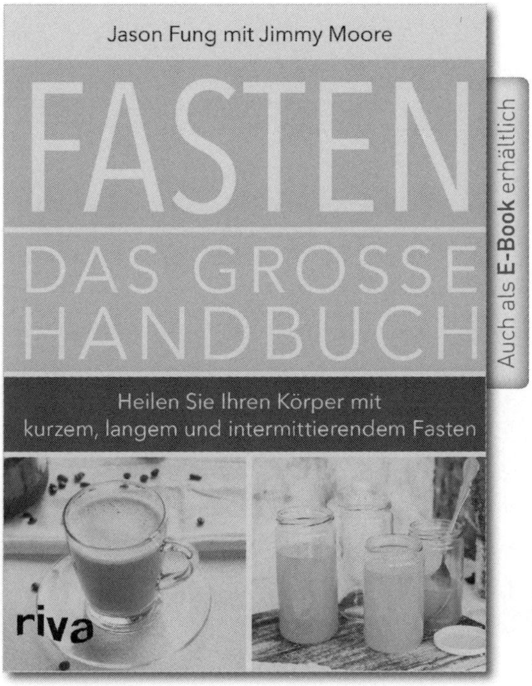

256 Seiten
22,00 € (D) | 22,70 € (A)
ISBN 978-3-7423-0357-8

Jason Fung

mit Jimmy Moore

Fasten – Das große Handbuch

Heilen Sie Ihren Körper mit kurzem, langem und intermittierendem Fasten

Das Fasten ist eine der ältesten und bewährtesten Naturheilmethoden. Auch die moderne Wissenschaft und Medizin haben den enormen gesundheitlichen Nutzen des zeitlich begrenzten Verzichts auf feste Nahrung erkannt. Der Diabetesspezialist Dr. Jason Fung und der international erfolgreiche Bestsellerautor Jimmy Moore vermitteln Ihnen alles, was Sie dafür wissen müssen. Welche Arten des Fastens gibt es und welche ist die richtige für Sie? Was sind die Vorteile von intermittierendem und ausgedehntem Fasten? Wie beginnen Sie mit dem Fasten und halten bis zum Ende durch? Dank der umfassenden Informationen, Tages- und Wochenpläne sowie leckeren Rezepte sind Sie bestens ausgestattet, um Ihre Fastenkur erfolgreich umzusetzen und sich dauerhaft gesünder zu fühlen.

riva